JN319767

記憶のしくみ　上

脳の認知と記憶システム

ラリー・R・スクワイア
エリック・R・カンデル　著

小西史朗
桐野　豊　監修

ブルーバックス

MEMORY : From Mind to Molecules, Second Edition
by Larry R. Squire and Eric R. Kandel
Copyright ©2009 by Roberts and Company Publishers

カバー装幀／芦澤泰偉・児崎雅淑
カバーイラスト・本文・目次デザイン／WORKS（若菜　啓）

まえがき

〝Cogito ergo sum〟――「我思う、ゆえに、我有り」。一六三七年に偉大なフランスの哲学者ルネ・デカルトが書いたこの言葉は、今でも西洋哲学においてもっとも広く引用される言明である。一方、二〇世紀以降の生物学の教えるところでは、この言明はつぎの二つの理由から誤りである。第一にデカルトはこの言葉を、心は身体から分離していることを強調するために用いていることだ。彼は精神活動が身体活動から完全に独立しているとみなしたのである。しかし生物学者は今や、心のすべての活動は我々の身体の特殊に分化した部分、すなわち脳から生じることを確信している。神経学者のアントニオ・ダマジオは彼の著書『デカルトの錯誤』で、「我有り、ゆえに、我思う」と逆に言い換えた方がより正確であろうと主張している。現代的な表現では、「我々には脳があり、そのため、我々は考える」といったところか。

しかし第二のより大きな理由から、デカルトの言明は誤っている。我々は、たんに考えるから、我々なのではなく、考えてきたことを思い出すことができるからこそ、我々なのである。以後の章で説明を試みるように、自分たちが抱く思い、話す言葉や振る舞い、実際には、我々の自意識や他者とのつながりは、すべて我々の記憶、つまり脳が我々の経験を記録し、保存するという能力に依存しているのだ。記憶は、我々の精神生活を結びつける糊であり、個人史を保存し、生涯を通じて成長し変化することを可能にする足場なのである。アルツハイマー病のように記憶が失われると、我々は過去を再現する能力を失い、自分自身や他者とのつながりを失ってしまう。

この三〇年間で、我々が記憶したり学習したり思い出したりするとき脳で何が起きているか、についての理解には大変革があった。本書の目的は、こうした大変革の発端となった事柄や脳にまつわる研究の大筋を述べ、記憶のしくみや神経細胞と脳システムのはたらき方について、現在までに明らかにされてきたことを記述することにある。さらには、障害や疾病によって記憶がどのように消え去るかについても説明するつもりである。

現代の記憶研究には二つの潮流がある。第一は、神経細胞は相互にどのようにシグナルを送るかを明らかにする生物学的研究である。ここでの鍵となる発見は、神経細胞によるシグナル伝達は固定されておらず、活動と経験によって制御されるということである。つまり経験は、神経細胞を基本的な記憶保存装置として使いながら、シグナル伝達の強さを変えることによって脳内に記録(履歴)を残すことができるのである。第二の流れは、脳システムと認知に関する研究である。ここでの鍵となる発見は、記憶は単一のものではなく、独自の論理と別々の脳回路を使用する異なった様式があるということである。本書では、これら歴史的には異なった二つのより糸を組み合わせ新たな分野を創り出すことを試みた。それは「認知の分子生物学」であり、シグナル伝達の分子生物学と記憶の認知神経科学との間の相互作用に注目したのである。

ここで取り上げる進歩のいくつかは、単純な無脊椎動物の神経回路内の記憶研究から得られたものや、ヒトの脳を含む、より複雑な神経系の研究からもたらされたものである。このような研究を大きく前進させた技術の進歩には、学習したり思い出したりしているときのヒトの脳のリアルタイムイメージングや、生きた動物、たとえばマウスで記憶の研究をするために、遺伝学的手法が使えるようになったことがある。

本書は、分子から心に至る、記憶のあらゆる話題を取り上げる機が熟したという我々の考えから書き上げられたものである。ただし本書は、記憶に関する我々の独自の視点に基づいて書かれており、この分野の全体像を網羅的に紹介しようとするものではない。むしろ、我々が直接に関与した研究や我々の考え方に影響をあたえた研究に焦点を当てることにした。

本書の各章は、我々二人の現在の知識を総合したものであり、第1章と最終章は共同で執筆し、残りの各章でも協力して取り組んだ。エリック・カンデルは、記憶保存の細胞・分子機構に焦点をあてた章（第2章、第3章、第6章、第7章）の初稿を書き上げ、ラリー・スクワイアは認知および脳システムについての章（第4章、第5章、第8章、第9章）の草稿を作成した。自分が担当した章は、共著者による広範なコメントと改訂を受けた。こうした広範な批評的やりとりのおかげで、二人のどちらかが単独で執筆する場合より優れた最終稿となった。本書は、我々が過去三〇年以上にわたって楽しみ、今でも続いている対話と、その中から育くまれてきた友情のしるしである。

我々は本書を幅広い読者を想定して書いた。真っ先には、科学を楽しみ、神経系がどのようにして学習し、記憶するかについての驚くべき新発見に興味を持つ一般読者が心に浮かぶ。こうした読者の理解のため、必要なところには、生物学および認知心理学の初歩的な知識を補うことにした。したがって本書は、学部生や大学院生にも有益なはずだ。本書は記憶について、認知から分子生物学にわたって解説したはじめてのもので、明快で読みやすい入門書であると受けとってもらえればと思う。最後に、心理学と神経科学における科学者たち、学部および大学院コースの指導者たちにとっても刺激的な解説書であり、今後の研究に一石を投じられたらと願っている。

この新版の制作では、新たな出版社であり、我々が本書を改訂し、最新のものにするよう慫慂《しょうよう》してくれたベン・ロバーツに大いに助けられた。我々はまたテクニカル・エディターのジョン・マーツェックの心のこもった編集に、エミコ・ローズ－ポールの新しい挿絵に、プロダクション・エディターのジョナサン・ペックとジョアン・キースの有益な助言に対しても感謝する。

最後に、寛大にも本書の隅々まで読んで、意見をくれた同僚たち、マイケル・アンダーソン、マイケル・デーヴィス、チャールズ・ギルバート、アレックス・マーチン、エドヴァルド・モーザー、ケン・パラー、ピーター・ラップ、スコット・スモールに特別の謝意を表する。

第2章　非陳述記憶のための修飾可能なシナプス　67

第3章　短期記憶のための分子 *129*

第4章　陳述記憶 181

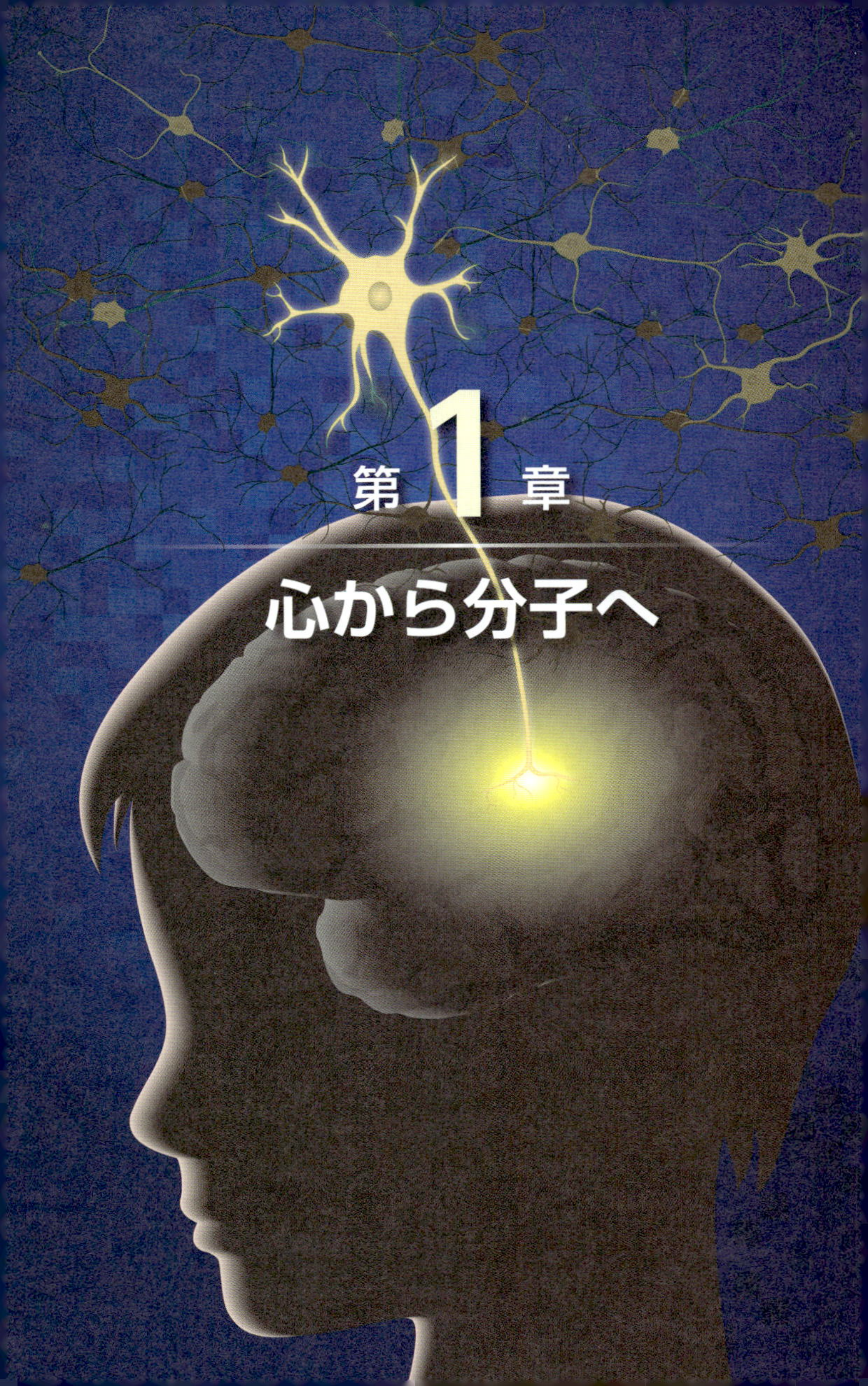

第1章 心から分子へ

記憶は、我々の存在にともなう無数の現象を集めて統一するようにはたらいている……もしそのような記憶を結合し統一する力が失われると、我々の意識は、生きてきた秒数と同じだけの数の断片に分解してしまうであろう。

エヴァルト・ヘリング

学習と記憶の意義：単純ヘルペス脳炎患者が教えるもの

Ｅ・Ｐは二八年間、検査技師としてはたらいた後、一九八二年に家族といっしょに過ごし、趣味を楽しむために退職した。一〇年後、七二歳のときに、彼は突然、入院の必要のある急性ウイルス性疾患――単純ヘルペス脳炎を発症した。病院から家に戻ったとき、彼は友人や家族には、いつもと同じ元気で社交的な男のままに見えた。彼はよく笑い、おしゃべりもした。健康状態は良好そうで、歩き方やしぐさは以前と変わりなく、声も力強く、はっきりしていた。意識は清明で注意深く、来客とも普通に会話した。実際にその後の検査でも、彼の思考過程は損なわれていないと診断された。しかし、少しいっしょにいるだけで、彼の記憶はとてもおかしいと感じるようになった。同じ話を繰り返したり、何度も同じ質問をしたり、会話についていけなくなるのだった。彼は同じ訪問客が一〇〇回訪ねて来ても、その訪問客を同一人物であると認識できなかった。

単純ヘルペスウイルスはE・Pの脳の一部を破壊し、その結果、彼は新しく記憶する能力を失ったのである。彼は今や、新しい出来事や出会いをたった数秒間しか記憶できなくなった。昔二〇年間も住んでいた家がどれだったのか、あるいは大きくなった彼の子供が隣家に住んでいることや、孫が二人いることもわからなかった。この病気は、彼の思考と印象を未来へ持ち行くことを妨げ、過去、すなわち以前に彼の人生で起きたことへのつながりを破壊した。言ってみれば、彼は今この瞬間の、わずかな時間に閉じ込められていたのである。

E・Pのウイルス性脳炎から明らかになったように、学習と記憶は人間の経験を支える基礎である。我々の経験が自分の脳を修正するからこそ、我々は世界についての新しい知識を獲得できるのである。そしていったん学習すると、新しい知識を記憶の中に長期間にわたり保つことができるのは、修正された状況が我々の脳の中に保持されるためである。その後、新しいやり方で振る舞い、考えながら、記憶された知識に基づいて行動できるようになる。記憶とは、学んだことが時間を超えて持続する過程である。こうした意味で、学習と記憶はしっかりと結びついているのである。

世界について我々が知ることの大半は、出生時に脳内に組み込まれていたものではなく、経験を通して獲得され、記憶を通して保持される。それらは、友人や最愛の人々の名前や顔、代数や地理、政治やスポーツ、ハイドン、モーツァルト、ベートーヴェンの音楽といったものだ。その結果、我々が我々であるのは、我々が学び、記憶することが何であるかによって決まるのだ。しかし、記憶はたんなる個人的経験の記録だけではなく、それは教育を受けることも可能にし、社会の進歩にとって大きな力となる。人間は学習したことを他者に伝えるユニークな能力を持っており、そうすることで世代から世代へ継承される文化を創り出す。

人間の成し遂げてきたことは絶え間なく拡張しているように見えるが、人間の脳の大きさは、ホモ・サピエンスが数十万年前、初めて化石記録に出現して以来、特別大きくなったようには見えない。この何千年もの間、文化の変化と進歩を決定してきたものは、脳の大きさの増加ではなく、脳構造の変化でもない。むしろ、我々が話したり書いたりすることで、学習したことを保存し、それを他者に伝えるという、人間の脳に内在する能力のなせる業《わざ》なのである。

記憶の病理的側面

記憶が、人間の経験にとってもっとも重要である一方、多くの心理的・感情的な事柄も、記憶にコード（符号化）された経験から生じることも真実である。こうした事柄は、幼少期の経験を通して学習され、世界と交流して生きていく上での習慣を形成する。また、心理療法による治療介入が精神疾患の治療に成功しているのは、このような療法が新たに学習することを促すような経験を生み出すからであろう。

記憶を失うことは、自己を失い、個人史を失い、他者との長きにわたる交渉を失うことになる。学習の障害や記憶の混乱は、成熟した大人だけでなく成長過程にある幼児にも起こる。精神発達遅滞、ダウン症候群、失読症、加齢にともなう通常の記憶の低下、アルツハイマー病やハンチントン病患者の悲惨な状態は、記憶に影響する数多くの病気のうち、わりとよく知られた一部の例に過ぎない。

新しい研究の潮流

学習がどのように生じ、記憶がどのように保存されるのかを分析することは、三つの学問分野、最初は哲学、つぎは心理学、そして現在は生物学の中心課題である。一九世紀末まで、記憶の研究は主に哲学の分野に限定されていた。しかしながら二〇世紀になると、研究の焦点はまず心理学へ、そして最近では生物学へと、より実験的な研究に移ってきた。

新たな世紀に入ったいま、心理学と生物学が問いかける記憶についての疑問点は、共通の見解へと収束しはじめている。たとえば、心理学からは、記憶はどのようにはたらくのか、記憶には異なる種類があるのか、もしそうなら、それらの論理は何か、といった疑問が。生物学からは、我々は脳のどこで学習するのか、学習したことをどこに記憶として保存するのか、記憶の保存は個々の神経細胞レベルまで還元して解き明かせるのか、もしそうなら、記憶保存のさまざまな過程の根底にある分子の特性は何か、といった疑問である。

心理学も生物学も単独では、これらの問題に満足に答えることはできない。しかし、両方の学問分野の強みを組み合わせることで、脳がどのように学習し、記憶するのかについて新鮮でわくわくするような事実が明らかにされつつある。心理学者と生物学者は共同して、以下のような二つの大きな疑問点を中心とした共通の探究プログラムを定めている。それは、（1）さまざまな形式の記憶は、脳でどのようにして組織化されるのか、（2）記憶の保存はどのようにして達成されるのか、である。本書の目的は、これらの疑問点に答えることだ。

心理学と生物学の共同作業によって、学習・記憶についての新しい知的統合が生まれてきた。その結果、記憶には多くの形式があり、脳の異なった構造がそれぞれの記憶に対応する固有の仕事を実行しており、記憶は個別の神経細胞に符号化され、かつ神経細胞間の結合の強度変化に依存していることが今では知られている。さらには、神経細胞が持っている遺伝子の作用でこれらの変化が安定化させられることや、神経細胞内部の分子がどのようにして神経細胞間の結合力を変化させるかが、ある程度まで理解されるようになった。

記憶は、分子から心へ、すなわち分子から細胞、脳のシステム、行動を結びつける言葉で理解することのできる精神のはたらき（能力）の最初の例になるであろう。このような理解がさらに進めば、その先にある記憶障害の原因解明と治療への新しい洞察につながるだろう。

心理学的過程としての記憶

記憶の哲学から心理学へ：短期・長期記憶の発見と健忘症が明らかにしたこと

ソクラテスが初めて、人間は先験的知識を持っていること――つまり、世界についてのある種の知識は生まれながらのものである――を提案して以来、西洋哲学はこの点に関連したいくつかの疑問と苦闘してきた。それらは、我々はいかにして世界についての新たな情報を学習し獲得するのかや、この新たな情報がどのように記憶として保存されるようになるのか、また、心の中の知識のどの側面が先天的なもので、その先天的な機構に経験はどの程度まで関与できるのであろうか、といった問題である。

まず哲学者たちは、記憶や他の精神過程を研究するために、実験によらない三つの方法を使った。意識的な内観、論理的分析および討論の三つである。残念ながら、これらの方法では一致した事実や、共通の見解には至らなかった。一九世紀中期になると、物理学と化学における問題解決のための実験科学が功を奏するようになり、行動と精神の研究者を惹きつけはじめた。その結果、精神過程の哲学的な探究は、心についての経験的な研究に徐々に取って代わられ、心理学が哲学と区別され独立した学問分野となった。

はじめのうちは、実験心理学者たちは感覚の認知に研究の焦点を当てたが、徐々に心のより複雑なしくみに挑戦しはじめ、精神現象を実験によって定量的に解析するようになっていった。こうした先駆者としてドイツの心理学者ヘルマン・エビングハウスがいる（**図1－1**）。彼は一八八〇年代に、記憶の研究を実験室に持ち込むことに成功した。記憶を客観的かつ定量的に研究するため、被験者に暗記してもらう標準化された同質のテストを使うことにした。この目的のために、ＢＩＫやＲＥＮといった、二つの子音の間に一つの母音を入れた新しい音節を作り出した。彼は約二三〇〇のこうした音節を構築し、それらを一枚一枚の紙片に書き、交ぜ合わせた後、無作為に抜き出して学習実験のためのリストを構築した。彼自身が被験者となって、これらの音節のリストを学習し、その後さまざまな時間間隔をおいて記憶をテストした。また、各リストを覚え直すのに必要とした反復回数と時間を計測した。

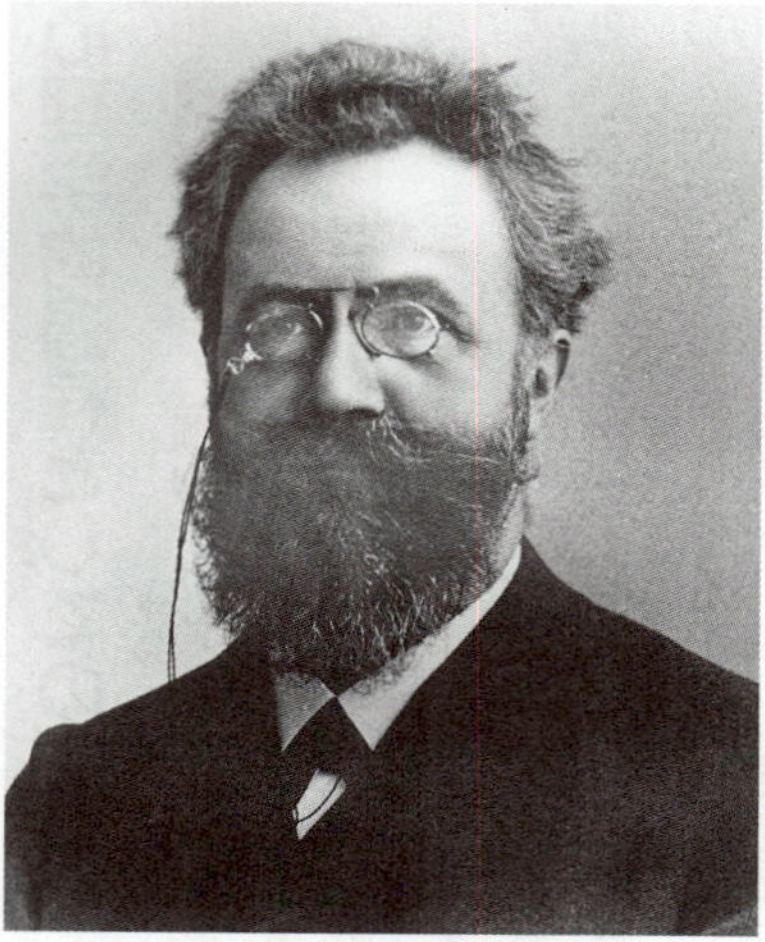

図1-1　ヘルマン・エビングハウス（1850-1909）。実験的手法を心理学に導入し、学習と記憶の実験的研究の先駆者となったドイツの心理学者。

この方法によって、エビングハウスは記憶保存について、鍵となる二つの原理を発見した。第一に、ある記憶は短寿命で、数分間しか保持されないのに、他の記憶は長寿命で、数日から数ヵ月も持続すること。第二に、反復すると記憶をより長く持続できるようになる、つまり、「練習することで完璧になる」ということである。一回の練習では、リストはほんの数分間しか覚えていられないが、十分に反復すると、数日、数週間記憶し続けられるようになるというのだ。

数年後、ドイツの心理学者であるゲオルク・ミュラーとアルフォンス・ピルツェッカーは、こうした記憶は時間とともに「固定化する」ことを提唱した。固定化した記憶は強固で、干渉に対して抵抗性がある。記憶の初期段階では、何か別のことを学習しようとすると、何もしなければ長く持続する記憶でさえきわめて攪乱《かくらん》されやすいのである。

アメリカの心理学者ウィリアム・ジェームズは後に、短期記憶と長期記憶を質的に区別することで、これらの記憶の違いを詳しく説明した。彼の主張によると短期記憶は、電話番号を調べて一瞬だけ心に留めるときのように、数秒から数分間だけ持続するもので、基本的に現在の瞬間の延長である。一方、長期記憶は数週間、数ヵ月間、ときには生涯にわたって持続し、過去に記憶を遡ることで閲覧される。この区別は、記憶の理解にとって根本的なものであることが証明されてきている。

エビングハウスやジェームズが古典的な仕事をしたのと同時期に、ロシアの精神科医セルゲイ・コルサコフは、やがて彼の名前がつくことになるコルサコフ症候群という記憶障害についての論文を初めて発表した。それは今日でも、非常によく知られ幅広く研究されているヒトの健忘症の例である。コルサコフの時代以前でさえも、傷害を受けた記憶の研究は、健常な記憶の構造や組織化に関する優れた洞察を提供すると考えられていた。生物学の別の分野では、疾病の分析が正常機能を明らかにする助けとなったが、記憶に関しても、記憶障害の詳細な研究によって多くの有用な情報が提供されることが明らかになった。たとえば健忘症の研究によって、記憶には複数の種類があることがわかったが、それはこの本の中でしばしば強調されるテーマである。

行動主義革命

学習の動物モデルの成立：古典的条件づけとオペラント条件づけ

一九世紀中期に、チャールズ・ダーウィンは、形態的な特徴と同様に、精神的な特徴も生物種間で連続性を持つのではないかと考えた。たとえば、トカゲの前肢とコウモリの翼と人間の腕は同一の骨を有し、各部が相対的に同じ配置をしており、哺乳類、爬虫類は同一のパターンに基づいて手足が組み立てられている。このように、もし人間が他の動物と重要な点で類似しているなら、他の動物を研究することで我々の精神生活についても学ぶことができるに違いないであろうと。

二〇世紀初頭、人間の記憶についてのエビングハウスの研究に続き、人間の精神的能力がより単純な動物の精神的能力から発達したというダーウィンの考えに鼓舞されて、著名なロシアの生理学者イワン・パヴロフとアメリカの心理学者エドワード・ソーンダイクは、学習について研究するための動物モデルをそれぞれ考案した。二人はいったい動物はどのように行動を修正していくのかを調べるための異なった実験方法を独自に発見している。

それらは、パヴロフが発見した「古典的条件づけ」と、ソーンダイクの「オペラント（道具的）条件づけ（試行錯誤学習として知られている）」である。これら二つの実験方法は、動物の学習と記憶の科学研究の基礎をもたらすことになった。古典的条件づけでは、動物はベルの音と食べ物の提示といった二つの出来事を関連づけることを学習し、ベルが鳴るといつでも、食べ物がなくても、唾液を出すようになった。その動物は、ベルが食べ物の到来を予報することを学習したのである。オペラント条件づけでは、動物は正しい反応と報酬を、もしくは間違った反応とそれに続く罰を関連づけることを学習し、徐々にその行動を修正していくというものだった。

学習の実験的研究としての行動主義：その成果と限界

こうした客観的で実験をもとにした学習心理学は、行動主義と呼ばれる実験的流派へと発展したが、それは記憶の研究の方向性を変えることになった。アメリカ人ジョン・B・ワトソンに導かれた行動主義者たちは、行動は今や他の自然科学と同様の厳密さで研究できると主張した。心理学者は、観察できることだけに注意を向けるべきとされた。彼らは刺激の種類を確認し、行動反応を測定することはできたが、これだけでは個人の経験の本質や精神的な出来事の本質を科学的に探究することはできなかった。この流派では、古典的およびオペラント（道具的）条件づけの研究からかなり有益な情報が得られた。つまり、動物はどのようにして別々の刺激を関連づけるのかについての根本的な原理や、学習を理解するための鍵となる強化（あるいは報酬）といった考え方、さらには異なった強化スケジュールが学習速度にどう影響するかについての説明などが得られたのである。

行動主義は、科学的には厳密であったが、対象とする領域は限定されていて、方法も制限されている。自然科学を模倣して、観察できる刺激と反応のみを研究しようとしたため、それ以外の精神過程に関する多くの興味深い重要な問題点を行動主義者は見失っていた。彼らは、とりわけゲシュタルト心理学、神経学、精神分析学からもたらされる証拠、さらには日常の常識さえもほとんど無視した。これらは、どれもが刺激と反応の間に重要な精神機構が介在していることを暗示していた。行動主義者らは、自分たちが研究に用いた限られた方法の観点からのみ精神生活のすべてを定義しようとした。彼らは、実験心理学の領域を限られた問題だけに制限してしまい、たとえば人が学習し、思い出すときに生じる認知過程のような、精神生活のもっとも魅惑的な側面を研究から除外してしまった。脳内におけるこのような精神過程は、学習や記憶だけではなく、知覚、注意、動機づけ、行動、計画、思考などの基礎となっているのである。

認知革命

行動主義への批判としての認知心理学：「内部表現」の重視とその問題点

二〇世紀初頭、特にアメリカで、行動主義は学習と記憶の研究を支配した心理学の流派であった。しかし、この正統とみなされていた流派から、精神過程を関心の中心にすえて離脱する研究者が現れた。一方、行動主義的でなく、より認知的なアプローチで記憶を研究していた先駆者は、イギリスの心理学者フレデリック・C・バートレットである（**図1－2**）。二〇世紀前半、バートレットは物語や絵のような日常的な素材を学習させるという、自然なやり方で記憶を研究していた。こうした方法を用いて彼は、記憶が驚くほどもろく、歪められやすいことを実証し、記憶が正確に検索されることはまれであることを示した。記憶の検索とは、再生されるまで受動的に保存されていた情報を、たんに一言一句そのまま再現するというものではなく、むしろ本質的には創造的で改造するような過程であるというのだ。

「回想すること（想起）は、固定されて活気のない無数の断片的な痕跡を再び呼びもどすことで

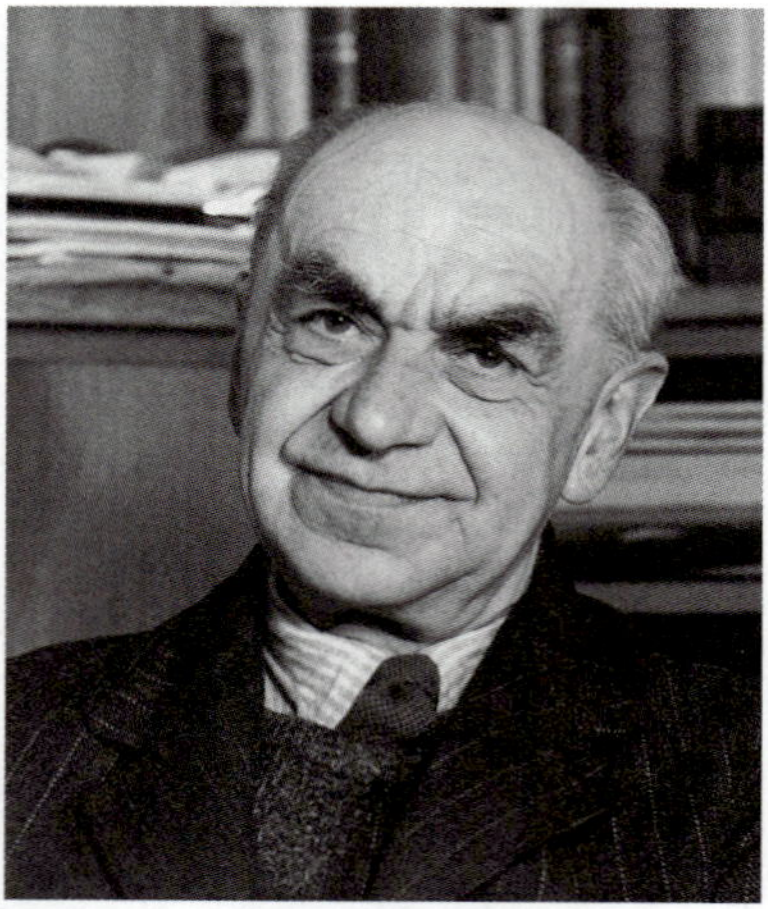

図1-2　フレデリック・C・バートレット（1886-1969）。イギリスの心理学者。認知心理学の創始者の一人。バートレットは、エビングハウスによって厳密にコントロールされた記憶研究法に対して、自然主義の側面を加味した。

はない。それは想像力によって再建することであり、過去の反応や経験が組み合わされた活動全体についての、また、普通はイメージや言葉のかたちで浮かんでくる一つ一つの、ある程度目立つ出来事についての我々の考え方から構成することである」

一九六〇年代までには、バートレットの研究が少なからず寄与して、行動主義の考え方の狭量さが多くの心理学者にはっきりしてきた。知覚と記憶は、環境における情報だけでなく、知覚し記憶する人々の精神構造にも依存していると考えられるようになってきた。こうした考えは、認知心理学という分野を生み出した。重要な科学の課題は、刺激とそれが引き起こす反応だけでなく、刺激と行動をつなぐ過程を分析することであり、まさにこれは行動主義者が無視していた領域であった。

精神のはたらきについて研究するにあたり認知心理学者は、情報が目や耳あるいはその他の感覚器官から、脳における「内部表現」へと伝えられ、最終的に記憶や行動として使われる一連の流れを追跡しようとした。この内部表現は、脳内で相互に結びついた細胞の特定のグループに発生する特徴的な活動パターンとして形づくられると考えられた。つまり認知心理学者が主張するところによれば、我々がある場面を見ると、脳内にあるパターン化された活動が起こり、それがその場面を表現するというのである。

しかし、こうした内部表現を重要視する新しい考えに問題がないわけではなかった。行動主義は視野が狭かったが、内部表現は客観的な分析が容易ではないことを強調したことは正しかった。実際、認知に関心のある心理学者は、精神（心的）過程の内部表現という考えは根拠の弱い構成概念であり、実験的に確かめることは困難であるという厳しい現実に直面しなければならなかった。たとえば、反応時間を測定することで、これらの仮想的な精神のはたらき（心的作用）が実行される秩序についての洞察が可能になった。しかし、これらの方法は心的作用を間接的に調べただけで、その作用をどのように同定することができるのか、それは一体何なのかを明らかにすることはできなかった。認知心理学が真価を発揮するには、生物学と力を合わせてブラックボックスを開いて脳を探究することが必要であった。行動主義者らはこうしたアプローチに注目しようとしなかった。

生物学の革命

認知機能を支える分子群：遺伝学・分子生物学の進歩がもたらした成果

さいわいなことに、一九六〇年代に認知心理学が出現しつつあった時期に、生物学の関心を認知心理学に接近させる革命が起こっていた。この革命とは、二つの主要な要素、すなわち分子的な要素とシステム的な要素であった。これらの両方が、記憶の理解に重要な役割をはたすようになってきていた。

生物学の革命の分子的なアプローチがはじまったのは、グレゴール・メンデル、ウィリアム・ベイトソンやトーマス・ハント・モーガンの研究がおこなわれた一九世紀末から二〇世紀のはじめである。この三人は、遺伝的情報は両親から子へ、現在では遺伝子と呼ばれている個別の生物学的な構成単位によって受け渡しされること、各遺伝子は染色体と呼ばれ、細胞核内にある糸状の構造の特定の場所に存在していることを示した。一九五三年にはジェームズ・ワトソンとフランシス・クリックが、二重らせんの発見によって、すべての生命体の遺伝子を含むＤＮＡの構造を解き明かした。この発見からクリックは、ＤＮＡがつくるＲＮＡ（リボ核酸）がタンパク質をつくるという分子生物学の「セントラルドグマ」を提唱した。

遺伝子のＤＮＡには、暗号（遺伝暗号）が書き込まれている。暗号は、ＤＮＡ二重らせんの二

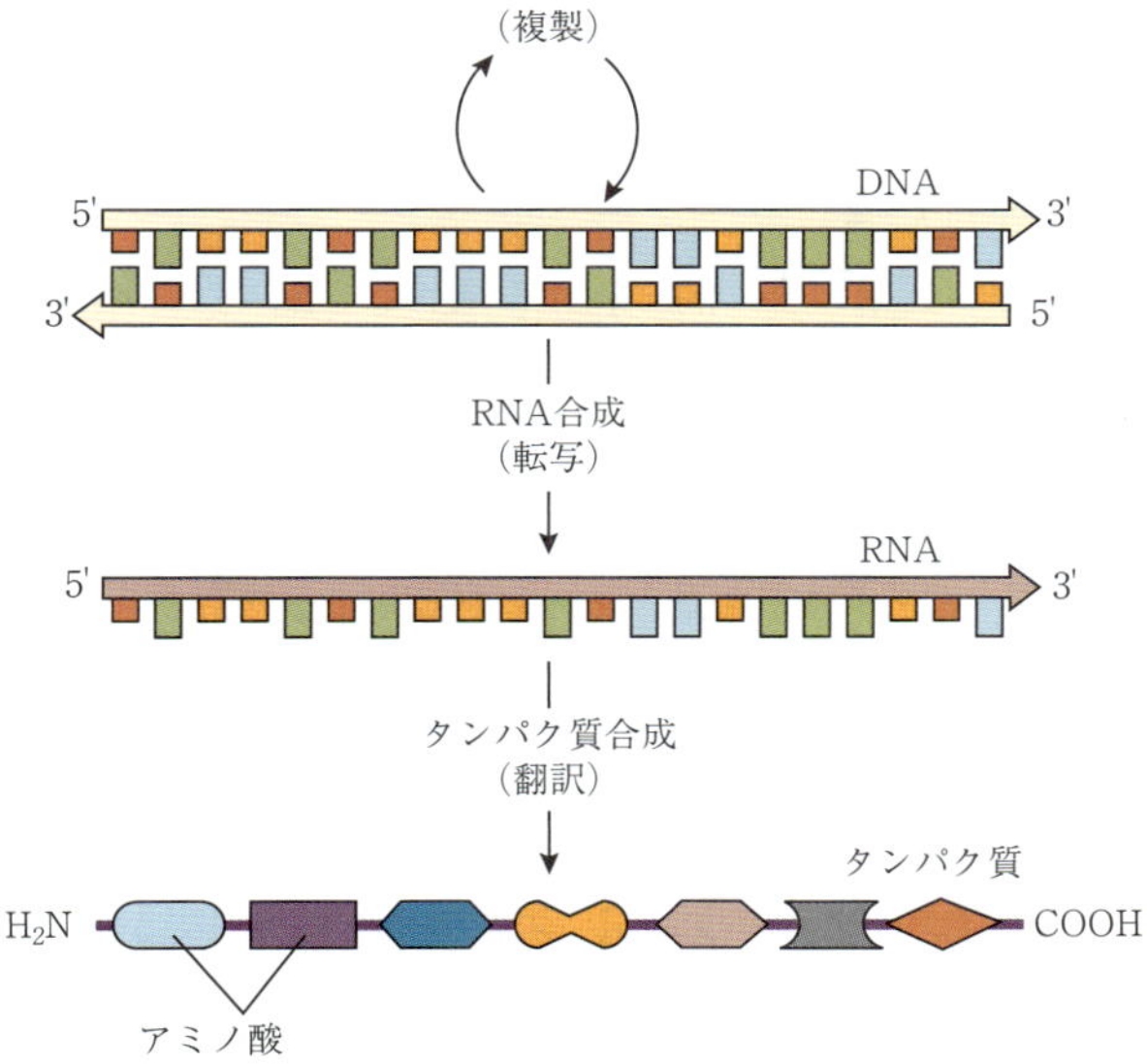

図1−3　DNAからRNAへの転写、またRNAからタンパク質への翻訳。遺伝情報の流れはすべての生きている細胞で起こる。

本鎖を分離させることで読み出される。二本鎖の一方がつぎに複製され、メッセンジャーRNA（mRNA）と呼ばれる相補的RNAへ写し換えられる。遺伝子の言語は、ヌクレオチドと呼ばれるひも状の分子（塩基配列）として保存されることから、この過程は転写と呼ばれる。一方、メッセンジャーRNAからタンパク質への変換は、遺伝子とそのメッセージの構成要素であるヌクレオチドの言語から、タンパク質の構成要素であるアミノ酸という別の言語への翻訳をともなっている（**図1−3**）。

　一九七〇年代末に、遺伝暗号の

塩基配列を容易に読み取ることができるようになり、ある遺伝子がどんなタンパク質をつくるのかを調べることが可能になった。同一のDNAのある広がりは、タンパク質に含まれる特徴的な領域（ドメイン）をコードしていることがわかった。これらのドメインは、異なった多数のタンパク質に共通して含まれており、それらはともに同じ生物学的機能を担っている。つまり、遺伝子のコード「配列」を知ることができれば、それがコードするタンパク質の「機能」を推測することができるようになった。

たんに塩基配列を比較することによって、非常に異なった状況、つまりある生物の体内の異なった細胞の間で、あるいは非常に異なった生物の間でさえ、そこでたまたま見出されたタンパク質同士の関連性を認識することができるようになってきた。その結果、細胞はどのように機能しているか、具体的には細胞はお互いに信号をどのように送っているのかといった点についての大まかな青写真が急速に浮かび上がってきて、それは多くの生命過程を理解するための共通した概念的枠組みを提示することになった。

この枠組みは、ウミウシ、ショウジョウバエ、線虫のような単純な無脊椎動物での学習の分子生物学的研究にすでに大きな影響をあたえ、これらの動物で行動を研究することが有益であることが確かめられた。この同じ枠組みで、マウスのようなより複雑な脊椎動物において、認知過程の脳における内部表現を分子レベルで研究することも可能になりはじめている。

認知機能を支えるシステム要素：脳の構造、神経回路の解明

生物学的革命の第二の要素、すなわちシステム要素は、認知機能に関与する要素を脳の特定領域に位置づける地図づくりにかかわってきた。この要素の研究は、認知過程の内部表現を研究するための強力な方法の開発によって推進されてきた。具体的には、覚醒した状態で行動している動物の脳内の神経細胞から活動を記録したり、ＰＥＴ（ポジトロン断層法）やｆＭＲＩ（機能的磁気共鳴画像法）を使って、ヒトが認知活動をおこなっているときの脳のイメージング（撮像）ができるようになった。こうした技術の進歩によって、ヒトが感覚刺激を受け取り、運動活動を開始し、学習し、思い出すときに脳内で何が起きているのかを研究することが可能になった。

こうした技術の発達が示すように、記憶の生物学は今や二つの異なるレベルで研究されている。一つは、神経細胞と神経細胞内の分子を標的にし、他方は脳の構造、回路、行動に狙いを定めたものだ。前者は記憶保存の細胞および分子機構を研究し、後者は記憶にとって重要な脳の神経システムに照準を合わせている。両方のアプローチは記憶についての重要な洞察をもたらし、それらを統合することによって新しいレベルの理解が得られるに違いない。つぎのいくつかの節で、神経システムレベルで解明されてきた事柄について考えてみよう。

記憶の神経システム：記憶はどこに保存されるか？

記憶の座を巡る混迷：カール・ラシュレーの実験

記憶がどこに保存されるのかという疑問は、どんな精神過程も、脳内の特定領域あるいは複数の領域に限定させることができるのかという、一般的な課題の一部に解答をあたえることになる。精神機能の局在に関しては、一九世紀初めから二つの相反する考えが進展してきた。一つは、脳は区別できる限局した部位から構成されており、言語、視覚やその他の機能は特定の領域に限局しているとの見解である。もう一つは、異なった精神機能は特定領域に局在せず、むしろ脳全体の統合された活動から生じる全体的な性質であるとする考え方である。脳科学の歴史から見ると、まず前者の、脳は多くの異なる部位から構成されており、これらの部位は、たとえば言語、視覚、運動などの異なる機能のために特化しているという考えが優勢になった。

記憶を脳で位置づけようと早い段階で熱心に研究したのが、ハーヴァード大学の心理学教授カール・ラシュレーだ（**図1－4**）。一九二〇年代におこなわれた、ラットを訓練して単純な迷路を通り抜けさせる一連の実験は有名である。次いで、もっとも新しく進化してきた脳であり、脳の外側を覆っている大脳皮質の異なった部位を切除して二〇日後に、ラットが訓練したことをどれぐらい保持していたかを判定するため同様の実験がおこなわれた（**図1－5**）。これらの実

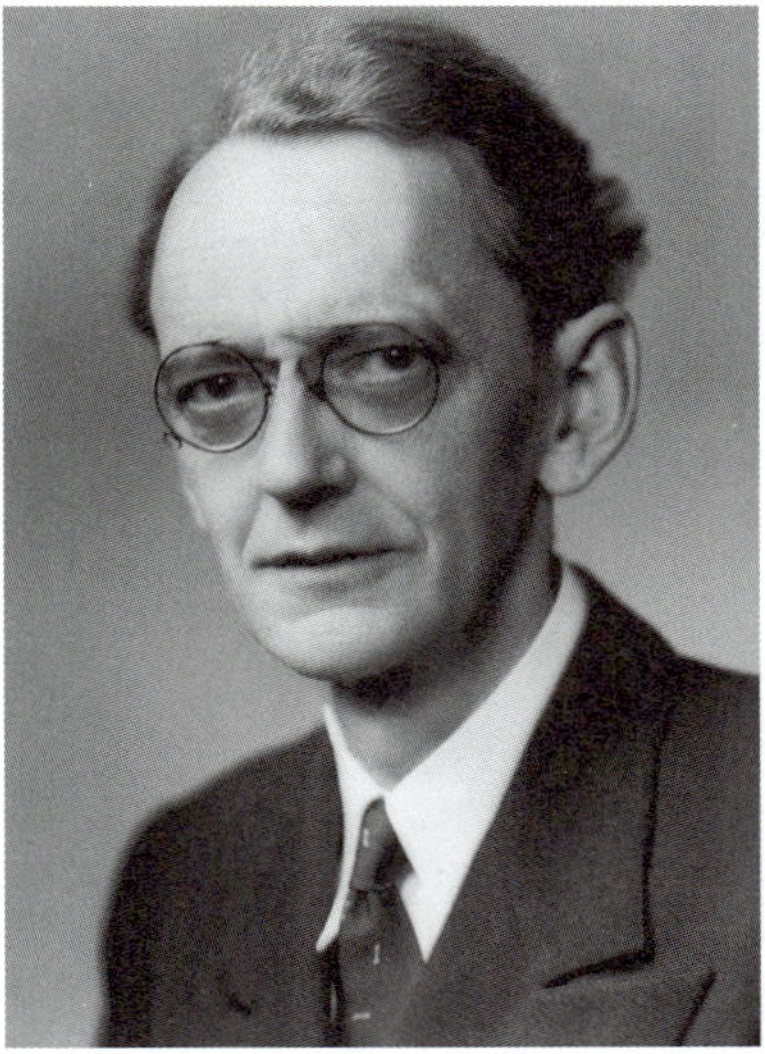

図１-４　カール・ラシュレー（1890-1958）。大脳皮質のいろいろな領域を除去して、ラットの記憶の座を調べたアメリカの心理学者。

験に基づいて彼は、迷路学習における記憶障害の重症度は切除した皮質領域の大きさと相関しており、皮質の特定の部位とは関係ないことから、「量‐作用の法則」を導き出した。ラシュレーは、以下のように記述した。

「迷路学習が形成されると、大脳のどの単一領域にも局在するのではなく、その学習成績は無傷で残っている組織の量に依存していることは確かである」

一九五〇年の退職を前にして、ラシュレーは記憶が保存される部位についての彼の探究を以下のように要約した。

「この一連の実験から、記憶の痕跡が何ではなく、どこにないかという否定的な側面についてかなりの情報が得られた。記憶痕跡の真の性質について発見されたことはなにもなかった。記憶痕

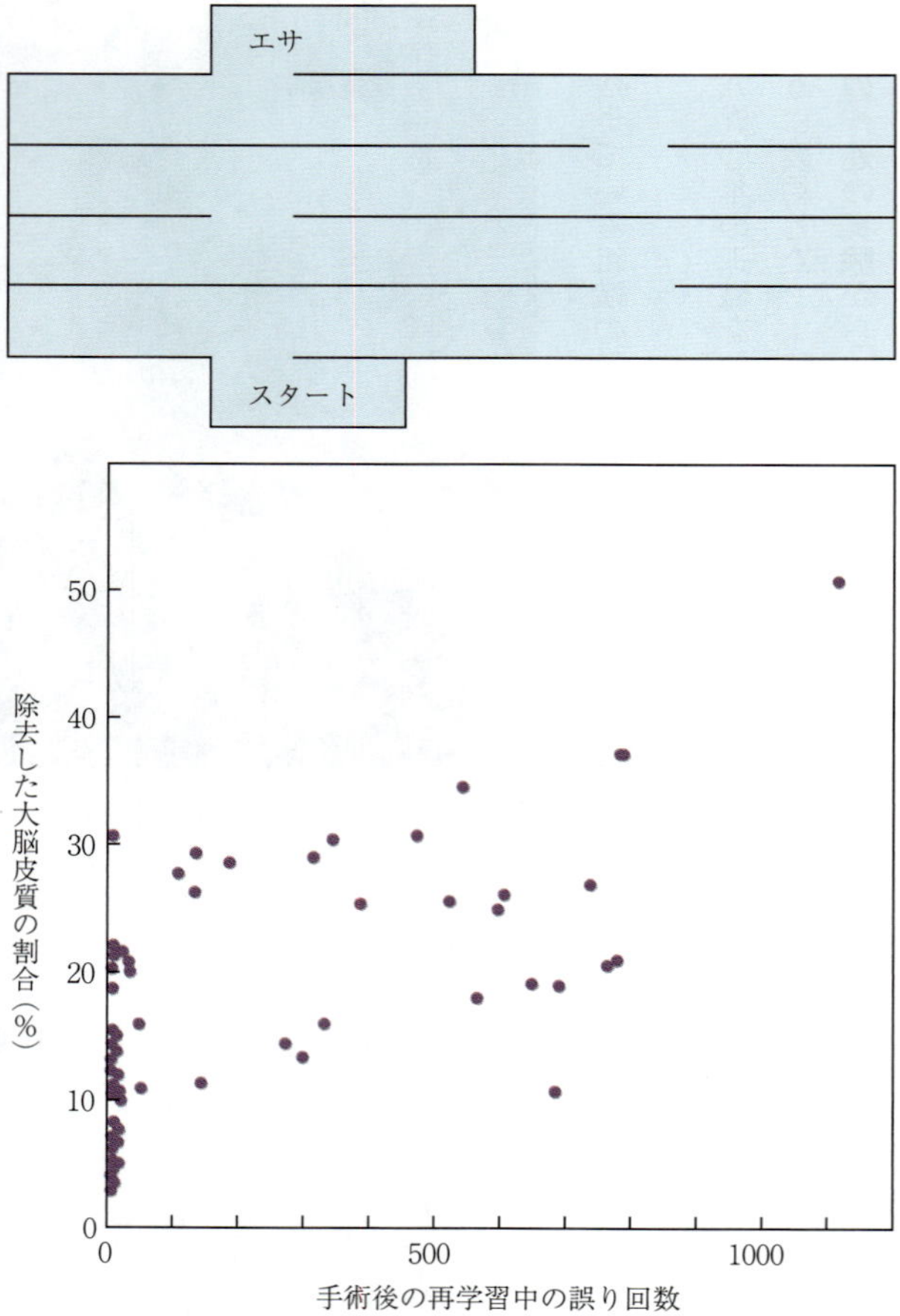

図 1-5　上図：記憶が脳のどこにあるかを調べるために、カール・ラシュレーがよく使ったラットの迷路の平面図。
下図：ラシュレーは、ラットの皮質損傷の程度が大きいほど、迷路の再学習での間違いが多いことを発見した。

跡の局在についての証拠を調べているとき、学習などできるはずがないと、私は否応なく感じることがあった。学習のために設定された条件を満たすことができるしくみを考え出すのは難しいことである。それでもなお、学習可能性に対する反証があるにもかかわらず、学習は実際にときどき成立するのである」

何年も経って、より多くの実験的研究がおこなわれた後に、ラシュレーの有名な結果は違った解釈ができることがわかった。まず第一に、ラシュレーの迷路学習課題は、多くの異なった感覚と運動能力に依存していたので、記憶機能の局在を調べるには適当ではないことが明らかにされた。皮質を損傷することによって動物から手がかりとなる触覚を奪っても、その動物は視覚や嗅覚を使って、かなり良く記憶することができる。さらに、ラシュレーは脳の外層である大脳皮質だけに注目し、皮質より下の、脳のもっと深部にある構造を調べることはなかった。その後の研究によって、記憶の多くが、これら「皮質下領域」の一部あるいは別の部分を必要とすることが示された。しかしラシュレーの実験は、ある種の単純な可能性を否定した。脳には、「すべての記憶が恒久的に保存される単一の中枢は存在しない」のだ。それよりはむしろ、記憶表現には多くの脳部位が関与しているのだと。

記憶の分散保存：ヘッブの卓見

記憶の座を解明しようとしたラシュレーの問いかけに対する最初の返答は、マギル大学の心理学者ドナルド・O・ヘッブがもたらした（図1-6）。学習によって形成された結合は、どうやら脳の単一領域には限局していないというラシュレーの結果を説明するために、ヘッブは、大脳皮質の広い領域に分布した細胞の集合が、情報を表現するために共同してはたらくことを提唱した。これらの集合体の中では、相互に連結した十分な数の細胞は、どんな損傷を加えてもほとんどが生き残り、依然として情報を表現することを保証するのである。

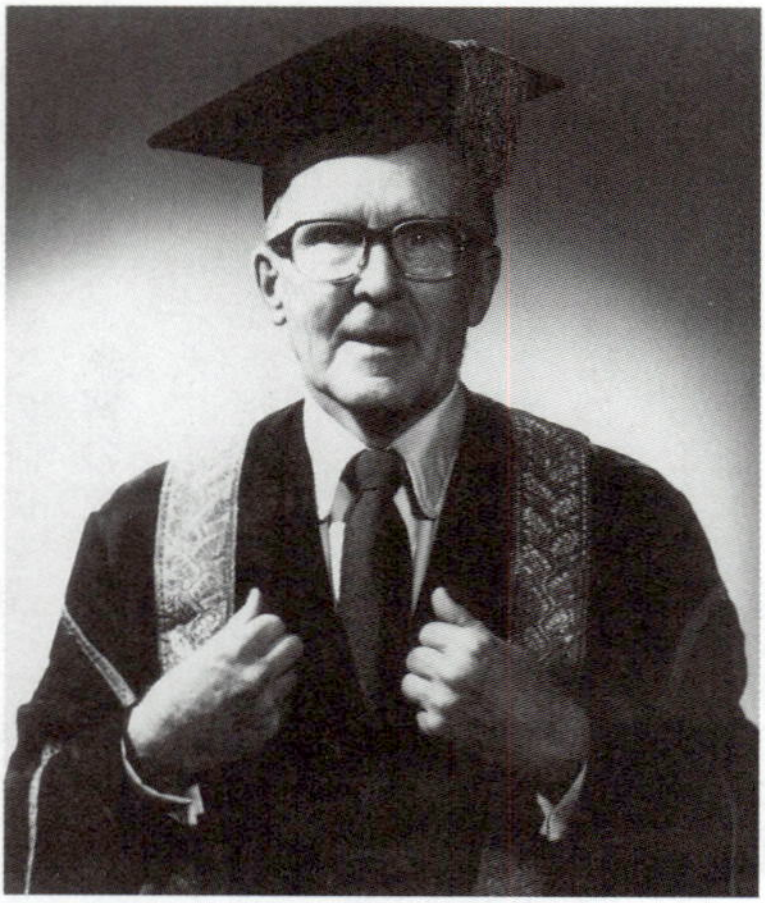

図1-6　ドナルド・O・ヘッブ（1904-1985）。カナダの心理学者。ワイルダー・ペンフィールドとブレンダ・ミルナーの同僚であるヘッブは、脳機能の観点から行動を理解することの有効性を主張し、記憶保持には分散した神経ネットワークが重要であると強調した。

分散して記憶を保存するというヘッブの考えは先見の明があったことになる。さらなる証拠が蓄積されていくにつれて、この洞察は脳内における情報蓄積の重要な原理の一つと見なされるようになった。単一の記憶領域は存在せず、どんな一つの出来事の表現にも脳の多くの部位が関与する。しかしながら、広範に分布する記憶領域という考えは、かかわっている脳領域のすべてが、記憶保存に等しく関与しているという考えとは同じではないことを我々は認識している。記憶は広く分布するが、異なる領域は、全体の異なった側面を保存するというのが現代の見解である。これらの脳領域の間には冗長性すなわち機能の重複はほとんどない。複雑な陳述記憶の機能の研究については、第5章で検討するが、特定の脳領域は専門化した機能を持っており、各領域は違った様式で記憶全体を保存することに寄与しているのだ。

記憶の座への最初の手がかり

記憶の座としての側頭葉

大脳皮質は四つの主な領域すなわち脳葉に分けられる（**図1－7**）。前頭葉は計画立案と随意運動に、頭頂葉は体表感覚と空間認知に、後頭葉は視覚に、側頭葉は聴覚、視覚認識、そしてこれから見るように記憶にかかわる。

記憶の諸相が人間の脳の側頭葉に保存されるかもしれないという最初の考えは一九三八年に、創造力に富む脳神経外科医であったワイルダー・ペンフィールドの研究から出てきた。モント

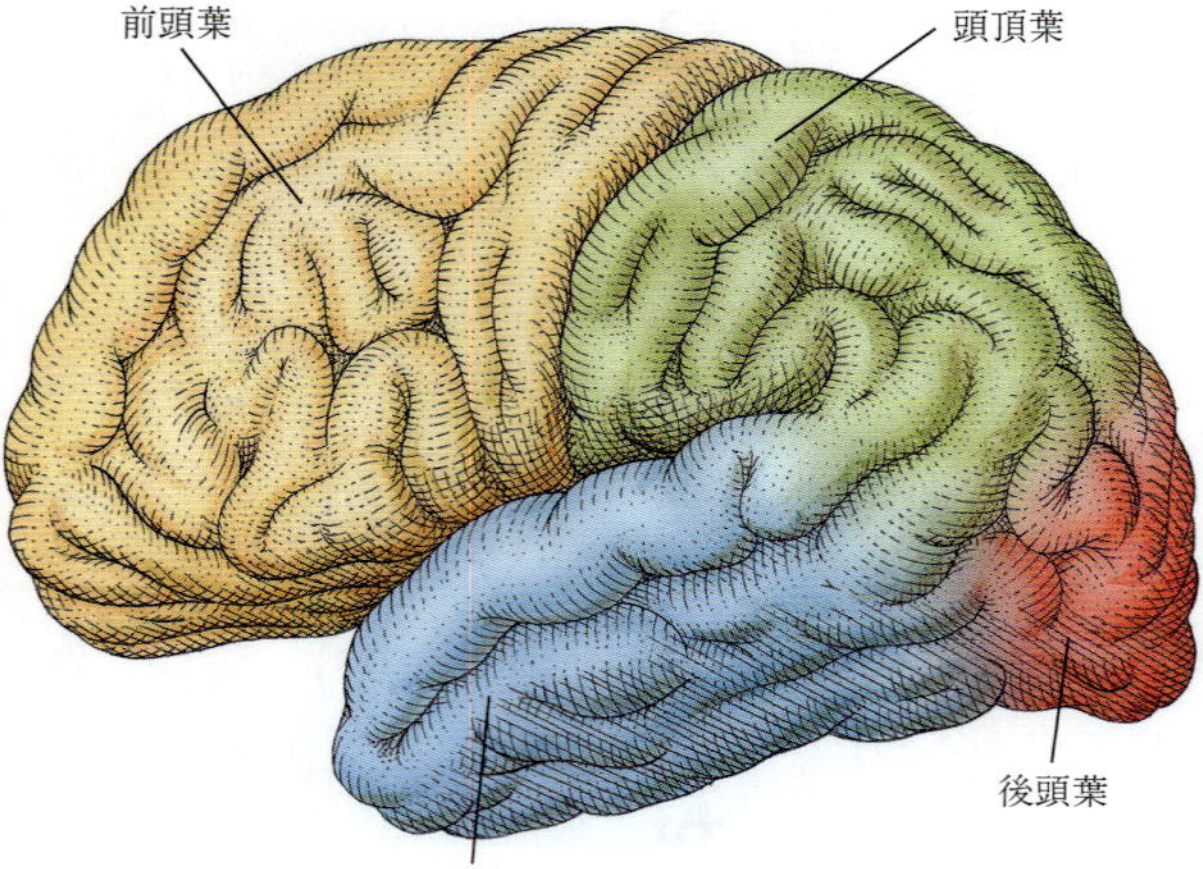

図 1-7　ヒトの脳の側面。左大脳半球の 4 つの葉を示している。

リオール神経学研究所に勤務していたペンフィールドは、焦点性てんかんの脳神経外科的治療の先駆者であった。この型のてんかんは、大脳皮質の限られた領域に限局した脳の発作を起こす。ペンフィールドは、患者の精神機能への損傷を最小限にしながらてんかん組織を取り除く技術を開発した。これは今でも使われている技法である。

手術中に、彼は患者の皮質のさまざまな部位に弱い電気刺激を加え、会話する能力や言葉の理解に対する影響を調べた。脳には痛みの受容体がないため、患者は局所麻酔だけを受けていたので、彼らは手術中も完全に意識を保ち、体験していることを報告することができた。これらの反応からペンフィールドは、言語にとって重要な特定の脳部位を一人一人の患者で同定でき、てんかん組織を取り除くときに、これらの部位を避けることができた。

この方法で、ペンフィールドは一〇〇〇人以上の患者で広く皮質表面を調べた。ときには、電気刺激に応じて患者がまとまりのある知覚や経験を述べることを彼は発見した。たとえば、「言葉を話す声のようなものが聞こえましたが、とてもかすかだったので理解できませんでした」とある患者は述べた。別の患者は、「私はイヌとネコの絵を見ています……イヌはネコを追いかけています」とも言った。これらの反応は、決まって脳の側頭葉から誘発され、他の領域からは決して誘発されなかった。側頭葉内であっても、刺激によって明瞭な経験が引き起こされることはまれであり、全症例の約八パーセントだけで認められた。それにもかかわらず、これらの研究は、脳刺激によって誘発された経験は、患者の人生における過去の出来事から意識の流れを再生したことを示唆していて、きわめて興味深いものであった。

しかしながら、この見解は結局のところ疑わしいことがわかった。まず、すべての患者は、てんかんのために脳が健常ではなかった。また四〇パーセントの症例では、刺激によって誘発された精神的な経験は、普通に患者の発作にともなって起こる精神的経験と同じであった。さらに、そうした精神的経験には、空想の要素や、ありそうもないか、ほとんど不可能な状況が含まれていたので、それらは記憶というよりも夢のようなものだった。そのうえ、刺激電極の置かれていた脳組織を除去しても、引き起こされた経験の記憶は消去されなかったのである。

健忘症患者H・Mの話

ペンフィールドの研究に触発された研究者の一人、神経外科医ウィリアム・スコヴィルは、ヒトの記憶には側頭葉がきわめて重要であるという証拠をすぐに示した。一九五七年、スコヴィルとブレンダ・ミルナー（マギル大学の心理学者でペンフィールドの仲間）は、患者H・Mに関する驚くべき症例を報告した（**図1－8**）。

H・Mは、九歳のときに自転車と衝突して転倒し頭部障害を受け、これが後にてんかんを発症する原因となった。H・Mのてんかん発作は年々悪化して、週に一〇回の意識喪失と一回ほどの大発作を起こすようになった。二七歳になると、彼は一人では日常生活を送ることができなくなった。H・Mのてんかん発作の原因は脳の側頭葉にあると考えられた。このため、両側の脳の内側側頭葉――そこには海馬と呼ばれる構造が含まれている――を摘出

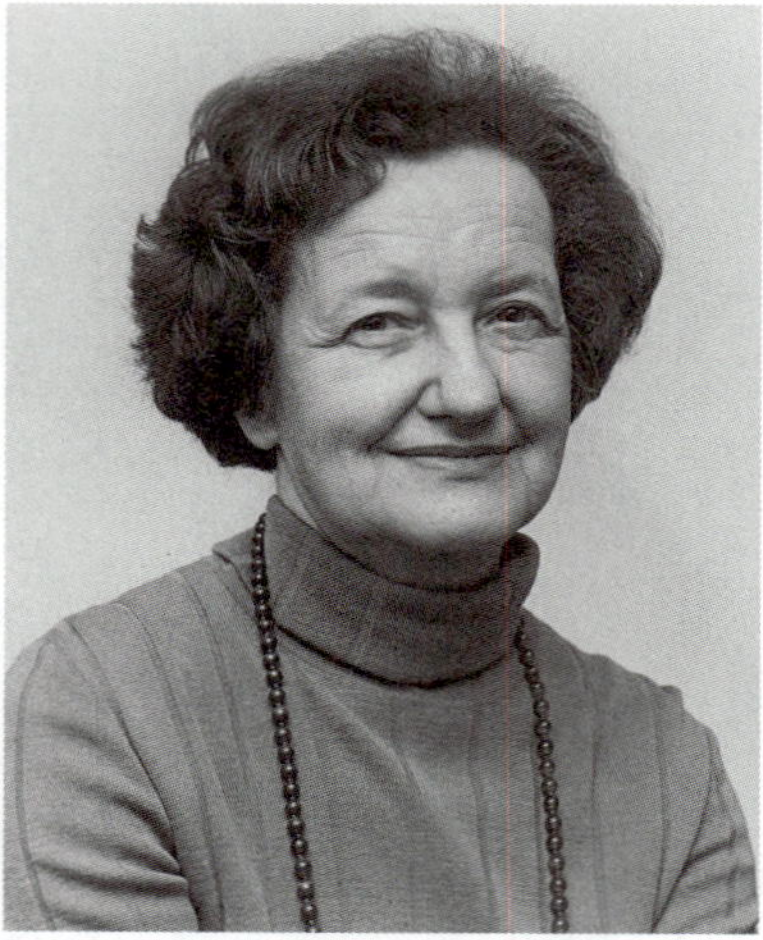

図1-8　ブレンダ・ミルナー。カナダの心理学者。患者H.M.を研究し、ヒトの記憶における内側側頭葉の役割を発見した。

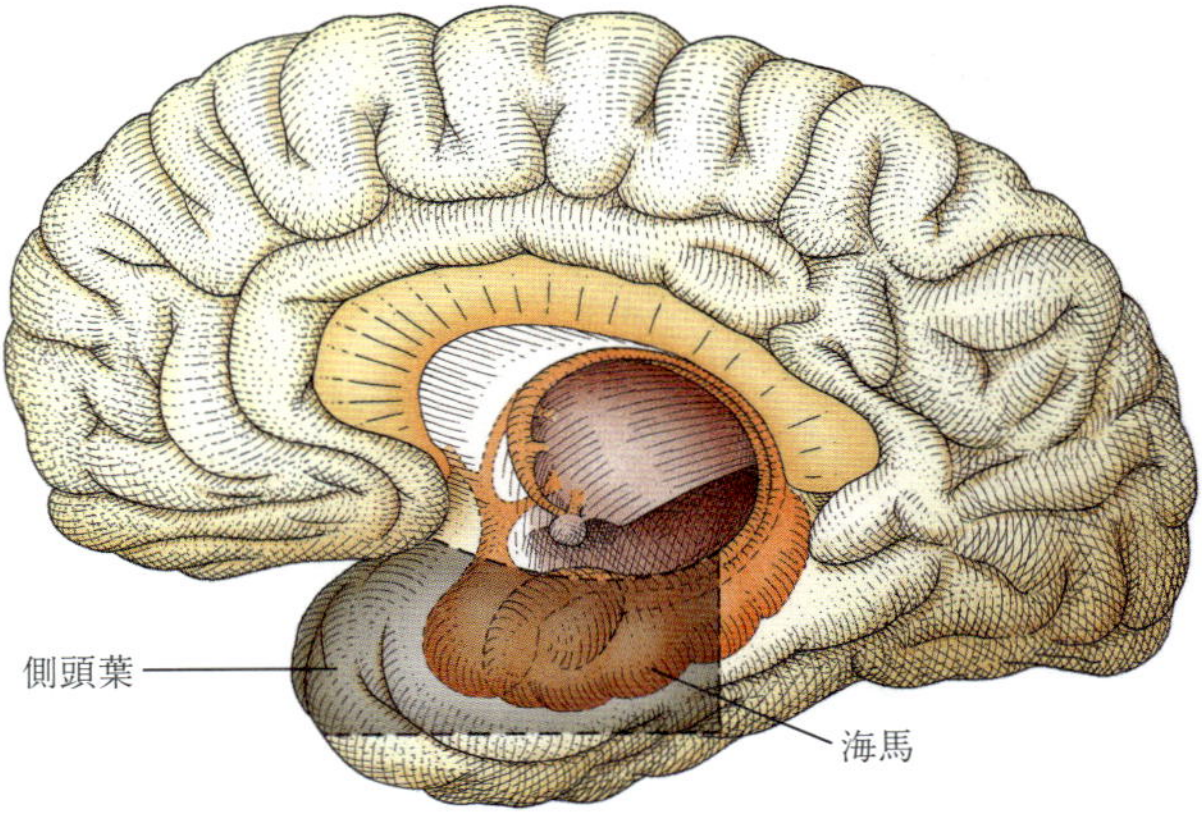

図1-9　健忘症患者 H. M. は、海馬ならびにそれと隣接する内側側頭葉が、脳の両半球とも損傷を受けていた（陰で示した部分）。

することをスコヴィルは決断した（**図1－9**）。これは、彼のてんかんを治すための最後の頼みの綱であった。

この実験的な治療によって、Ｈ・Ｍのてんかんは治ったが、その手術によって、Ｈ・Ｍは回復することのない記憶喪失になってしまった。一九五三年に手術がおこなわれた日から今日に至るまで、Ｈ・Ｍは新しい短期記憶を永続的な長期記憶に変換して蓄えることができなくなってしまった（訳者注：いまではHenry Molaisonと実名が明らかにされているＨ・Ｍは、二〇〇八年一二月二日に八二歳で世を去った）。

ブレンダ・ミルナーはこの患者の記憶欠損を発見し、その結果を論文として発表したところ、それは脳と行動の研究分野でもっとも多く引用される論文となった。ミルナーらは、これまで五〇年以上にわたりＨ・Ｍの症例を調査研究してきた。彼の記憶障害で当初からもっとも印象的だったのは、何か出来事が起こるといままでのことを忘れてしまうことだった。また、彼に挨拶をするためにブレンダ・ミルナーが部屋に入ってきても、彼女が誰なのかさえわからなかったし、食事をしてから一時間もしないうちに、何を食べたか、あるいはさっき食事をしたことも思い出すことができなかった。

年月が過ぎるに従って、自分の変わってしまった容姿の記憶が彼にはないため、写真に写った自分の姿をけっして認識することができなかった。しかし、彼の注意がそのことから逸れずに集中している間、新しい情報を覚えていることができた（つまり、別のことが起こると、前のことが記憶から失われてしまう）。

そのためＨ・Ｍは記憶欠損を補うために、驚くべき工夫をしていた。数を覚える課題に取り組むときの彼の対応について見てみよう。彼に三桁の数字、たとえば、「５８４」という数字を覚えるように言うと、頭の中である操作をすることによって、数分の間はこの情報を覚えていることができたのである。どのようにおこなったかを、Ｈ・Ｍは以下のように説明した。

「それは、簡単だよ。8だけを覚えておけばいいんだ。つぎに5、8、4を足すと17になる。8を覚えているから、それを17から引くと9が残る。9を半分にすると、5と4が得られ、そこで『５８４』となる。簡単だろう」

しかし、一、二分後に、別の課題に注意が向けられてしまうと、その数について思い出せなくなった。

また、H・Mに「釘」と「サラダ」という二つの単語から一つの視覚イメージをつくって記憶するように求めたところ、釘がサラダに突き刺さったようなイメージをどのようにつくったのか、さらに釘の頭が上向きか、下向きかをどう決めたかをかなり詳しく説明した。また、釘を間違って食べてしまわないよう十分な大きさであることを確かめていた、とも言った。数分後には、釘やサラダ、さらには彼が組み立てたイメージは、記憶からなくなっていた。

H・Mに関するこれらの研究から、ミルナーは四つの重要な原理を引き出した。第一に、新しい記憶を獲得する能力は、明らかに大脳機能であり、それは側頭葉の内側（内側側頭葉）に局在しており、他の知覚および認知能力とは区別できるものである。したがって、通常は知覚や知的な作業によって生じた記録（情報）を記憶として固定しておくためには、脳は知覚および認知のための機能を、ある程度は別の場所に持っていなければならない。

第二に、内側側頭葉は即時記憶には必要のないことが示された。つまりH・Mの即時記憶は、全く問題がなく良好である。彼は、学習のあと短期間は、数字や視覚イメージを保持することはできる。また、彼は普通に会話を続けることができた。ただし、それは会話が長すぎず、多くの話題に分散しないという条件に限られていた。

第三に、内側側頭葉および海馬は、以前に獲得した知識を長期記憶として最終的に貯蔵しておく部位ではないということだ。つまり、H・Mは少年時代からの出来事は思い出すことができる(手術前に獲得した知識は、側頭葉の外側を含めて、元来は情報を処理する領域である大脳皮質に貯蔵されている)。

さらにミルナーは、もっと驚くべき発見をした。それは、H・Mが学習し、完璧に覚えていられるような種類の知識があって、その記憶は内側側頭葉には依存しないということである。一九六二年にミルナーは、H・Mが情報を短期記憶から長期記憶へ貯蔵するための記憶の変換能力のすべてを失っているわけではないことを示した。鏡に映った星の輪郭をなぞるという、いまでは有名なこの実験を見事に学習したのだ(**図1-10**)。そして健常者の場合にそうであるように、彼のこの技能は日々上達するという事実をミルナーは発見した。しかし興味深いことに、毎日のテストを開始するときに、この作業を過去にやったことはないと彼はいつも主張した。

これらの研究は、記憶の生物学的性質に関する根本的な洞察を与えた。第一に、海馬を含む内側側頭葉が障害されると即時記憶と長期記憶が解離するので、これは両方の記憶が根本的に違うものであるというウィリアム・ジェームズの考えを生物学的なレベルで実証したことになる。第二に、これらの研究は、ラシュレーの「広範囲の作用」という考えが誤りであることを証明した。つまり、内側側頭葉へ限局した障害は、新しい記憶を貯蔵する能力だけを著しく崩壊させるが、

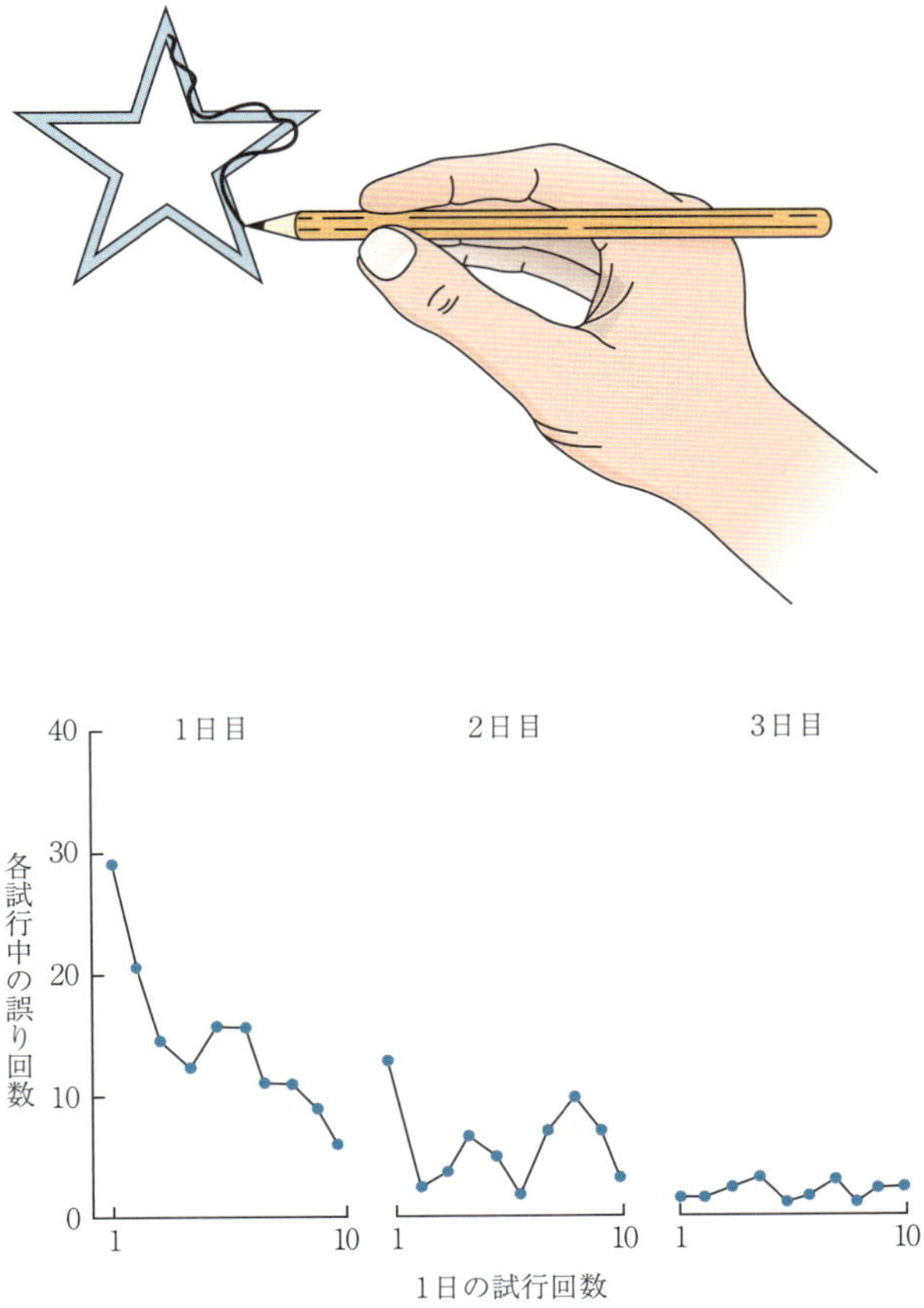

図 1-10　患者 H. M. は鏡に映った自分の手を見ながら、二重線で描かれた星の、輪郭の線と線の間をうまくなぞることを学習した。彼は日ごとにその運動技能課題がうまくなったが、翌日には以前課題をやったことを思い出せなかった。

知覚や知的機能には影響することがなかったのである。

記憶貯蔵の二つの様式

ミルナーの発見、つまりH・Mが鏡像を描写すること（実際には紙の上に描かれた星の形の輪郭を、鏡に映った像だけを見ながらなぞる）を学習し、その能力を保持できるという発見は、運動技能の学習には何か特別な神経学的な状況があるはずだとはじめは解釈されていた。その当時は、そのような特別な運動学習を除いて、その他の学習はすべて障害されているだろうと考えられていた。しかし、この運動技能（鏡像を見ながら描写すること）の学習は、学習・記憶能力の大きな領域のごく一部であり、H・Mおよびその他の健忘症患者における運動学習は、ほとんどすべてが障害を受けていないことが次第に明らかになっていった。さらに、学習・記憶の種類によって、記憶が失われたり、失われなかったりする健忘症患者ごとの差は、たんに脳へのダメージの差ではなく、すべてのヒトが外界に関する情報を処理し貯蔵する様式が、学習・記憶の種類によって根本的に違っているからだということが明らかになってきた。

健忘症患者で保存されている学習の種類とは、無意識的な性質のものである。たとえばテニスラケットをスイングするといった練習によって獲得した運動技能を実行するとき、情報が読み出され実行されても、それを意識として経験することはない。このような運動技能の学習は、しばしば反復することによって徐々に蓄積され、動作によって表現される。しかし、この学習が行動として現れるときに、過去の経験を自覚したり、あるいは過去に獲得した記憶を利用しているという自覚はない。一方、健忘症で喪失するような種類の学習は、過去の出来事（エピソード）を意識的に思い出すための能力に支えられた別の種類の学習である。

「いかに」と「何か」の記憶

哲学者や心理学者らは、前述した内容と本質的には同じような学習の違いを、直感や内省についての考察に基づき一〇〇年以上も前にすでに紹介していた。一八九〇年に出版された古典的著作『心理学の原理』の中で、ウィリアム・ジェームズは、習性（機械的および反射的な動作）および記憶（過去の事柄に関する意識的な自覚を含む）について区別して、別々の章に記述している。フランスの哲学者アンリ・ベルクソンは一九一〇年、「過去は、身体的な習慣あるいは独立した思い出として存続する」と記述している。一九二四年には、心理学者ウィリアム・マクドゥーガルは潜在的および顕在的な認識を区別して、前者はより自動的・反射的な認識であり、後者は過去を意識的に記憶することであると結論づけた。

一九四九年、イギリスの哲学者ギルバート・ライルは、二種類の知識が存在することを提唱した。一つは「いかに（方法・手続き）を知ること」あるいは技能の知識、もう一つは「何か事柄を知ること」あるいは事実や出来事の知識であると述べた。数年後、認知革命の父の一人である心理学者ジェローム・ブルーナーは、「いかに（方法・手続き）を知ること」を「記録のない記憶」と呼んだ。記録のない記憶とは、出会ったものを、生命体の性質、その技能、あるいは生命体がはたらくための規則を変えるようなプロセスへと変換させるための方法であると言い換えることができる。しかし、個々人がそのような記憶に遭遇しても、実際には認識されることのないものである。それとは対照的に、「何か事柄を知ること」を「記録のある記憶」と名づけ、それは特定の人々、場所、日常生活の出来事などに関する情報の貯蔵庫であると彼は定義した。

実際、一九世紀末に始まったフロイト主義精神分析学説の中心的な特徴によれば、経験というものは通常の意識的な記憶だけではなく、本質的には無意識の記憶としてその痕跡を残すことができると考えていた。これらの無意識の記憶は自覚することはできないが、行動に大きな影響をおよぼすことができる。こうした考えは興味深いものの、それだけでは多くの科学者を説得することはなかった。どうしても必要とされたことは、哲学的な論争ではなく、脳が実際にどのように情報を蓄積するのかという疑問を実験によって解明することであった。

H・Mの鏡の中の像を見ながら星の絵の輪郭をなぞる試験は、記憶に二つの主要な様式があることの生物学的事実を実証するための一連の実験的研究が、ようやく開始されるようになったことを示す「画期的な」区切りをつけた。

陳述記憶と非陳述記憶の違い

一九六八年、エリザベス・ワリントンとローレンス・ワイスクランツは、健忘症患者が健常者と同じような成績で上達できる試験を開発した。以前に学んだ単語を思い出したり認知したりすることを被験者に要求するかわりに、ある単語のはじめの数文字を手がかりとして提示した（たとえばＭＯＴＥＬならＭＯＴのように）。患者はこのような手がかりに反応して、先に学んだ単語を引き出す。患者はこの試験を、記憶の課題というよりは、むしろ推量ゲームであるかのように受け止めた。この現象は、今ではプライミングという現象として知られている。プライミングとは、ある刺激を処理、検出および同定する能力を改善させることを意味しており、このプライミングの能力は直近の刺激を処理することによって獲得される。

プライミングは、絵に名前をつける試験によってうまく説明することができる。たとえば、被験者には特定の飛行機の絵を見せ、その名前をたずねる。第一回目の試験では、被験者は「飛行機」という言葉を発するのにおよそ九〇〇ミリ秒かかった（ちょうど一秒以内である）。その後、同じ飛行機を提示すると、その被験者は約八〇〇ミリ秒しかかからなかった。したがって、飛行機の絵を一回提示することにより、その被験者は特定の対象物をより速く処理できるようになる。このようなより効率的な処理は、最近見た対象でさえ認知できない健忘症患者でも同じように起こる。健忘症患者が保存できる学習・記憶能力の例は増加していき、運動技能の学習やプライミング以外にも、習慣の学習、古典的条件づけ、運動の要素を必要としない技能学習――鏡に映って逆転した印刷文字を読むこと――やその他の多くのことを含んでいる。

異なった記憶システムが正確にいくつあるのか、さらにそれらを何と呼ぶかについてはまだ確実になっていない。だが、心の主要な記憶システムやそれぞれの記憶システムがはたらくために重要な脳の部位については、一致した見解が得られてきた。たとえば、事実についての記憶と技能・運動についての記憶は、人によって違った名称を用いて区別されていて、それぞれ「記録のある記憶」と「記録のない記憶」、あるいは「顕在性記憶」と「内在性記憶」、さらには「陳述記憶」と「非陳述記憶」という用語で知られている。混同をさけるために、本書では単一の用語を用いることにする。海馬および内側側頭葉への障害は、患者H・Mの場合のように、「陳述記憶」に影響するというふうに表現する。一方、障害を受けずに残っていたもう一つの様式の記憶は、「非陳述記憶」と呼ぶことにする。陳述記憶は、事実や考え、出来事に関する記憶であり、これらの情報は言葉による表現や視覚イメージとして意識的に想起・回想することができる。これは、わたしたちが「記憶」という言葉を用いて普通に意味する種類の記憶である。友人の名前であったり、昨年の夏休みのことだったり、今朝の会話だったり、意識できる記憶である。陳述記憶は、ヒトおよびその他の動物でも研究することができる。

非陳述記憶も経験に起因し、行動の変化として現れるが、想起（回想）することはできない。

陳述記憶とは違って、非陳述記憶は無意識的であり自覚することがない。ある種の思い出す（追想）能力は、しばしば非陳述的学習に付随して起こることがある。我々は、ある種の運動技能を学習すると、その学習に関連したある事柄を思い出すことがある。たとえば、その運動を自分がおこなっている様子を思い描くことがある。しかし、その技能を実行する能力そのものは、いかなる意識的な想起とも無関係のように見える。そのような技能を実行する能力は、非陳述的である。

さまざまな様式の非陳述記憶には、たとえば扁桃体、小脳や線条体と呼ばれる異なった脳の領域に依存していると同時に、反射的なはたらきに関与する特定の感覚および運動系も必要であると考えられている。非陳述記憶は、無脊椎動物が利用できる唯一の記憶の種類のようである。その理由は、彼らは陳述記憶を支える脳の構造や脳の機構、たとえば海馬のような構造を持たないからである。

記憶貯蔵のしくみ：記憶はどのように貯蔵されるか？

学習して、それを思い出すとき、脳では実際にどのような変化が起こるのか？　突きつめていくと脳で起こることは、個々のニューロン間の信号伝達における変化に依存しており、そのつぎにはニューロン内の分子の活性に依存している。陳述記憶および非陳述記憶は異なる脳のシステムを利用し、記憶を貯蔵するのに異なる戦略を用いている。これら二つの異なる記憶の様式は、違った分子の過程を用いているのであろうか、それとも貯蔵機構は本質的に似ているのであろうか？　短期的貯蔵は、長期的貯蔵とどのように違うのであろうか？　それらは異なる脳の部位で起こるのであろうか、それとも同じ神経細胞が短期記憶および長期記憶の両方に関する情報を貯蔵するのであろうか？

記憶貯蔵の分子機構を研究するという考えは、ほとんど不可能なように思える。哺乳類の脳は、推定一〇〇〇億（10^{11}）個の神経細胞からできており、これらの細胞の間の相互連結はその数のさらに何倍にも達する。このような多数の集団の中で、いかにして記憶貯蔵に重要な神経細胞を探り当てることができるだろうか？

さいわいなことに、細胞集団の中で分子機構を同定する課題は、単純な実験によって調べることができる。脊椎動物の神経系における限られた部分、たとえば摘出した脊髄、小脳、扁桃体あるいは海馬などの部位において、記憶貯蔵のしくみを研究することができる。さらに徹底するには、より単純な無脊椎動物の神経系についても研究することができる。このような無脊椎動物の研究から、ときには特定の種類の学習に直接的に関与している個々の神経細胞を同定することもできる。その結果、これらの細胞の中でどんな分子の変化が、学習や記憶の貯蔵に関与しているかを見出すこともできるのだ。

最近まで、脳のほとんどの領域では、成熟した神経細胞は分裂する能力を失ってしまうと理解されていた。その結果、成人に達したあと生涯にわたって新しい神経細胞が脳に生成されないと信じられていたことから、スペインの偉大な神経解剖学者サンティアゴ・ラモン・イ・カハールは、学習とはすでに存在している神経細胞の結合を強化することであり、これによって神経細胞間の連絡がより効率的になるという考えを提唱した。

実際には、長期記憶を貯蔵するために、神経細胞はより多くの枝を出して、新しい、あるいはより強力な結合をつくり上げるのである。記憶が消失するときは、神経細胞の枝分かれが失われ、神経細胞間の結合が弱くなるのである。もっとも単純な例をあげてみよう。わずかな雑音でも、最初にそれを聞いたときには一瞬驚くはずだ。その雑音は、筋肉を調節している運動神経細胞に結合している脳の回路を活性化し、身構えたりする。しかし、その雑音がある期間にわたって何度も繰り返されれば、それらの回路の結合は弱くなって、その雑音にもはや反応しなくなるであろう。

ラモン・イ・カハールの記憶のしくみについての考えは興味深く、その後の研究に影響をあたえた。しかし、さまざまな種類の記憶システムに関する初期の研究がそうであったように、メカニズムの可能性を暗示するだけでは十分ではなかった。必要とされたものは、動物が学習したときに神経結合の様子がどう変化したかを調べることのできる単純な神経系であった。そのような実験系によってのみ、神経結合の強度変化が記憶の貯蔵を支えているかどうかという疑問に結論をあたえることができたのである。

これまでの五〇年間に科学者たちは、記憶の貯蔵に関与する機構を研究し、記憶の細胞・分子メカニズムを解明することを最終ゴールとして、数多くのモデルを考え出してきた。記憶貯蔵にアプローチするために、ウミウシであるアメフラシを用いた細胞生物学的研究がはじまり、その後すぐにショウジョウバエにおける遺伝学的研究がこれに続いた。単純な動物は単純な脳を持っているので、それらが行動し学習して記憶する能力は、細胞および分子レベルで研究することが可能であろうと期待されたのであった。このようなアプローチから自信を得た科学者たちは、研究をマウスへと拡張させていった。マウスでは、新しい遺伝子工学技術の長所を取り入れることで、マウス脳内の個々の遺伝子を変化させ、その遺伝子改変が記憶の貯蔵にあたえる効果を探究できるようになった。

単純な実験系で細胞・分子を理解する

一〇〇〇億個の神経細胞を有する哺乳類の脳とは対照的に、アメフラシのような単純な無脊椎動物の中枢神経系は、約二万個の神経細胞から成り立っている。アメフラシでは、これらの細胞は神経節と呼ばれるグループとして集団をなしていて、それぞれの神経節は約二〇〇〇個の神経細胞を含んでいる（**図1－11**）。

腹部神経節のような一個の神経節は、一つの行動ではなく、一連の複数の行動に寄与している。たとえば、エラと水管の運動、心拍数や呼吸の調節、さらには墨の噴出（一種の防衛反応）や生殖ホルモンの放出のような行動が含まれている。したがって、学習によってはたらき方が変化するような行動のもっとも単純な活動に寄与している神経細胞の数は、およそ一〇〇個程度とさらに少数になる。

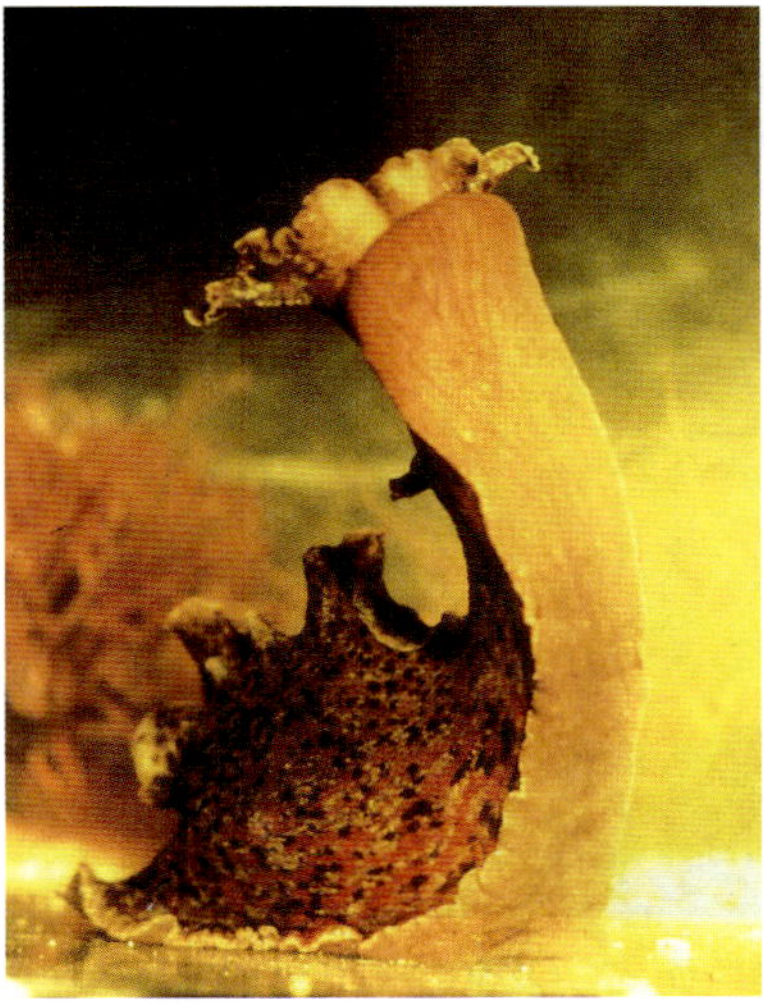
図1-11　アメフラシ（*Aplysia californica*）。この動物の比較的単純な神経系を使うことによって、学習と記憶の細胞・分子レベルでの研究がしやすくなった。

細胞レベルの研究のためにアメフラシや他の無脊椎動物がはたす一つの大きな長所は、これらの神経細胞の多くはその一つ一つが識別でき、別の個体でも特有な細胞として見分けられることである（訳注：特定の神経細胞は、同じ神経節の同じ場所に局在しているので、その細胞を特定することができる）。実際には、これらの神経細胞のあるものは、直径が一ミリメートルもあ

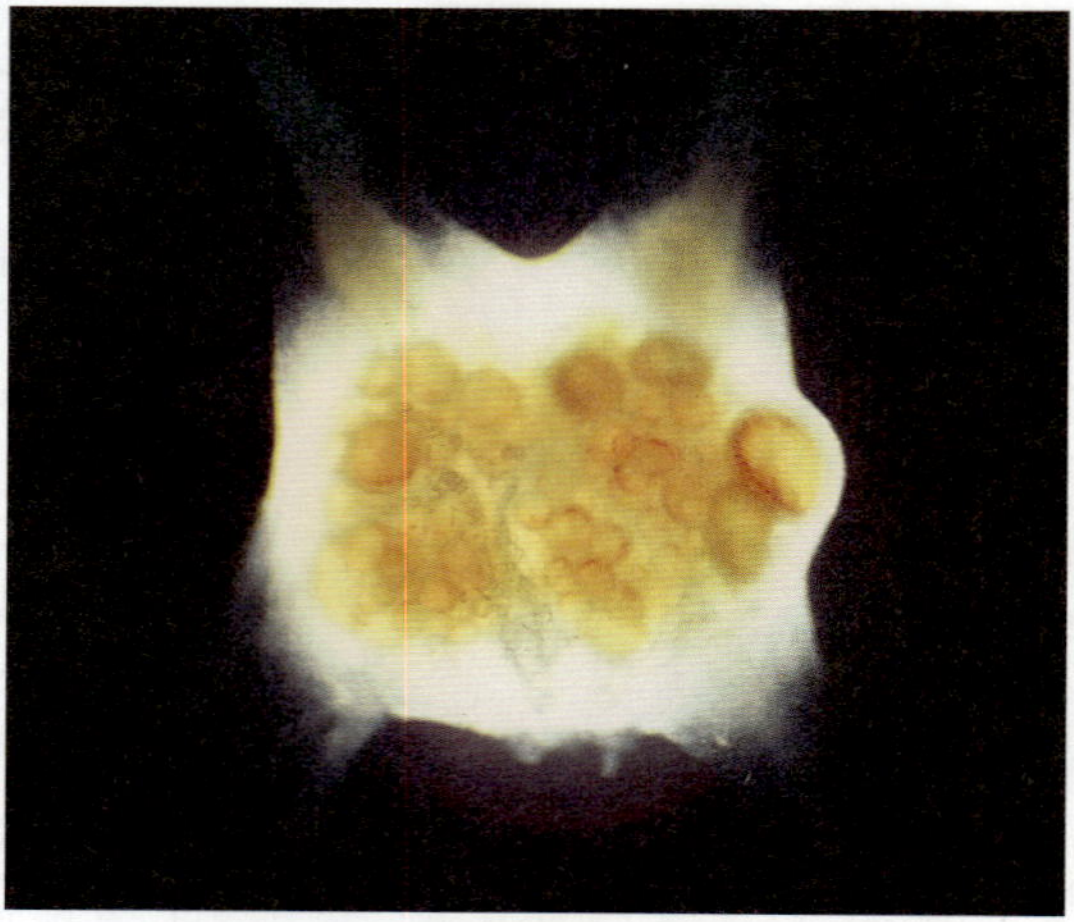

図1-12　アメフラシの神経節。アメフラシの10個の神経節はそれぞれ約2000個の神経細胞を含んでいる。これらのうちのいくつかは、肉眼で見えるほど大きい（直径が1ミリメートル）。

り、顕微鏡がなくても肉眼で認識できるほど大きい（**図1-12**）。その結果、単純な行動に関与する細胞の多くを同定することができて、さらにこれらの細胞がどのように連結しているかを示す「配線図」も作成することができる。このため、動物が学習するときに、その行動に関与する回路内にある特定のニューロンに何が起きているかを調べることができるのである。

アメフラシのような単純な動物でも、数種の違った学習をすることができて、訓練のための回数やその間隔に依存して数分間持続するような短期記憶から数週間におよぶ長期記憶までを生じることがわかっている。たとえばアメフラシは、慣れ（ささいで意味のない無害な刺激を無視することを学習する能力）や鋭敏化（刺激が脅迫的で潜在的に有害な場合に、その刺激に対する反応行動を変えることを学習・獲得したある種の恐怖反応）を起こす能力がある。さらには、アメフラシは、古典的およびオペラント（道具的）条件づけ（二つの刺激、あるいは一つの刺激と一つの反応を関連づけることを学習する能力）を学ぶことができる。したがって、アメフラシのような単純な動物で研究することによって、ある種の様式の学習や記憶の貯蔵に関与する細胞機構を探ることや、短期および長期記憶に重要な役割をはたす特定の分子を同定することが可能となった。

単純な実験系で遺伝子を理解する

これまで記述してきた細胞生物学的研究の成果は、遺伝学的研究によってすぐにより完全なものへと補完されていった。家畜の飼育者には、体形、目の色、気質や体力などを含めた多くの身体的特徴が遺伝するということが長い間わかっていた。もし気質でさえ遺伝子のはたらきによって遺伝するのであれば、「行動のわずかな要素も、何らかのやり方で遺伝子によって決定されるのではないか？」という疑問が当然のこととして起きてくる。もしそうなら、遺伝子は行動の変容にも役割をはたしているであろうか？　さらに遺伝子は、学習および記憶の貯蔵でも役割をはたすのであろうか？

こうして科学者の間には、学習および記憶貯蔵に重要な役割をはたす特別な遺伝子を同定することができるのではないかという考えが芽生えてきた。重要な遺伝子を同定することができれば、それらの遺伝子産物であるタンパク質のうち細胞機能を支配する役割をはたす分子の発見や、最終的には記憶の生成および貯蔵にかかわる分子的過程の解明へと到達できるであろう。

遺伝学の父グレゴール・メンデルは、エンドウとそのさやを用いた植物についての研究をおこなった。遺伝学的研究に実験動物を応用したのは、アメリカ人生物学者でコロンビア大学のトーマス・ハント・モーガンであった。二〇世紀初頭にモーガンは、遺伝学研究の実験生物としてショウジョウバエが有用であることを見いだした。染色体の数がメンデルのエンドウでは七対、アメフラシでは一七対、ヒトでは二三対なのにくらべて、ショウジョウバエの染色体はわずか四対であることをモーガンは的確に理解していた。この小さなハエは、何千匹も実験室で飼育することができる。化学的手段によって単一遺伝子に変異をつくることができ、ハエの世代時間は二週間と短いために、変異した遺伝子を持つ多数のハエを短期間に繁殖させることができる長所がある（図1−13）。

ショウジョウバエの行動、学習および記憶に関する遺伝学的研究の重要なステップは、一九六七年にカリフォルニア工科大学のシーモア・ベンザー（一九二一〜二〇〇七年）によって到達された。単一の遺伝子に突然変異を起こす化学的手法を用いて、ベンザーは一度に一つの遺

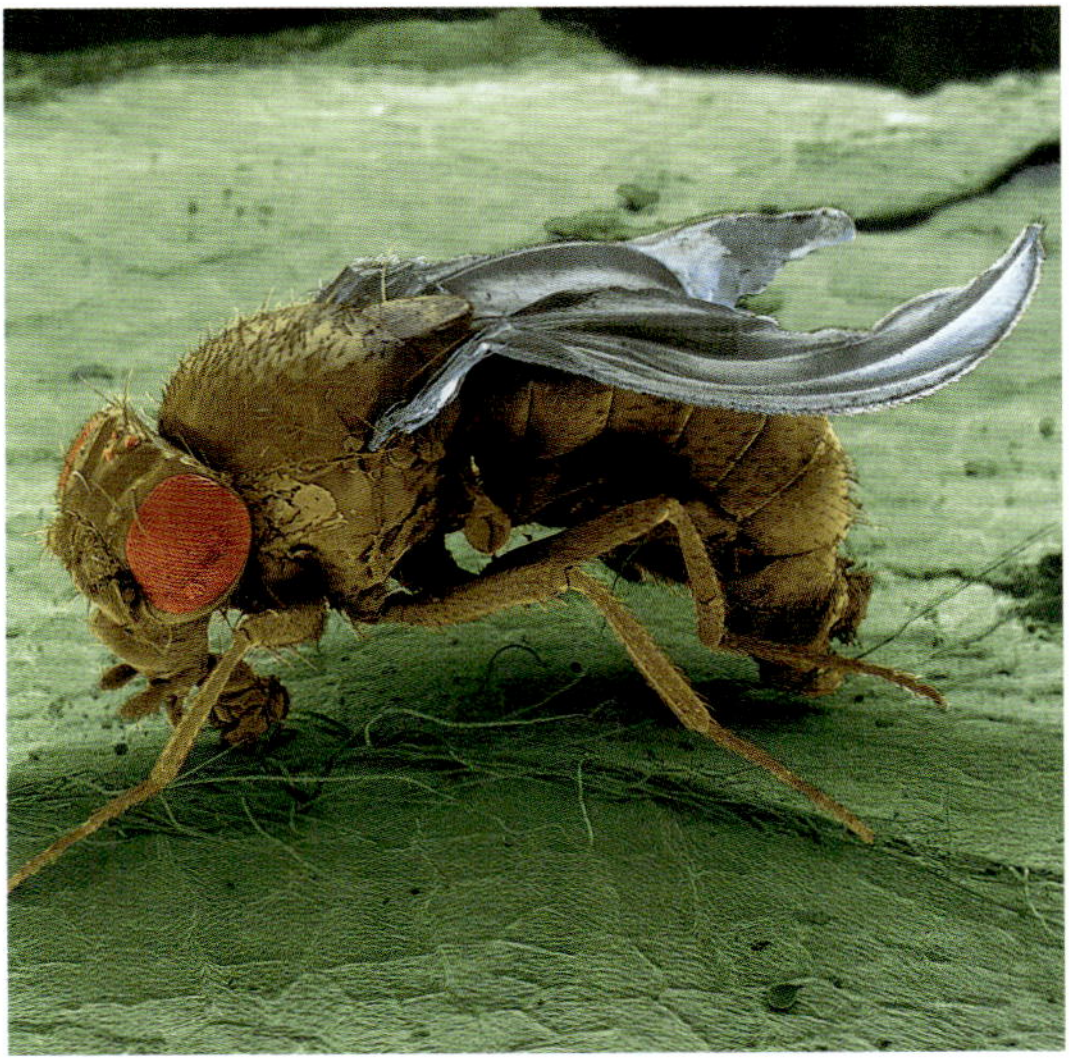

図1-13　ショウジョウバエ（*Drosophila melanogaster*）は、学習と記憶の遺伝学的研究に有効に使われている。

伝子を変異させ、その行動への影響を調べることにした（**図1-14**）。

はじめに、求愛行動、視覚受容およびサーカディアンリズムに影響する多くの興味深い突然変異体を同定し、ベンザーはこの遺伝学的なアプローチを、学習と記憶の貯蔵に関する研究課題の方向へと応用していった。記憶が障害された突然変異バエをつくり出すことによって、ベンザーは非陳述型の記憶貯蔵に重要である数種のタンパク質を同定することができた。それらのタンパク質のいくつかは、アメフラシの非陳述記憶に関する別の分子生物学的研究によって同定されたものと同じである

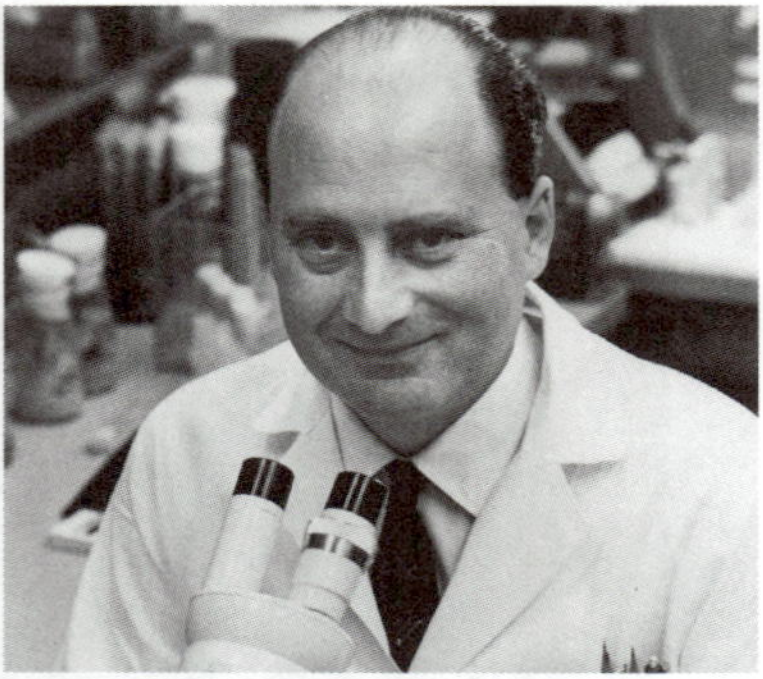

図 1-14　シーモア・ベンザー（1921-2007）。アメリカの生物学者。ショウジョウバエの行動と学習の遺伝学的研究の先駆者。

ことが、その後すぐに明らかにされた。

遺伝学研究のための複雑な実験系

陳述型の記憶貯蔵についてはどうであろうか？　この種類の記憶には、どんな分子が使われるのであろうか？　マウスやサルのような実験動物は何も陳述（言葉によって述べることは）できないが、陳述記憶と同じような多くの特徴を示すやり方で、学習し記憶することができる。しかし、アメフラシやショウジョウバエではごく普通に用いられるようになっていた細胞・分子生物学的な研究方法を、陳述記憶のしくみを調べる研究に応用することは長いあいだ容易ではなかった。このような状況は一九九〇年に、ユタ大学のマリオ・カペッキとトロント大学のオリヴァー・スミシーズによって開発されたマウスにおける遺伝子ノックアウト法によって劇的に変貌した。

この方法は、マウスのゲノム（遺伝情報）から特定の遺伝子を除去して、欠損した遺伝子の影響を研究するというものである。その数年前にはペンシルヴァニア大学のラルフ・ブリンスターらは、新しい遺伝子（通常は存在しないか、強く発現していない遺伝子）を導入し、それを活性化させる手法を開発した。これら二つの方法によって、生物学者は今やマウスのどんな遺伝子でも変化させることができるようになり、このような変化が海馬やその他の領域で記憶において重要と考えられる神経細胞のはたらき方にどのように影響するかを検討できるようになった。また、このような遺伝子の改変が、正常に行動している生きた動物の陳述記憶にどんな影響をあたえるかも調べることができるようになった（図1－15）。

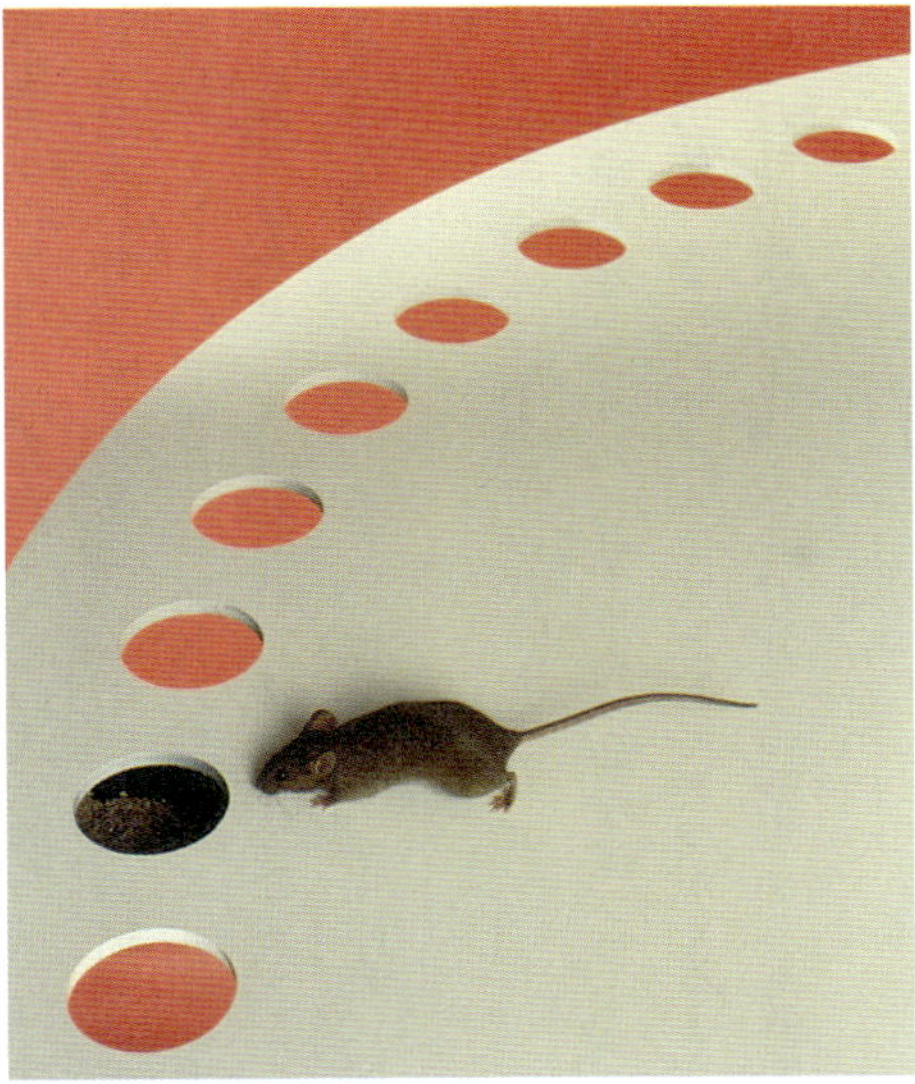

図 1－15　バーンズ迷路は、遺伝学的に変異させたマウスの学習と記憶の研究に用いられるツールである。マウスおよびラットは、明るくて開放的な空間より、暗くて閉鎖的な場所を好む。バーンズ迷路では、明るく照らされたテーブルから逃れることのできる唯一の穴の位置を学習する。

このような進歩が、哺乳類における陳述記憶に関する現代の分子的研究を開花させた。

事実、マウスは、哺乳類としての遺伝的背景だけでなく神経解剖学的、生理学的さらに遺伝学的にもヒトに類似していることから、記憶の研究に多くの利点があった。さらに、ヒト・ゲノム・プロジェクトの一環としてヒトのゲノム（全遺伝情報）と並行して、マウス・ゲノムも解読されてきた。今やマウスの遺伝学的研究をおこなうことが可能になったことから、学習と記憶に関する分子生物学的研究、さらには学習と記憶障害に関する研究の未来は明るくなってきた。

分子から心へつなぐ新しいアプローチ

後の章で見るように、分子生物学的なアプローチはシステム神経科学や認知心理学と結びつき、共通の統一されたサイエンスとしてあつかえるようになった。その結果、このようなサイエンスは、行動の観点だけでなく、分子の観点からも興味深いものであることがわかってきた。かつては独立していたこれらの研究分野の間で、パートナーとしての結びつきが生まれたことにより、記憶および脳に関する知識は新しい統合へと進みつつある。

一方、学習に関する研究を通して、神経細胞やとくに神経細胞同士の結合に関する新しい興味深い分子的特性が明らかにされている。これらの分子についての発見から、神経結合が学習中にどのように変化するのか、さらにはそれらの変化が時間とともに記憶としてどのように維持されるのかを説明できるようになってきた。

もう一方で、システム神経科学および認知科学は、神経回路内で神経細胞同士がどのようにはたらくのか、学習のプロセスと記憶のシステムはどのように組織化され、さらにそれらが相互にどう作動するかを明らかにしはじめている。また、脳のシステムと行動に関する研究は、分子的研究を進めるためのロード・マップを提供している。このようなマップ（地図）によって、記憶の構成要素やこれらの要素を詳しく調べるための脳の領域を特定することができる。

実際には、特定の神経回路に局在している神経細胞と、心の中の特定の種類の記憶とを関連づけて調べることができるようになって、はじめて分子的な解明が進むことになる。このようにして記憶の研究は、細胞・分子生物学に新たな魅力を吹き込み、心の重要なプロセスについて生物学的に解明する可能性を秘めているといえる。

認知の観点からすると、細胞・分子的アプローチをおこなうことによって、記憶の心理学における鍵となる未解決問題が解けるようになるかもしれない。非陳述記憶と陳述記憶の貯蔵の間には、どのような分子的相関があるのだろうか？　短期的様式の記憶は、長期的様式の記憶とどのように関係しているのであろうか？　もっとも重要なことは、分子的アプローチによって、動物の行動と個々の細胞における分子機構を橋渡しする最初の手がかりが得られるようになってきているることである。したがって、かつてはたんに心理学的な概念であった連想（連合）、学習、保持、想起および忘却が、今や細胞・分子機構として、さらには脳回路および脳システムの観点からアプローチできるようになっている。このようにして、学習と記憶に関する基本的な問題への深い洞察が得られるようになってきた。

この後の各章では、学習と記憶の認知心理学およびその生物学的基盤について何がわかってきたのかを述べることにする。

特に、アメフラシやショウジョウバエのような動物で研究することができる単純な非陳述型の記憶や、マウスで研究できるより複雑な陳述型の記憶について、ニューロン内で起こっている細胞・分子的な事象（出来事）を詳しく見ていくことにしよう。これらの研究によって、陳述および非陳述記憶の両方が共有している分子スイッチがあり、それが長期記憶を開始するのに必要な遺伝子のスイッチをオンにすることによって、短期記憶を長期記憶へと転換することを説明することにする。

記憶の細胞生物学に関するさらなる洞察は、陳述記憶において重要な脊椎動物の脳領域から採取した組織を対象とした直接的な研究によって得られるようになった。これらの脳領域では、長期増強（ＬＴＰ）という名称で知られている現象によって、ニューロン間の結合の強度を変えることができる（情報の伝わり方の程度が強くなる）ことが示された。長期増強には、遺伝子発現を必要としない短期型の様式と、長期的に持続するＬＴＰを開始させるために遺伝子のはたらきをオンにするスイッチの活性化を必要とする長期的な様式があることがわかってきた。これからの章の主要なテーマは、長期記憶は神経細胞の構造の変化が関与しているということである。学習の種類によって、その学習に関与している神経細胞は、結合をより多くより強くするか、あるいは逆に結合をより少なくより弱くすることができるのである。

他の章では、記憶の性質および記憶を支える脳システムの機構について、動物およびヒトでの実験的研究から何がわかってきたかを見ることにしよう。これらの研究は、記憶の能力とその不完全さ、記憶の強さと持続性に影響をあたえる要因や、さらには忘れること（忘却）が記憶の正常なはたらきを支えるために重要な役割をはたしていることを示している。また、これらの研究によって特定されてきた陳述記憶を支える脳のシステムや、それらがどのように作動しているかについても言及する。さらにはこの研究は、無意識的で非陳述的な様式の記憶にも予想しなかったような多くの種類があることを明らかにし、それぞれの種類において重要である脳のシステムを特定してきた。非陳述記憶のそれぞれは、過去の経験の痕跡を保持しており、行動および精神生活に強い影響をおよぼす。しかしそれらの記憶は、意識の外側で作動し、意識することができるような記憶内容を全く必要としていない。

細胞・分子生物学の視点と、神経システムと認知心理学の視点を結びつけることによって、これまでの脳科学で達成されてきた重要な進歩や、さらには記憶のメカニズムがどこまで解明されはじめているかについて読者にわかりやすく伝えられることを願っている。

第2章 非陳述記憶のための修飾可能なシナプス

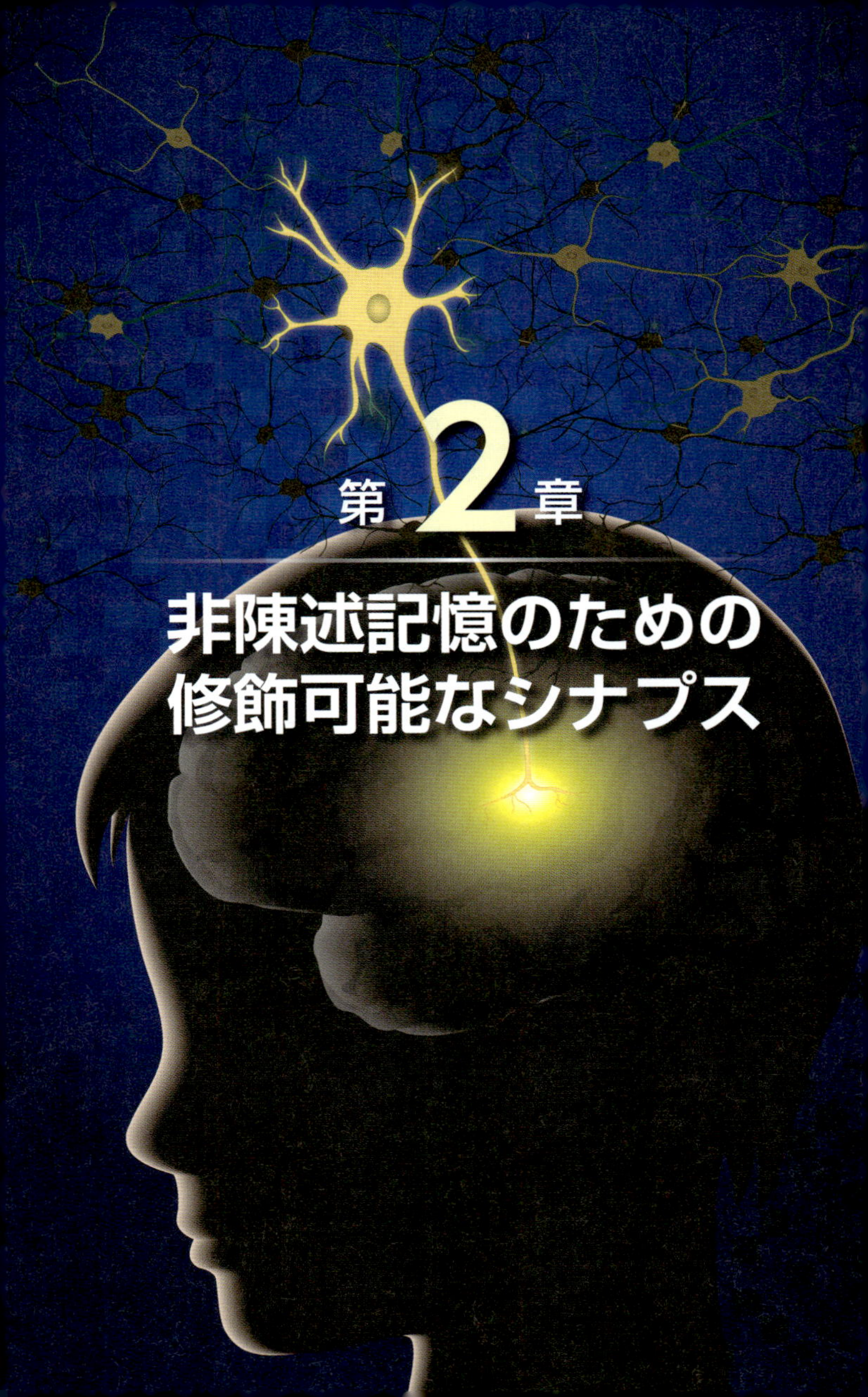

意識しても近づけない記憶

一九五七年にブレンダ・ミルナーが、患者H・Mの記憶障害について初めて記述したときには、この記憶喪失のメカニズムがすべての種類の記憶について当てはまると、彼女や他の科学者らは考えた。ところが第1章で見たように、一九六二年にミルナーは、H・Mがある種の新しい事柄を学習することができるという驚くべき発見をしている。具体的には、彼は新しい運動技能を学習できたのである。つまり、動いている標的を追跡することや、鏡の中に映った星の像を見るだけで、その星の輪郭をなぞることができ、それを繰り返し練習することによって彼のパフォーマンスは次第に向上し、健常者と同じようにできるまでになった（図1－10参照）。しかし、H・Mと健常者のパフォーマンスの間には、一つの重要な違いがあった。それは、その作業課題をこれまでおこなったことがあることを、H・Mは毎回全く気づかなかったことである。

ミルナーや他の記憶研究者は長年にわたって、H・Mと似た脳損傷を持つ患者は、ある特定の限定された種類の長期記憶だけ（つまり運動技能を学習し記憶できる能力）を保持していると考えていた。しかしその後二〇年間にわたる研究により、運動技能は氷山の一角にすぎないことが明らかになってきた。

カリフォルニア大学サンディエゴ校のラリー・スクワイアらは、両側の内側側頭葉に損傷があるH・Mのような患者で研究を進めたところ、これらの患者の多くは、現在、非陳述記憶と呼ばれる大きなレパートリーの記憶能力を保持していることを見出した。実はこれらの記憶能力に共通した性質は、その記憶は心の中で意識によって近づくことができないという点であった。これらの記憶の想起は、全く無意識的に起こるのである。

現在我々が非陳述記憶と呼んでいるものは、一つの性質を共有してはいるが、異なった種類の記憶能力からなる大きな集合体である。それぞれの記憶は、我々が何か行動する場合の動作の仕方に反映される。そのような記憶は、多様な運動・知覚技能、習慣や情動学習などだけではなく、馴化《じゅんか》（慣れ）、鋭敏化、古典的条件づけおよびオペラント条件づけといった基本的な反射性様式の学習にも関与している。このため非陳述記憶は、考え深く内省的というよりは反射的と形容されるような知識と関係しているといえる。

意識にのぼる記憶、のぼらない記憶

たとえば、あなたが自転車に乗ることを初めて学習したときを思い出してみよう。おそらく前輪のハンドル操作や、初めに左足、つぎに右足でというようにペダルを漕ぐことに〝意識的〟な注意を払っていたであろう。しかし、自転車に乗れるようになると、その知識は非陳述記憶として貯蔵されるようになる。あなたは道路を注意深く見続けるが、今では内省的（思慮深く）ではなく反射的に運転し、無意識的にペダルを漕ぐようになる。右足の後に左足でペダルを漕ぐことを意識して思い出そうとすることはしなくなる。もし、それらすべての動作に注意を払ったとしたら、自転車からころげ落ちることになる。同様にテニスをしていて、高い打点のフォアハンドのボレーを打つときは、自然にラケットのヘッドを上げるし、低い打点のフォアハンドのグラウンドストロークを打つときには、ラケット・ヘッドを下げる。いったんこれらの動作を習得してしまうと、それらを実行する前にリハーサル（繰り返し練習）する必要はなくなる。

このように大きなファミリーをなす非陳述的様式の知識が、陳述的様式の知識と並行してはたらいていることを発見したことに、科学者自身も驚き、また興奮した。また、非陳述記憶がはっきりと区別される様式の記憶であるという発見は、二つの大きな理由からも興味深いことである。

第一に、このような発見は、意識されることのない（無意識的な）精神的プロセスが実際に存在することとの生物学的な証拠となった。ある種の記憶プロセスが無意識的であるということは、精神分析学の創始者であり〝動的な無意識〟の発見者でもあるジークムント・フロイトによって初めて提唱された。しかし非陳述記憶が魅力的な点は、それがフロイト流の動的無意識とは表面的にしか類似していないことである。つまり、非陳述的な知識は無意識であるが、それはフロイトの述べたような精神的葛藤や性的欲求とは全く別物である。さらに、あなたが非陳述記憶としてコード（符号化）された作業を上手に実行したとしても、そのコードされた情報は意識へは入ってこない（自覚できない）。非陳述記憶としていったん保存されると、この無意識的なものは決して意識にはのぼらないのである。

第二に、この発見の何年も前から行動心理学者らは、多数の非陳述的様式の記憶があることを知っていて、その性質を明らかにしていたことがわかった。実際に、これらの様式の非陳述記憶は実験的に操作することが容易なために、行動主義者はこの種の記憶を生じる学習について研究することを、すでに彼らの中心的な課題としていたのだ。

行動心理学者と非陳述的学習

二〇世紀初頭になると、二つの非陳述的学習行動（つまり非連合的および連合的学習）が、ロシアの生理学者イワン・パヴロフ（**図2－1**）、アメリカの心理学者エドワード・ソーンダイク（**図2－2**）やその他の研究者によって詳しく報告されるようになった。馴化（慣れ）と鋭敏化は、「非連合」学習の代表例である。これらのタイプの学習では、被験者は一つの刺激（たとえば大きな騒音）を繰り返し経験することによりその性質を学習するようになる。

一方、古典的条件づけおよびオペラント条件づけは「連合」学習の代表例である。この場合に被験者は、二つの刺激の関係を学習する（古典的条件づけ）か、あるいは一つの刺激と被験者の行動の関係を学習する（「道具的」あるいは「オペラント」条件づけ）ようになる。したがって古典的条件づけでは、ベルと食べ物の味とを連合させることを学習した動物は、ベルを聞いたと

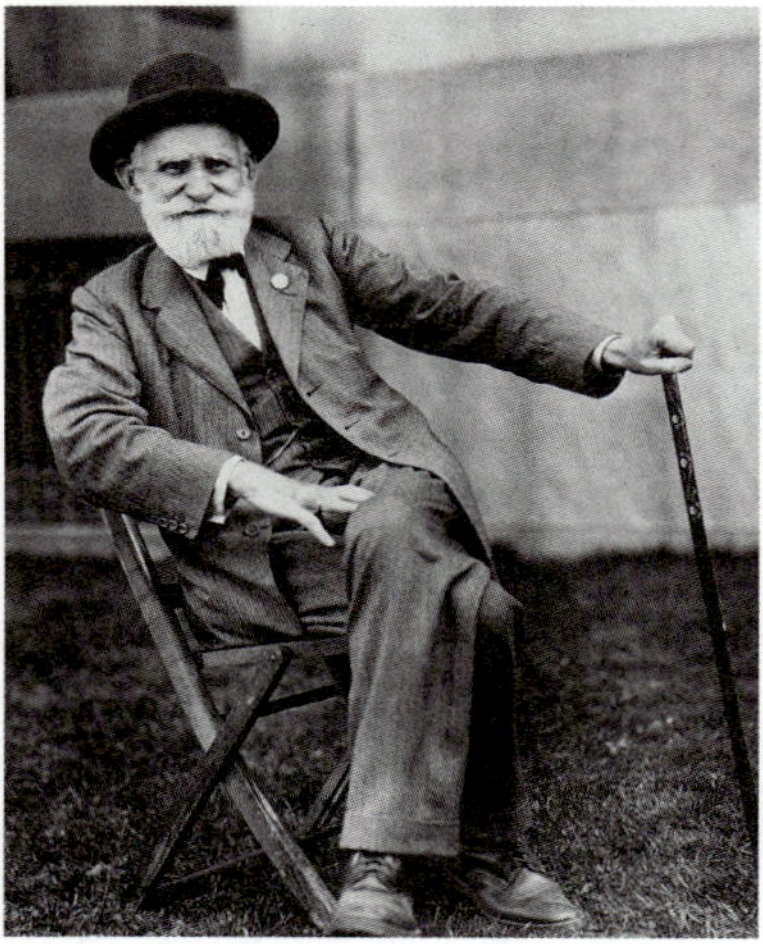

図 2-1　イワン・パヴロフ（1849-1936）。ロシアの生理学者で、古典的条件づけを発見した。古典的条件づけの研究は、その後に馴化と鋭敏化の発見を導いた。

き唾液分泌を起こすようになり、オペラント条件づけでは、動物はレバーやキーを押すことと食餌《しょくじ》（エサ）が出てくることが連合していることを学習するようになる。つまり、動物はレバーを押したとき、何か食べ物を受け取ることを期待するようになる。

行動心理学者らは、二〇世紀前半にこれらの非陳述的学習に研究の焦点を当ててきた。その理由として、技能および知識の獲得は客観的に調べられると考えていたからである。そのような知識が記憶・保持されることよりも獲得される過程についてだけ彼らは注意を向けていたので、非陳述的な知識の保持は無意識的に起こることを認識できなかったし、そのことに注意を払うこともなかった。そして行動主義者たちは、非陳述的知識を論じる際に、あたかもそれですべての種類の知識の獲得を説明できるかのように思い込んでいて、今日我々が陳述記憶と呼ぶものが存在することをほとんど無視していたのである。

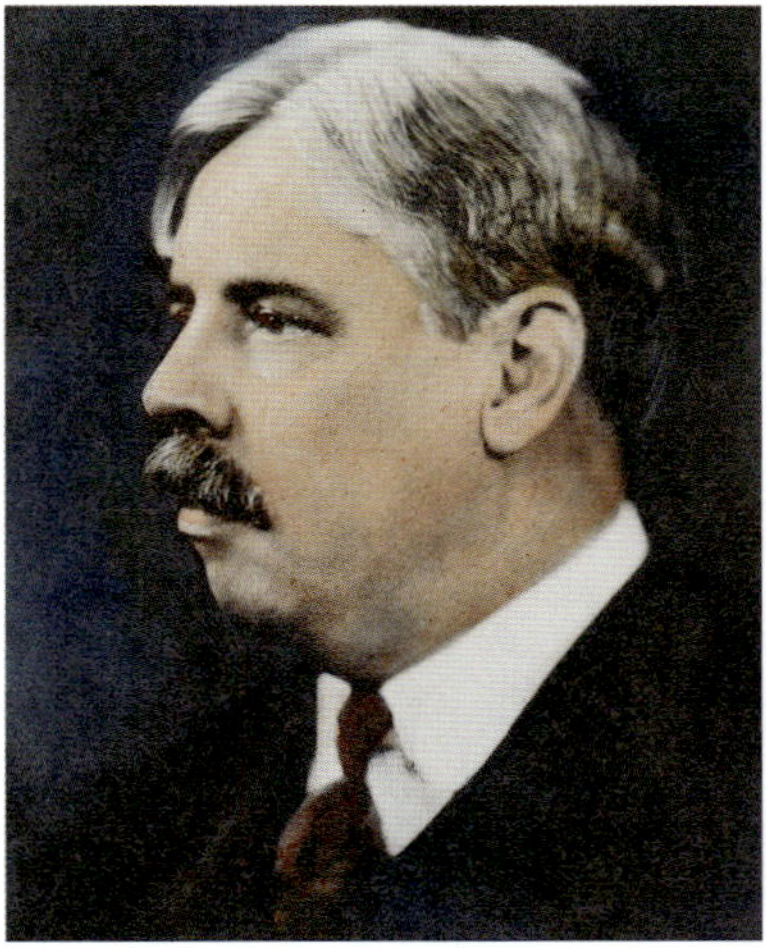

図2-2　エドワード・ソーンダイク（1874-1949）。アメリカの心理学者（コロンビア大学）。現在ではしばしばオペラント条件づけと呼ばれている道具的条件づけ、あるいは試行錯誤学習を発見した。

健忘症患者H・Mが単純な運動技能の課題を学習できることをミルナーが発見して数年後に、他の健忘症患者でも単純な連合学習をおこなうために必要な記憶が健常であることを他の研究者が見いだした。すべての種類の学習に当てはまるわけではないが、たとえば緑の光が現れると、エサが出てくることを期待するような学習の研究によって、特別な種類の学習が存在することが示され、それは意識されることなく行動を生み出すような種類の学習であることが明らかになった。

行動主義者の研究には欠点もあったが、きわめて価値のあることも証明された。つまり、彼らの研究が進められる過程で、単純な様式の非陳述記憶を支配している規則は普遍的なものであり、ヒトだけではなく単純な生物を含めた実験動物にも広く当てはまることがわかってきた。

本章では、非陳述記憶のより単純なケースである馴化（慣れ）に焦点を当てる。非陳述記憶は、無脊椎動物と脊椎動物の単純な反射システムでもっとも効果的に研究されてきた。これらの単純なシステムから得られてきた細胞生物学的な洞察は、より複雑な生物や、さらにはより複雑な様式の記憶にも当てはまることがわかっている。

非陳述記憶のもっとも単純なケース、それは馴化（慣れ）

重要でない刺激を無視する

突然我々の背後で、銃の発砲音がすれば、身体は自発的な変化を引き起こす。心臓はより速く鼓動し、呼吸は速くなり、瞳孔は散大し、さらに口が乾いてくる。しかし、その音が繰り返されると、それらの反応は弱くなる。これは馴化（慣れ）と呼ばれる学習の結果で、我々の誰もが、そしてすべての生物が日常的に経験する学習形態である。

工事現場などの初めは気の散るような騒音にも次第に慣れて、うるさい環境でも仕事や勉強ができるようになったり、書斎の時計の音や、自分の心臓の鼓動、胃の動きや自分の着ている衣服にも慣れるようになる。これらは、特殊な状況のときを除いてほとんど意識されなくなる。つまり馴化とは、単調な反復刺激を、馴染みのある、あまり重要でないこととして認識し、無視できるようになることだ。都会人は都会にいるときは車の騒音がほとんど気にならないのに、田舎にいくとコオロギの鳴き声で目が覚めるのはこのためである。

また馴化は、不適当あるいは過剰な防御反応を取り除くようにもはたらく。このような事実は、イソップ物語にある以下のような寓話の中に見事に説明されている。

「今までカメを見たことがなかった一匹のキツネが、森の中で初めてカメと出くわしたとき恐怖で死にそうになった。そのあとキツネが二度目にカメと出くわしたときには、一瞬警戒したものの、死にそうなほどではなかった。三度目にカメに出くわしたときは、キツネはカメのところへ近づき、会話をはじめたというのだ」

無害な刺激に対する馴化の結果として、動物は生存にとって重要でない刺激を無視することを学習する。その代わり、動物は、新しい刺激や警戒が必要な刺激に対しては注意するようになる。動物を訓練するときの重要な事柄は、馴化させることであり、これによって、イヌが銃声に怯えることや、ウマが車の音に対して過敏になるといった好ましくない反応を取り除くことである。警察犬が銃を見て初めのうち怖がるのは、銃と大きな音とを関連づけているためである。しかし、警察官のホルスターの中の銃を繰り返し見せた後では、そのイヌは、銃そのものは無害であり、抜かれるまでは安全であることを学習する。

繰り返し見せた後に、イヌがホルスターの中の銃と手の中にある銃に対して違った反応をするようになるのは、銃のおかれた二つの異なる状況を学習し、それを記憶するからである。そのイヌは、「ホルスターに入った銃は安全である」という形で脳内に内部表現を形成しているので、つぎにホルスターの中の銃を見ても平気なのは、それが安全な状況であることを認識できるまでに鮮明な表現として保存されているからである。それゆえ馴化とは、知覚の組織化（対象物を認知すること）そのものに重要な役割をはたしている大切なものであることがよくわかる。

馴化は、逃避反応だけに限定されているわけではない。それは、性的反応を軽減させることもある。雄ラットを雌に自由に近づけるようにしておくと、一〜二時間のうちに六、七回交尾をする。最後の交尾のあとでは、そのラットは疲れ果てたように見え、三〇分間かそれ以上のあいだ不活発になる。これは性的馴化であり、疲労ではない。なぜなら見かけは疲れ果てたようだった雄に、新しい雌と出会えるようにすると、すぐに交尾を再開するからだ。

同様に、一組の初対面の雄と雌のアカゲザルをいっしょにケージに入れると、ほとんど前戯なしに素早くそして頻繁に交尾する。数日後には、交尾の頻度は減少し、毎回の行為により長い準備行動が先行し、各パートナーは相手を観察し、さらに相手を刺激するようになる。しかし、もし雄に新たな雌のパートナーを引き合わせると、前戯は省略され雄はすぐに性的に興奮する。

学習で神経細胞は変化する

実際に馴化の研究から、脳内で内部表現はどのように発現するかについて多くのことを我々は学んできた。たとえば発達心理学者は、ヒトの新生児における知覚や認知を研究するために馴化の学習を活用している。その方法は、新生児を一つの刺激、たとえば青色の四角に慣れさせ、つぎに新しい刺激、たとえば赤色の四角にどのように反応するかを調べるという手順で構成されている（**図2－3**）。

典型的な実験では、六ヵ月齢の幼児に青色の四角を短時間提示する。その刺激を最初に見ると、幼児の眼はその刺激に強く焦点を合わせ、それと同時に心拍数や呼吸数は減少する。さらにその青色の四角を繰り返し提示すると、その反応は馴化する。もし、赤い四角を提示すると、幼児の視覚的注意はすぐに赤い四角に集中し、心拍数と呼吸数は再び減少する。これは、幼児が見慣れた青色の四角から新しい赤色の四角を識別していることを示している。これにより、その幼児は、青色と赤色を区別する知覚的能力を持っていることがわかる。このような調査方法から、幼児は大人と同じやり方で色および言語の性質を分類できることが明らかにされてきた。

単純な実験動物を使った馴化の研究によって、馴化に関する学習と記憶の貯蔵が脳内でどのように起こるのかについて最初の証拠が得られた。それによると、学習とは神経細胞（ニューロン）がお互いにシグナルを伝える能力を修飾する（変化させる）ことであるというのだ。この修飾が

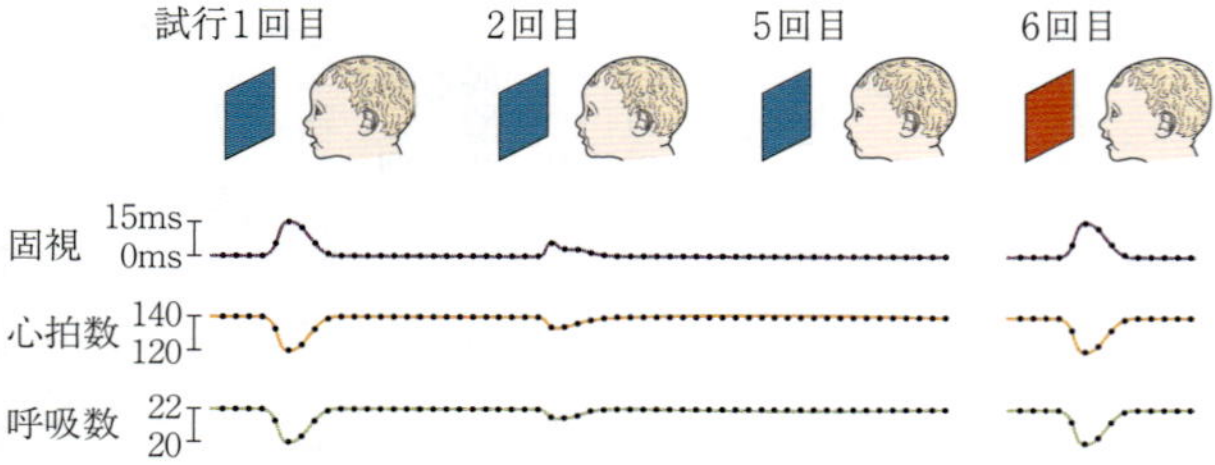

図2−3　馴化は、新生児における知覚の研究に用いることができる。幼児は青色の四角を初めて見せられると、その刺激に視覚的注意が引きつけられ、心拍数および呼吸数は低下する。その青い四角を繰り返し見せられるにつれて、幼児は馴染みのある刺激を無視することを学習し、生理反応も馴化する。しかし、新しく赤い四角を示されると、その新しい刺激はすぐに幼児の視覚的注意を再度引きつけ、心拍数と呼吸数はふたたび低下する。このようにして科学者は、幼児が１つの色を別の色から識別することができることを明らかにした。

長く持続されると、一つの記憶が形成されることになる。その結果、記憶の貯蔵には二つの主要な様相、つまり数分間持続する短期記憶と数日から数週間、最終的には一生涯にわたって継続する長期記憶があることがわかってきた。短期記憶は、ニューロンが互いにシグナルを伝える能力の機能的な修飾（はたらき方の変化）によるもので、長期記憶は、多くのシグナル伝達の部位において実際の構造上の（形態的な）変化によって起こるものなのだ。しかし、記憶形成をより深く探究する前に、サンティアゴ・ラモン・イ・カハール（**図2−4**）のニューロン学説から出発して、個々の神経細胞が脳全体とどのように関連しているかを考察してみよう。

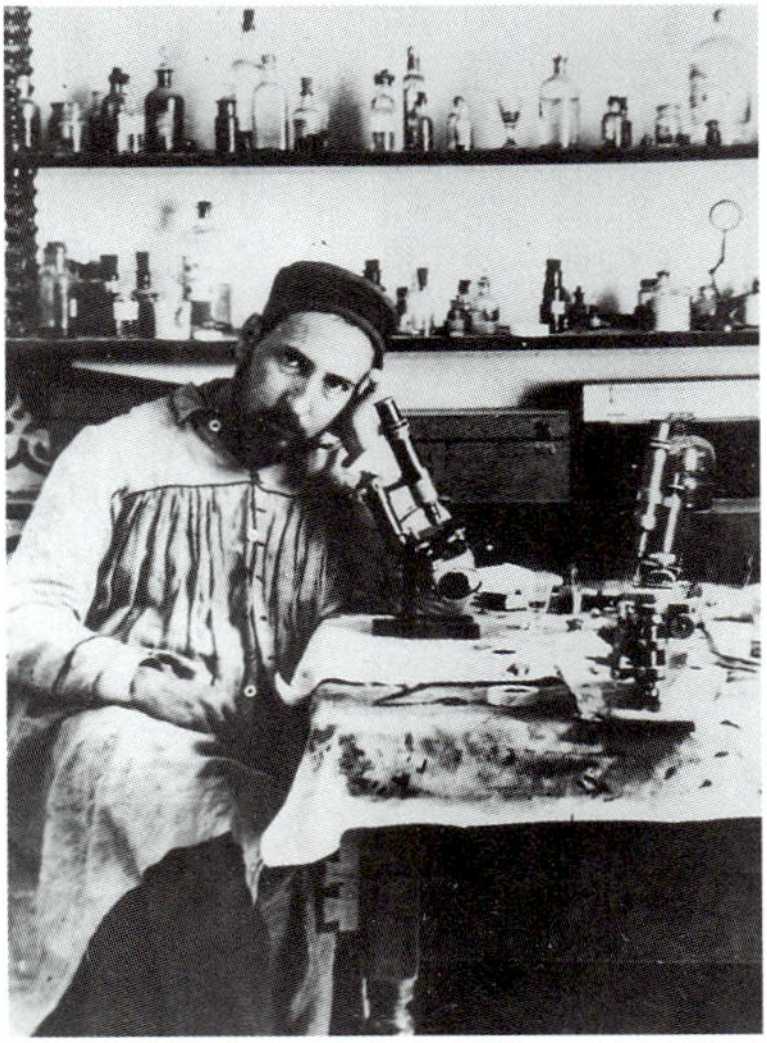

図2-4　サンティアゴ・ラモン・イ・カハール(1852-1934)。スペインの神経解剖学者。脳についての正確な知識は、精神プロセスの厳密な理解を推し進めるために重要であると提唱した。ラモン・イ・カハールはさらに、神経細胞が脳の信号単位(signaling unit)であるというニューロン学説を創始した。それにより、1つの神経が別の神経と、今日では「シナプス」と呼ばれる特別に分化した接触部位を通して連絡することを示す、重要な解剖学的証拠をもたらした。

脳の信号伝達要素としてのニューロン

三種類の主要なニューロン

脳を構成する神経細胞（ニューロン）は信号伝達デバイスであり、それはきわめて優れた種類のものである。神経細胞の信号伝達能力は、感覚の受容から運動の制御・思考の生成から感情の表現まで、我々の精神生活のすべてに関係している。そのためニューロンの信号伝達の性質を理解することは、行動の様々な特徴を支えている生物学的基礎がどうなっているかを理解するためにも重要となる。

脳内で信号伝達がどのようなしくみで起こるかについての最初の手がかりが得られたのは、二〇世紀初頭へさかのぼる。スペインの神経解剖学者ラモン・イ・カハールの貢献が大きい。彼は、神経系研究の結果に基づいて、「ニューロン学説」を提唱したのである。その説によると、脳は個別の神経細胞（ニューロン）からできていて、それぞれのニューロンは細胞外膜で区切られているというのだ。これらのニューロンが脳の基本的な信号伝達の単位であることを彼は提唱して、一九〇六年にこの研究によってノーベル生理学・医学賞を受賞した。

あるときラモン・イ・カハールは、すべての動物には三種類の主要なニューロンがあることを明らかにした。一つは、外界からの触覚、視覚、聴覚あるいは嗅覚などの感覚情報を受容する感覚（知覚）ニューロン、二つ目は、運動を生み出す運動ニューロン、三つ目は、感覚ニューロンおよび運動ニューロンの間に挿入されている様々な種類の介在ニューロンで、これらは神経回路内における情報の流れを協調させ、そして統合するのを助けるはたらきがある（**図2－5**）。すべての動物におけるこれら三種類の神経細胞は、驚くほどよく似た形態の特徴を持っている。このような発見から、動物によって学習能力が異なるのは、その動物が脳内に持っているニューロンの種類によるのではなく、ニューロンの数とそれらが相互に連絡する様式の違いに関係していることがわかってきた。

結合の数と経路の違い

例外はあるものの、細胞の数が多くなるほど、そして相互連結のパターンが複雑になるほど、違った種類の学習をおこなう能力はより大きくなる傾向がある。カタツムリのような無脊椎動物は、脳内に二万（2×10^4）個のニューロン、ショウジョウバエは約三〇万（3×10^5）個のニューロンを持っている。それに対して、マウスやヒトのような哺乳類は、一〇〇億～一〇〇〇億（10^{10}～10^{11}）個のニューロンを持っていて、それぞれが他のニューロンと約一〇〇〇個の結合をつくっている。したがって、ヒトの脳内の場合には、全体で約10^{14}個ものシナプス結合が存在することになる。また、このような結合のために特化した接続部は、「シナプス」と呼ばれて

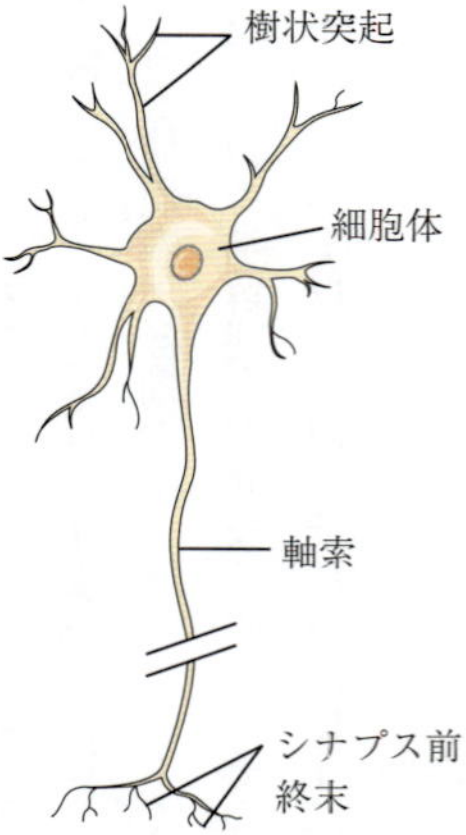

脊髄の運動ニューロン

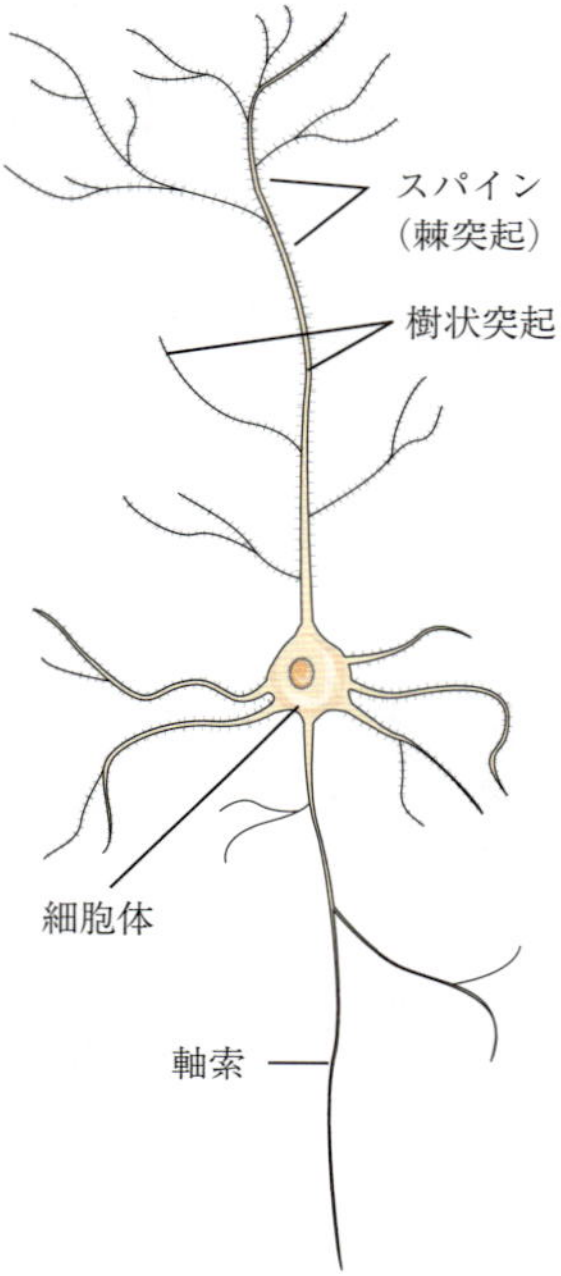

海馬の錐体細胞

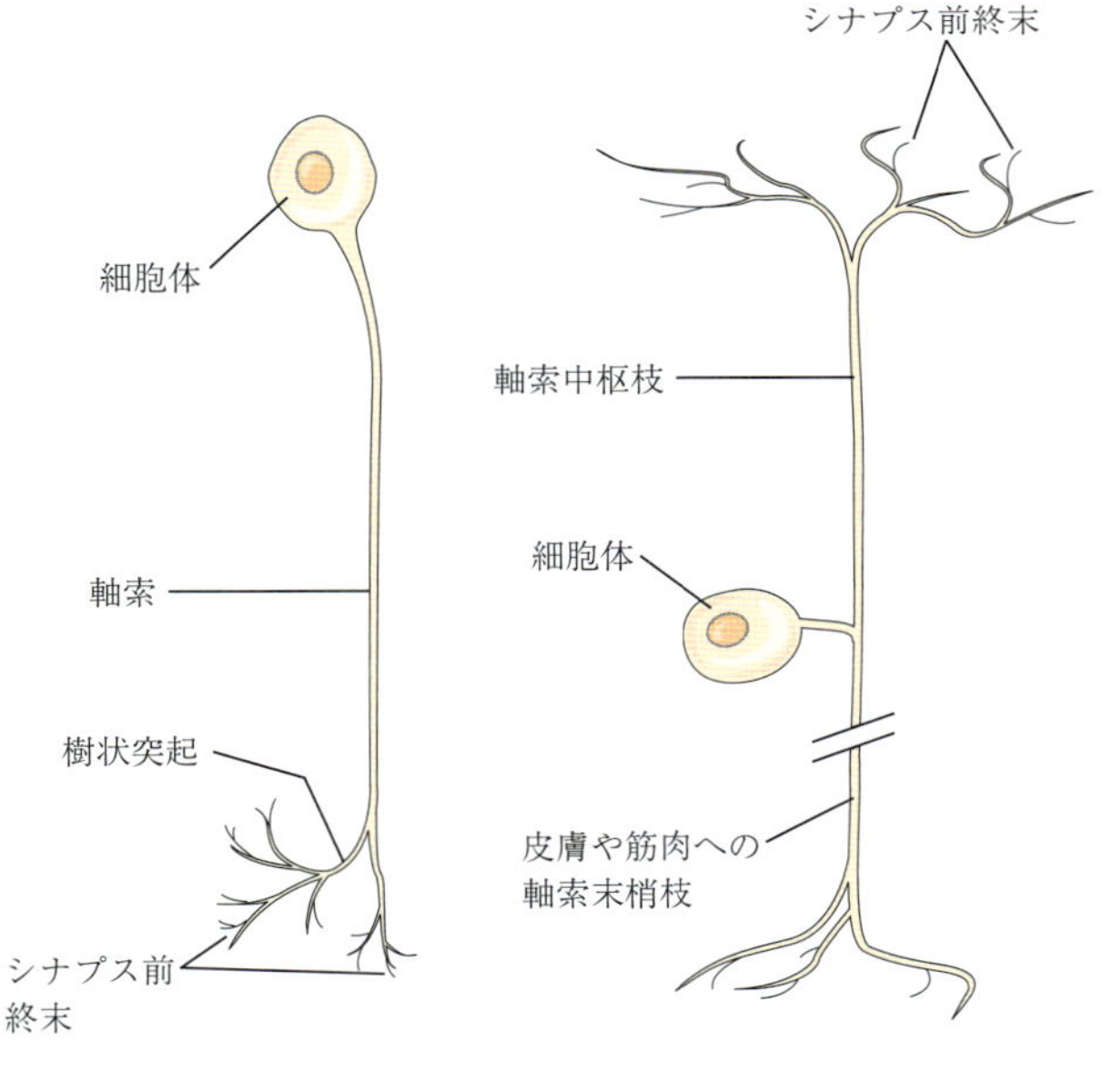

図 2-5　脳内にはさまざまな種類のニューロンがあるが、ほとんど例外なく、細胞体、樹状突起、軸索およびシナプス前終末を持っている。図２−６に見るように、軸索は多数のシナプス前終末として終止する。

いる。

記憶に関する現代の生物学では、二つのニューロン間につくられた個々の結合が、記憶を貯蔵するための基本的な構成単位であるという考えが通説となっている。つまり、ヒトの脳内にある10^{14}個の結合が、我々の最大記憶容量の大まかな目安と考えられる。

ニューロンにおける信号伝達は、環境から身体にはたらきかける物理的な現象（たとえば機械的接触、匂い物質、光あるいは圧力の波など）によって引き起こされる。しかし、ニューロンで引き起こされる信号は、それぞれの物理的現象の種類にかかわらず、同じ性質を示すという事実は意外であった。たとえば、視覚情報を伝える神経信号も、音や匂いの情報を伝える神経信号も全く同じものである。その結果、環境から知覚情報を神経系へ伝える入力信号も、脳から伝えられる運動を命令するための出力信号も同じものである。

そのため、脳がはたらくための重要な原理の一つは、神経信号によって伝えられる情報の性質は、信号そのものの性質によるものではなく、信号が脳内を移動する経路の違いによって決定されるということだ。つまり脳は、それぞれの現象ごとに専用に用意された経路を通って運ばれてくる電気信号の「パターン」を解析し、それによって情報の種類を解釈するのである。こうして、たとえば視覚はある特定の経路を通して処理され、聴覚は別の経路によって処理されていることがわかってきた。たとえば、人を区別するとき、声を聞かなくても顔を見て判断できるのは、我々の眼の網膜とつながったニューロンが、視覚情報（つまり見ているものの情報）を処理し解釈している脳の部位（視覚系と呼ばれる）と直接つながっているからである。

ニューロンには四つの区画がある

ラモン・イ・カハールと彼の同時代の研究者らによって、それぞれのニューロンは、四つの部分（区画）から成っていることが発見された（図２－６）。一つの細胞体、多数の樹状突起、一本の軸索、そしてシナプス前終末と呼ばれる一群の軸索終末部の四区画で構成されている。細胞体は、大きな球形をしたニューロンの中心部のことであり、そこには核があり、遺伝情報を持ったＤＮＡを内蔵している。核の周りには細胞質があり、そこには細胞が機能するために必要なタンパク質を合成して包装するためのさまざまな分子装置がある。細胞体からは、「神経細胞突起」（付属器）として知られている二種類の細長い糸状のものが伸びており、これらはそれぞれ樹状突起および軸索と呼ばれている。一般的に「樹状突起」は、細胞体から枝状に伸びて入力信号を受容している。

ニューロンの出力要素である「軸索」は、細胞体から伸びているケーブル状突起である。この軸索は、それぞれの細胞に特有の機能に応じて、〇・一ミリメートルから、長いものだと脊髄から足指の筋肉まで達する一メートルかそれ以上にも伸びている。また軸索は、終末部の近くで多

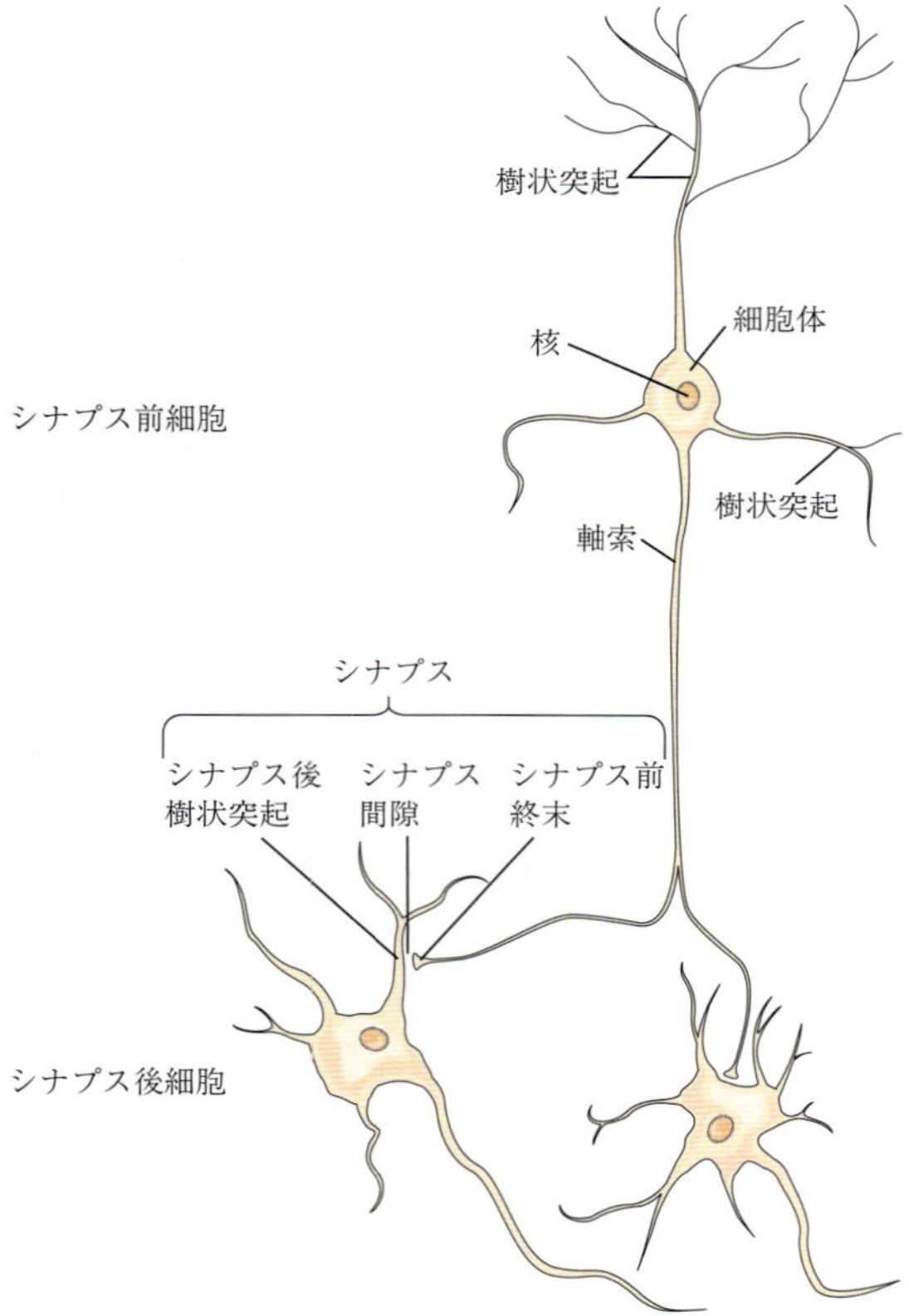

図 2-6　ニューロンの細長い軸索は、その終末で多数のシナプス前終末に枝分かれし、1つまたは多くのシナプス後細胞の樹状突起とシナプスを形成する。1本の軸索の終末は1000個もの他のニューロンとシナプスをつくることができる。多くの脊椎動物の軸索は、ミエリンと呼ばれる脂肪質のシートで覆われていて、伝導を速めるようにはたらいている（簡略化のために、ミエリン鞘はすべての絵で省略されている）。

くの細かな枝のように分かれていて、それぞれの枝は「シナプス前終末」と呼ばれる特殊に分化した末端領域となっている。シナプス前終末は、別の細胞の特殊な受容表面（たいていは樹状突起の表面、あるいは細胞体の表面にある）に接触する。このシナプスにおける接触を通して、ニューロンは自身の活動に関する情報を、別のニューロンあるいは筋肉や分泌腺のような器官に伝達している。

ラモン・イ・カハールの洞察力

ラモン・イ・カハールが他の研究者たちと違っていたのは、神経系の解剖学的な記述をしただけでなく、それを超えて重要な提唱をしたことである。彼は、静的な構造、つまり顕微鏡下にニューロン群を含んだ解剖学的切片を観察しながら、形を超えて機能（はたらき）についても洞察することができる不思議な能力を持っていた。

たとえば、ニューロンの四つの形態的要素（区画）が、信号伝達においてそれぞれ別々の役割を担っていることを見抜いた。このような洞察に基づいて、ニューロンは「動的に分極」しており（はたらき方に方向性がある）、そのため一つの神経細胞では、情報が一定の方向へ流れるという学説を提唱した。情報は樹状突起や細胞体で受容され、その情報はこれらの受容部位から軸索へと伝えられ、さらには軸索からシナプス前終末へ運ばれる。その後の研究によって、彼の提唱した考えは正しいことが証明されたのである。

一九二〇年から一九五〇年までに、ニューロンはたんに一種類ではなく、二種類の信号を使い分けていることがわかってきた。一つは、一個のニューロン内で信号を伝えるために、「全か無かの法則」に従う「活動電位」と呼ばれる信号が使われている。つまり、ニューロンの一ヵ所あるいは一つの区画から別の区画へ、たとえば樹状突起から細胞体、さらには細胞体から軸索やシナプス前終末へ情報を送り届けるために活動電位を用いている。

第二に、ニューロンは段階的に変化するシナプス電位（訳注：活動電位のように全か無かの様式で大きさが一定の信号ではなく、シナプス電位は大きさ＝振幅が可変の信号である）を用いて、情報を一つのニューロンから別のニューロンへとシナプス伝達のプロセスを通して送り届けている。両方のタイプの信号は、この後にくわしく見るように、記憶を貯蔵するためにどちらも重要な役目をはたしている。

神経の信号

膜内外の電位の違い

活動電位やシナプス電位について考える前に、あらゆる細胞信号が起こる前の基準状態である

「静止電位」について考えてみよう。細胞を包む外膜は、静止時に約六五ミリボルトの電位差を維持している。この電位が静止電位である。静止電位は、ナトリウム、カリウム、その他のイオンが細胞膜を介して不均等に分布していることが原因で発生する。このため、細胞膜の内側は外側に対して負に帯電するようになる。膜の外側を便宜的にゼロと定義しているので、静止膜電位はマイナス六五ミリボルトになる。

活動電位とシナプス電位は、静止膜電位を増加させたり減少させたりすることによって引き起こされる。たとえば膜電位がマイナス六五ミリボルトからマイナス七五ミリボルトの方向へ変化すると、これを「過分極」と呼び、逆にマイナス六五ミリボルトからマイナス五〇ミリボルトへ変化したときには、膜電位は「脱分極」したという。後でも述べるように脱分極は、細胞の活動電位を起こす能力を増大させるので、これは興奮性であり、逆に、過分極は細胞に活動電位を発生しにくくするので抑制性ということになる。

活動電位は、樹状突起および細胞体から、軸索の全長に沿ってシナプス前終末へと運ばれ、接触している別の神経細胞へと伝わっていく。軸索に沿って活動的に伝播《でんぱ》していく信号なので、活動電位と呼ばれている。

この活動電位は、細胞の外膜を介する電位の変化であり、「イオンチャネル」と呼ばれる細胞膜の特別な穴をナトリウムイオン（Na^{+}）が通りぬけて細胞内へ移動し、続いてカリウムイオン

(K^+)が細胞外へ移動することで生じる電位変化によって引き起こされる。このイオンチャネルは、信号が伝わる経路(つまり軸索)に沿って配置されていて、正確な順序で開いたあと閉じることによって、細胞の全体へ広がっていく電位変化をつくり出している。また活動電位は、軸索の膜に沿って毎秒一メートルから一〇〇メートルの速度で伝えられる。

この活動電位は、急速かつ一過性に起こるので、全か無かの法則に従い(電位変化が閾値《いきち》を超えると発生し、それ以下では活動電位は発生しない)、振幅は一〇〇から一二〇ミリボルトで、持続時間は一ミリ秒から一〇ミリ秒の範囲の電気信号である。この活動電位の振幅は、軸索のどこでも一定の大きさである。その理由は、全か無かの法則に従って発生するインパルス(訳注:インパルスは活動電位とほぼ同義語)が軸索に沿って伝わっていくときに、軸索の膜によって連続的に再生されて伝えられるからである。

ラモン・イ・カハールは、ニューロンがシナプスと呼ばれる特別の接触点で相互に連絡していることを正しく理解していたのである。脳のもっとも目立ったはたらきである学習や記憶は、シナプスにおける信号伝達の性質が原因で達成されるので、つぎにこの点に注目してみよう。

すでに述べたように、軸索のシグナル(すなわち活動電位)は振幅が大きくて全か無かの法則に従って起こる信号だったが、シナプスでの信号(すなわちシナプス電位)は、大きさが段階的に変化し、その振幅を修飾する(さまざまなやり方によって変える)ことができる。典型的なシナプスは、三つの要素からなっている。つまり、シナプス前終末、シナプス後細胞、そしてシナプス間隙《かんげき》である。シナプス間隙とは、二つの神経細胞を隔てている部分で、約二〇ナノメートル（2×10^{-8}メートル）の幅がある。一個の細胞のシナプス前終末は、シナプス間隙を通してシナプス後細胞の細胞体あるいは樹状突起と連絡する。

ホルモンとシナプス伝達物質

シナプス前細胞の活動電位によって発生した電流は、シナプス間隙を飛び越えて直接的にシナプス後細胞を活性化するのではなく、シナプスでいったん変換を受けることになる。

まず活動電位がシナプス前終末に到達すると、電気信号は「化学シナプス伝達物質」あるいは「神経伝達物質」と呼ばれる一つの化学物質の放出を引き起こす。この化学物質はシナプス間隙に流出し、そこで信号として標的細胞に作用する。シナプス後細胞の表面にある受容体分子によって神経伝達物質が識別されると、受容体はその神経伝達物質と結合する。シナプス前終末から放出される神経伝達物質は、アミノ酸かアミノ酸誘導体――グルタミン酸、γ《ガンマ》-アミノ酪酸（GABA）、アセチルコリン、アドレナリン、ノルアドレナリン、セロトニンおよびドーパミン――などである。

化学的信号伝達は、シナプス伝達物質や脳の神経細胞だけに限られているわけではない。すべての多細胞生物のすべての細胞で利用されている普遍的なコミュニケーション機構である。多細胞生物が数億年前に出現しはじめたときに、それらはさまざまな種類の組織を発達させ、心臓や循環系さらには胃や消化器系のような異なる機能系へと分化していった。その結果として、さまざまな組織の活動を協調させるために、一種類ではなく二種類のカテゴリーに分けられる化学信号が進化してきた。つまり、それがホルモンとシナプス伝達物質である。

これら二つの化学的コミュニケーションの様式は、ある程度の性質を共有している。ホルモン作用では、腺細胞がホルモンを血中へ放出することによって、遠くの組織へシグナルを伝える。たとえば食事の後では、血中の糖であるグルコース量は上昇する。このグルコースの増加は、膵臓にある細胞にシグナルを伝え、ホルモンであるインスリンを放出させる。このインスリンは、筋肉のインスリン受容体に作用して、その結果グルコースは筋細胞内へ取り込まれて、その後グリコーゲン（グルコース由来のエネルギー保存型の分子）へと変換され貯蔵される。シナプス伝達の場合には、ニューロンはシナプス伝達物質を放出し、隣接する標的細胞にシグナルを伝える。

しかしながら、ホルモンとシナプス伝達物質との間には、二つの決定的な違いがある。第一は、シナプス伝達物質は一般的にホルモンよりもかなり短い距離ではたらいている。シナプス伝達を特別なものにしているのは、その信号を受容する細胞膜が、信号を放出する細胞のきわめて近くにあることである。その結果、シナプス伝達はホルモンによる伝達よりも速く、そしてその標的細胞に対する選択性がはるかに高い。後で見るように、記憶のようなはたらきにとって必要なきわめて特異的な情報を貯蔵する能力を発揮するためには、このようにニューロン同士が接近していることが重要である。もう一つのホルモンとシナプス伝達物質の違いは、後でさらにくわしく述べるように、一種類のシナプス伝達物質でも、標的細胞に多様な反応を引き起こすことができることである。一方、ホルモンはある決まった標的細胞へ、同じ作用を起こすだけである。

シナプス電位は段階的に変化する

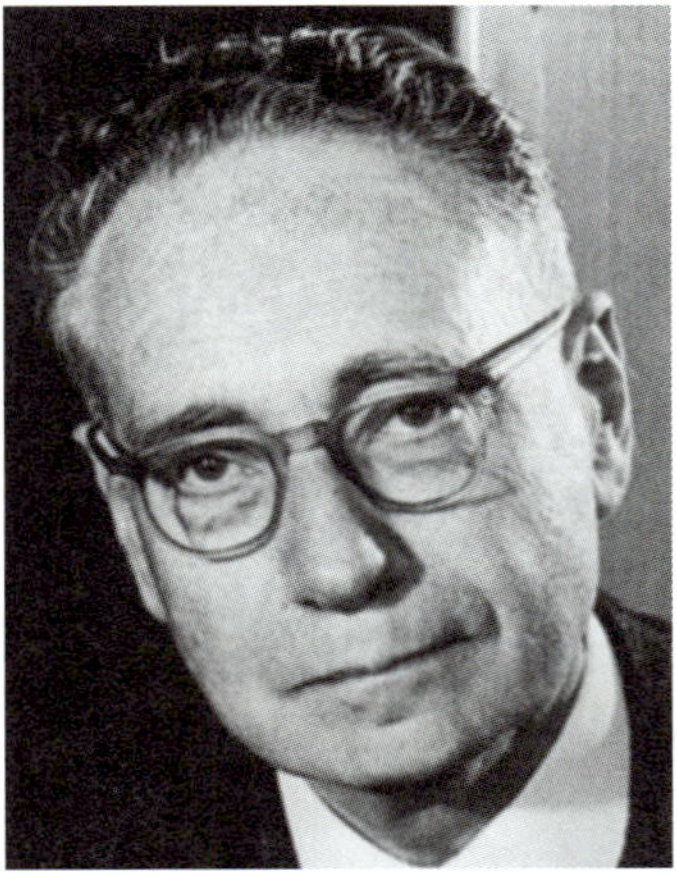

図２-７　バーナード・カッツ卿（1911-2003）。シナプス伝達の現代的解析の先駆者であるイギリスの神経生理学者。化学シナプス伝達物質は単一の分子としてではなく、約5000分子を含む多分子の包みの形で放出されることを発見した。それぞれの包みは量子（quantum）と呼ばれ、シナプス小胞と呼ばれる細胞小器官（膜構造）に含まれている。

一九三〇年代までに生物学者はシナプス伝達に関するこうした性質のいくつかをすでに理解していた。しかしこの考えには、一九五〇年代から一九六〇年代にかけてイギリス、ユニバーシ

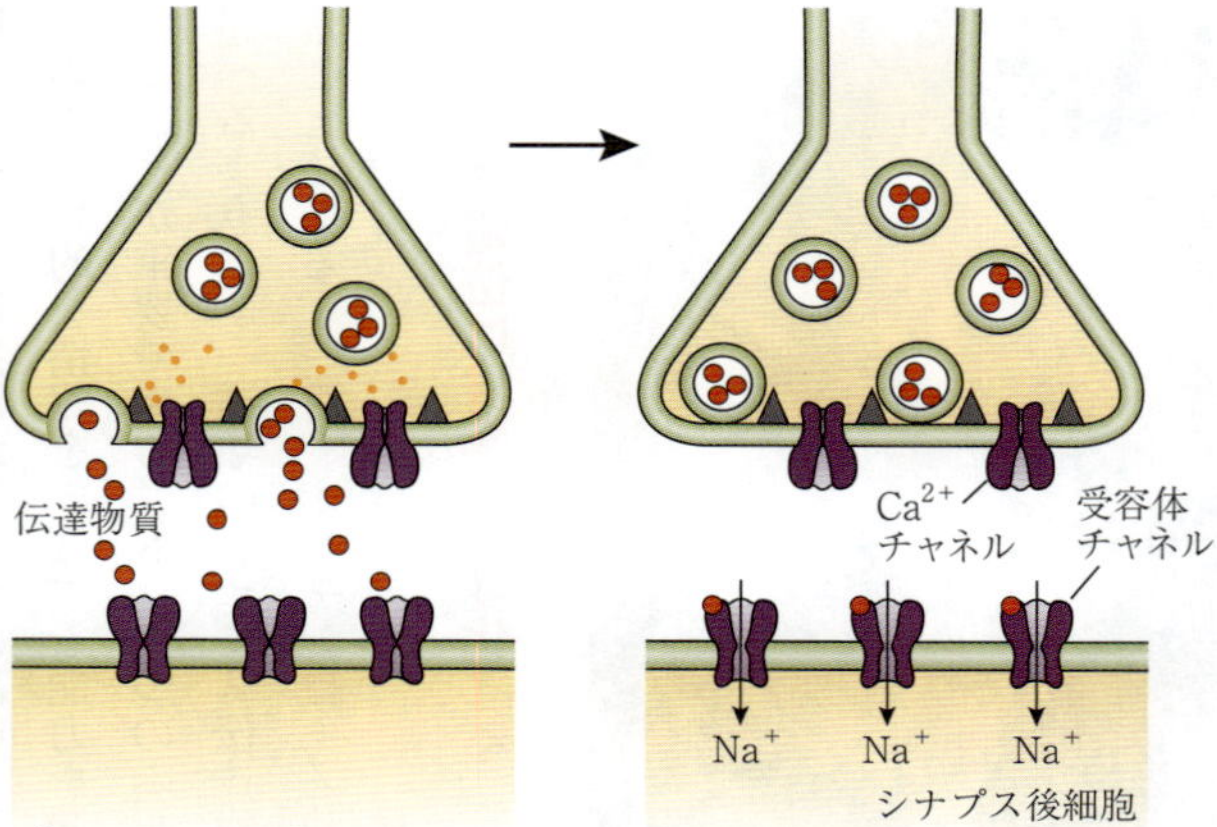

Ca^{2+}流入はシナプス小胞の融合と伝達物質放出を引き起こす。

伝達物質分子が興奮性受容体に結合すると、受容体チャネルは開口し、Na^{+}はシナプス後細胞へ流入する。

ティ・カレッジ・ロンドンの神経生理学者であるバーナード・カッツ卿の研究によって、科学的な根拠があたえられた（**図2－7**）。それによって、シナプス伝達がどのように進むかについての詳細が解明されたのである。たとえば、カッツらは、活動電位がシナプス前終末に到達すると、カルシウムイオン（Ca^{2+}）に対する膜チャネルが開き、シナプス前終末中へ大量のカルシウムイオンが急速に流入することを発見した（**図2－8**）。

　この急速かつ多量のCa^{2+}の増加によって、伝達物質の放出が引

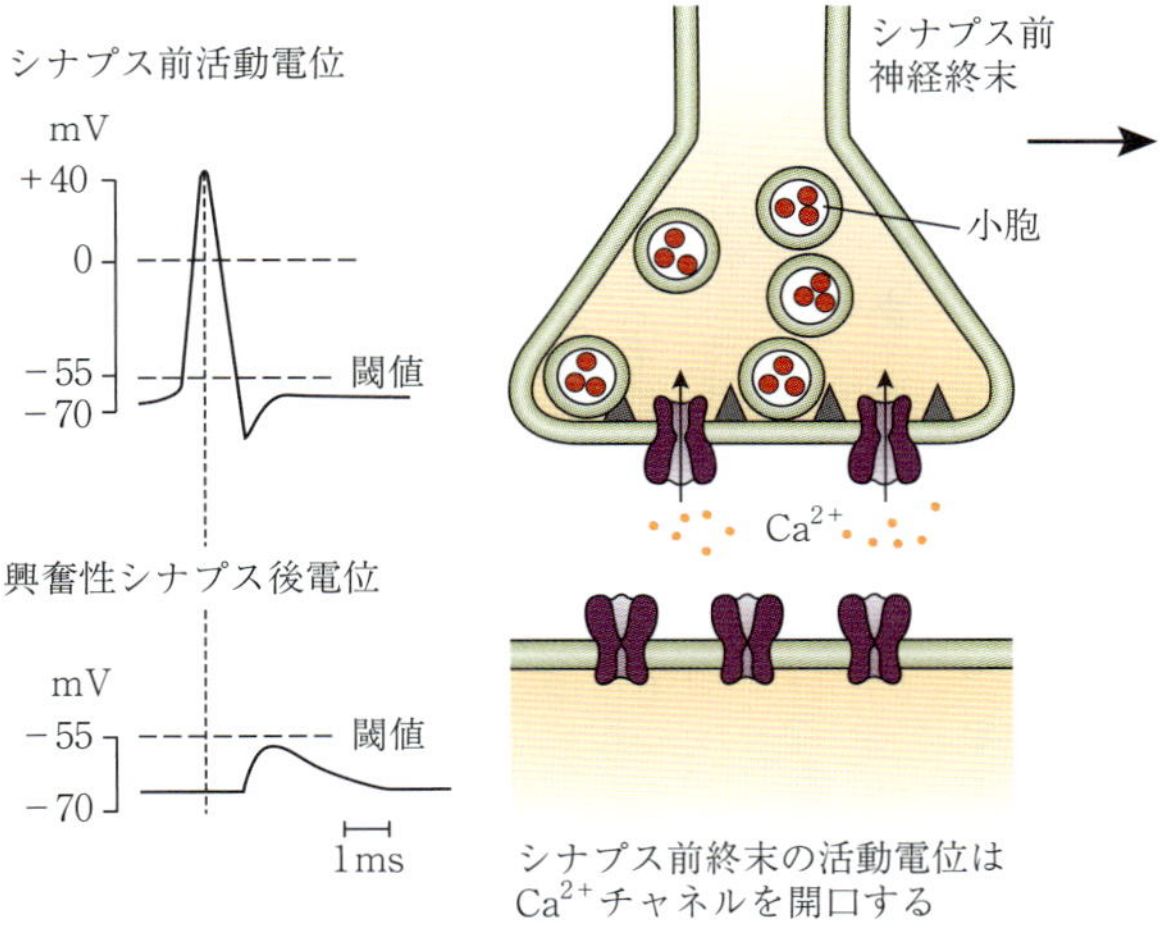

図２-８　化学的信号は、シナプス前細胞からシナプス後細胞へと伝わる。シナプス前細胞の活動電位は、化学伝達物質を「量子」としてシナプス小胞からシナプス間隙へと放出するようにはたらく。伝達物質分子のシナプス後受容体への結合は、興奮性（あるいは抑制性）シナプス後電位の発生にいたる一連の段階を引き起こす。

き起こされると、伝達物質はシナプス間隙を横切ってシナプス後細胞に向かって拡散する。最終的に、神経伝達物質はシナプス後細胞の受容体と相互作用して、脱分極性の興奮性シナプス電位をシナプス後細胞に引き起こし、それが十分大きい（閾値を超える）場合には、その細胞に活動電位を発生させることができる。

　シナプス電位は、活動電位と同じように電気信号である。しかしながら、これら二つは著しく性質の異なるものである。活動電位は一般的に約一一〇ミリボルトと大きな信号であるが、シナプス電位はより小さな信号で、数分の一ミリボルトから数十ミリボルトの大きさである。この信号の大きさは、どのくらいの数のシナプス前終末が活動したか、あるいはシナプス後細胞に到達する神経伝達物質をどのくらい放出したかによって決まる。

さらに、活動電位は全か無かで発生する一定の大きさであるが、シナプス電位の強さ（つまり大きさ）は段階的に変わる。なぜなら、その大きさはシナプス前ニューロンが放出した伝達物質の数や、それらの伝達物質分子を結合するために利用可能な受容体の数がシナプス後細胞にどれくらい存在しているかに依存しているからである。また、活動電位は能動的に伝播していく。つまり、いったん起動すると、ニューロンの一端からもう一方の端まで減衰することなく伝わっていく。シナプス電位は受動的に伝えられ、それが閾値に達して活動電位を駆動させない限り消滅してしまう。

カッツの発見で注目されるのは、シナプス伝達物質は単一のばらばらな分子として放出されるのではなく、ある固定された量の包み（パケット）として、それが一つあるいは複数まとめて放出されるという事実であった。それぞれのパケットには約五〇〇〇分子の神経伝達物質が含まれているのだ。これらのパケットの一個一個は、全か無かの様式で放出される。カッツは、これらのパケットを「量子」と呼び、それらが化学伝達物質が放出される場合の基本単位であるという「量子説」を提唱した。

電子顕微鏡からの新しい洞察

カッツの量子説

カッツは一九五〇年代に、神経伝達物質がパケットとして放出されることを発見したが、それはちょうど電子顕微鏡が使われはじめたころで、ニューロンの細胞内構造を示す初めての高解像度の画像が得られるようになってきていた。これらの画像によって、ニューロンはその他の体細胞と同じように、細胞小器官と呼ばれる細胞内構造を持っていることが明らかになった。細胞小器官には遺伝子を含む核とタンパク質を合成する小胞体が含まれる。これらの細胞小器官は膜で囲まれていて、それは細胞の外表面を構成している細胞膜と似たものである。

さらに電子顕微鏡写真によって、ニューロンの特別な構造も明らかになった。もっとも特徴的だったのは、直径が約五〇ナノメートルの小さな丸い小胞が集団になっていることで、これらの小胞はシナプス前終末に密集していることから、これこそがシナプス小胞の正体であり、化学的神経伝達物質の量子を構成する五〇〇〇分子からなるパケットを貯蔵し、量子を放出する際の基本単位ではないかとカッツは考えた（**図2－9**）。

この時期には、すべての細胞の外表面膜には、物質を細胞外へ放出するエキソサイトーシスと呼ばれるしくみがあることは知られていた。カッツはシナプス前神経終末がエキソサイトーシス

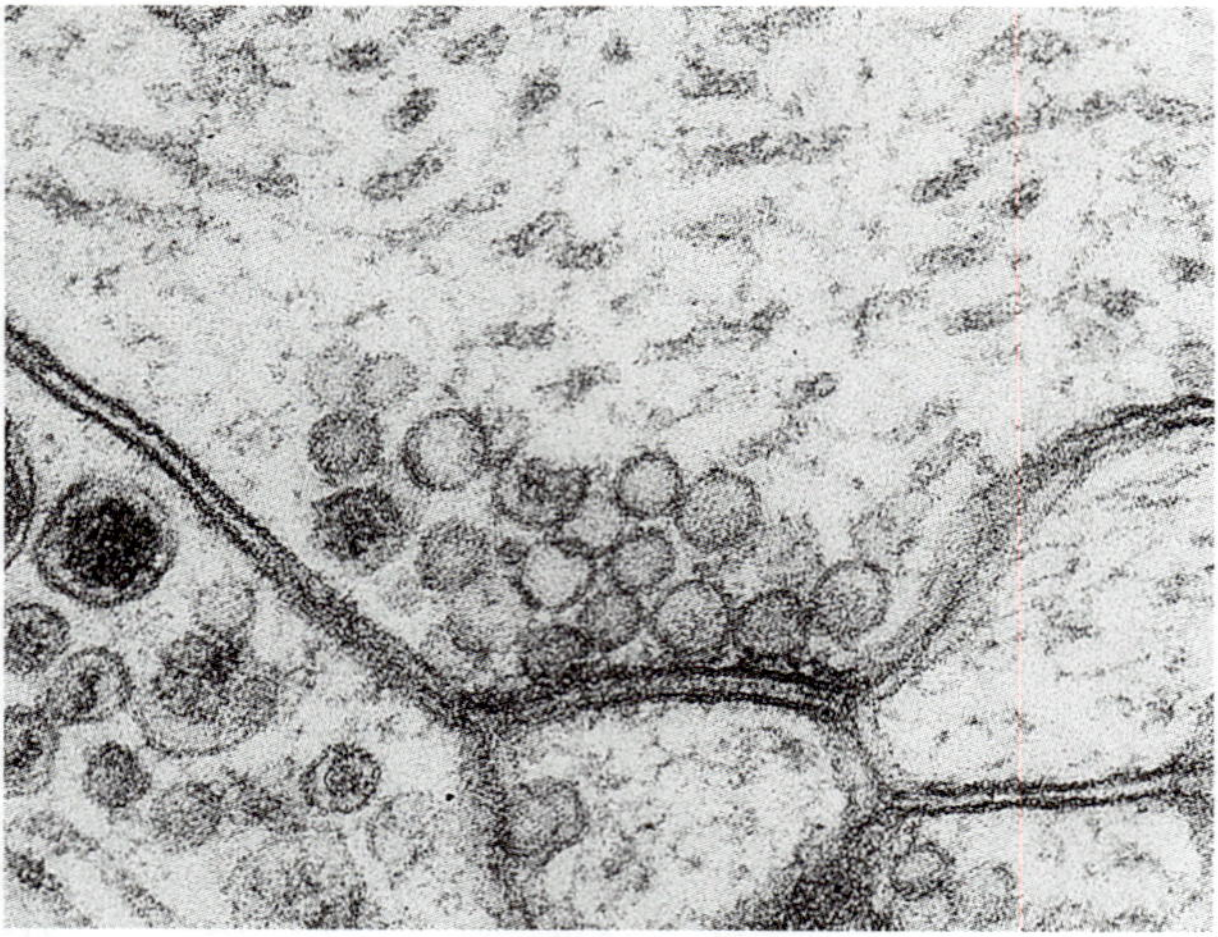

図2-9　シナプスの電子顕微鏡写真。それぞれの小胞がシナプス伝達物質を１量子分貯蔵している。多数の小胞が中心近くに密集している。それらはシナプス間隙の前シナプス側に沿った暗調領域として見える活性帯（active zone、小胞が結合・接合・放出される領域）で、すぐに放出されるようになっている。

によって、シナプス小胞から伝達物質のパケットを放出するのではないかと考えた。そのすぐ後に、フランスの解剖学者ルネ・クートーはシナプス小胞がシナプス前終末の外表面膜と融合・合体し、その内容物の五〇〇〇分子全体を一度にエキソサイトーシスによって、シナプス間隙へ放出することを見出した。

クートーはさらに、シナプス小胞はシナプス前終末の任意の場所に融合してエキソサイトーシスが起こるのではなく、ある限られた活性帯と呼ばれる場所だけで融合やエキソサイトーシスが起こることを見出した。これらの活性帯には、カルシウムイオンチャネルが局在しており、このチャネルがシナプス前終末へカルシウムイオンを流入させているのである。通常はこの活性帯で、活動電位が発生しなくても、小胞はゆっくりした速度で自発的に放出されているのだが、活動電位にともなってカルシウムイオンの流入が起こると、放出速度は著しく増大する。

五〇〇〇分子の化学伝達物質がひとたびシナプス間隙に放出されると、シナプス後部の標的細胞へと拡散し、そこで細胞表面にある受容体タンパク分子と結合する。伝達物質はそれぞれ、多数の異なった受容体によって認識されるが、これらは大まかに興奮性と抑制性の二つに分類される。もし標的細胞がある任意の伝達物質に対して興奮性の受容体を持っていれば、伝達物質が受容体に結合すると標的細胞で活動電位が発生する確率が高まり、もしその細胞が抑制性の受容体を持っていれば、活動電位の発生は抑えられる。同一の標的細胞は通常、ある神経伝達物質に対しては興奮性の、別の神経伝達物質に対しては抑制性の受容体を持っている。

ラモン・イ・カハールによるシナプス可塑性の提唱

学習の基礎過程としてのシナプス結合の可塑性

ラモン・イ・カハールは神経細胞が驚くべき正確なパターンで相互接続していることを発見した。特定のニューロンは決まったニューロンと結合し、他のニューロンとは結合しない。この結合の正確さは、発生過程において、さまざまな遺伝子が正確に発現することによって脳に組み込まれていることがわかっている。神経結合におけるこうした厳密さは、興味深い一種のパラドックスをもたらしている。

我々が学習したり思い出したりするときには、おそらくニューロンにはある種の変化が起こるはずだが、もし神経細胞同士の結合が厳密に決定されているならば、それはどのように変化させることができるのであろうか。厳密に配線された一連の結合は、神経活動によってどのようにして修正されるのか。学習・記憶にはこうした配線図に何かさらにつけ加えることが必要なのだろうか。

ラモン・イ・カハールは卓越した洞察でこのジレンマの解決法を提案した。彼は、シナプス結合の強さ——ある細胞の活動電位が標的細胞をどの程度興奮（または抑制）させやすいか——は固定されたものでなく可塑性があると考え、現在ではシナプス可塑性仮説と呼ばれている学説を提唱した。特に彼は、シナプス強度は神経活動によって修正でき、学習はシナプスの結合を強めることで引き起こされることを示唆した。学習は新しいシナプス突起の成長を引き起こすことによって、シナプス結合強度の長期におよぶ変化を生み出し、このように解剖学的な変化を持続させることによって、記憶のメカニズムとしての役目をはたしているのであろうと考えた。

一八九四年、ラモン・イ・カハールはイギリス王立協会のクルーニアン講演の中でこの考えを詳しく説明した。

「心的活動は、使われている脳の部位における神経側枝の発達をより強く促進します。このような方法で、細胞群の間をつないでいる既存の結合は、神経終末の枝分かれが多重化することによって強化される可能性があります」

ラモン・イ・カハールは、学習は脳の活動を構成する電気信号のパターンと強度を変化させると予想した。つまり、このように活動が変化することによって、ニューロンは互いに交信する能力を調節できるに違いないと考えた。シナプス交信でこのような変化が持続するシナプス可塑性は、記憶保存のための基本的なメカニズムとなるであろうと考えられた。このアイデアを検証するための動物個体を使った最初の実験は、ラモン・イ・カハールの提唱から七五年後の、馴化に関する研究が大進歩を遂げるまで待たなければならなかった。

シナプス可塑性の単純な例

介在ニューロンの役割

一九〇八年、馴化（慣れ）の神経機構を研究する試みが、ネコの単離した脊髄に着目して初めておこなわれた。脊髄は、姿勢や運動を支えている多数の反射反応を制御している。たとえば、ネコは手足に触れられると、その手足を引っ込める。イギリスの生理学者チャールズ・シェリントン卿は、この反射は手足を反復して刺激することによって減弱し、数十秒にわたり刺激を休止した後にようやく回復することを発見した。シェリントンはラモン・イ・カハールの研究に強く影響を受け、反射反応についての彼の考え方を、ラモン・イ・カハールの解剖学的発見に関連させて発展させようとした。

実のところ、〝シナプス〟（つなぎ留める、あるいは取り囲む、という意味を持つギリシャ語に由来する）という用語を最初に造ったのはシェリントンであった。ラモン・イ・カハールの提唱した概念に沿って、シェリントンは手足引っ込め反射で観察した馴化がシナプスでの「可塑的な」変化によって起きると正しく洞察した。しかし、この興味深い仮説は、その当時利用できた神経生理学の技法では、検証されるまでにはいたらなかった。

そして、一九六六年になってようやくオレゴン大学のアルデン・スペンサーとリチャード・トンプソンがこの問題を大きく進展させることになる。見事な一連の実験によって、彼らはネコの単離脊髄で観察された手足引っ込め反射が馴化することと、生きた動物におけるより複雑な行動反応が馴化することの間に非常に類似性があることを発見した。こうして彼らは、脊髄反射の馴化が馴化全般を研究するために良好なモデルであると確信するようになった。

手足引っ込め反射は、ネコの後肢の皮膚から情報を受け取る接触感受性の感覚ニューロンが活性化されると開始される。これらの感覚ニューロンはすべて、軸索を脊髄内へ送り、そこで一連の興奮性および抑制性ニューロンを活性化する。信号はこれらのニューロンから運動ニューロンに集まり、この運動ニューロンの活動がネコに手足を引っ込めさせる（**図2－10**）。ネコの脊髄の個々の運動ニューロンから活動を記録することにより、スペンサーとトンプソンは、馴化が起こると、「介在ニューロン」と呼ばれる一群の神経細胞のどれかで神経活動が減弱することを発見した。この介在ニューロンは、接触を検出する感覚神経と筋肉を収縮させるよう指令を出す運動ニューロンの間に組み込まれているのだ。

しかし、脊髄における介在ニューロンの組織構成はきわめて複雑であり、それ以上深く調べるのは困難であった。そのため、馴化に決定的にかかわるシナプスを探し出すことはできなかった。

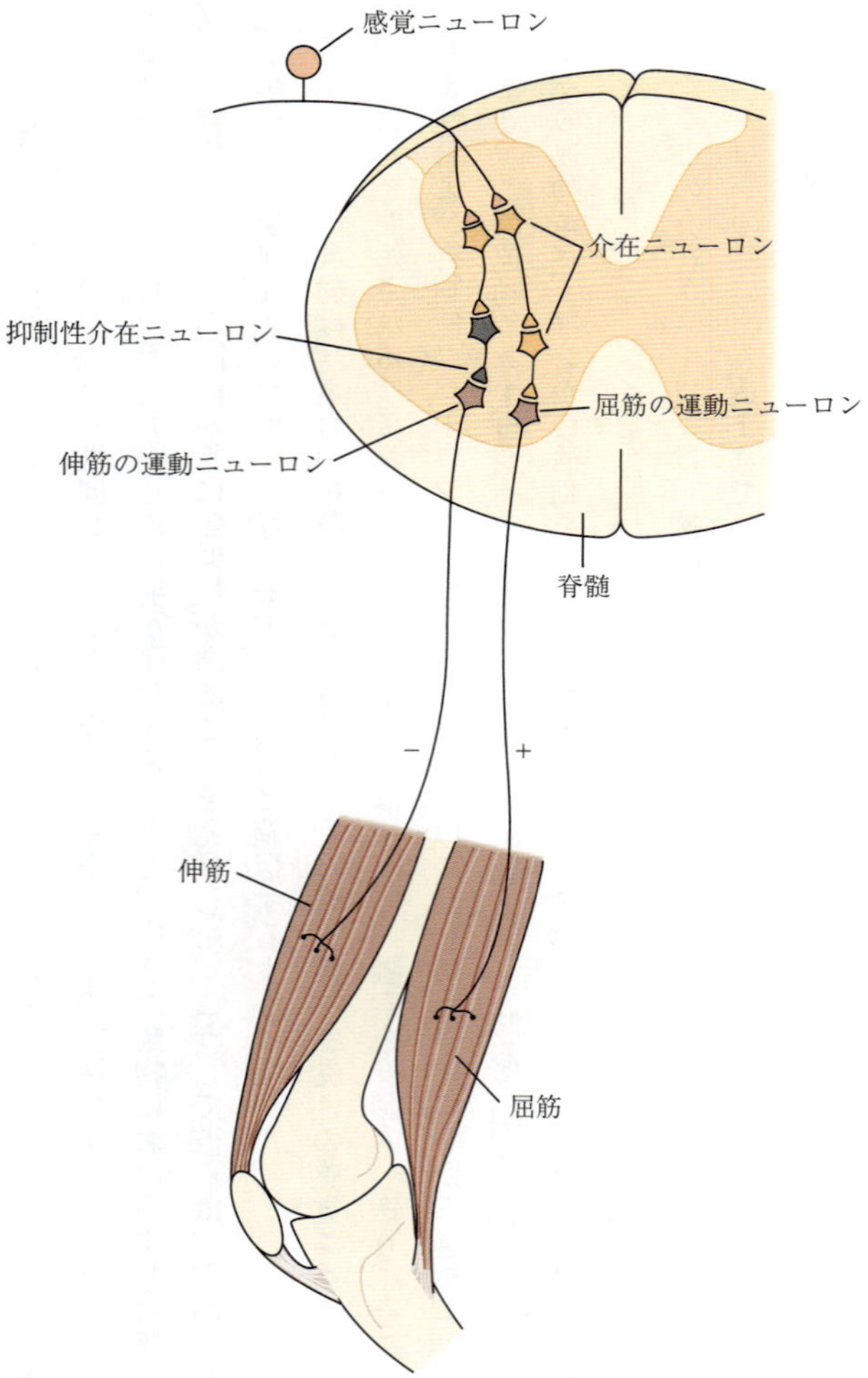

図 2−10　ネコの手足引っ込め反射の神経回路

これらの研究や他の関連する研究から、馴化や別の種類の学習をさらに深く追究するためには、もっと単純な実験系（実験材料）が必要であることが明らかになった。

そこで多くの研究者は、カタツムリやハエなどの無脊椎動物に目を向けた。なぜなら、これらの動物の神経系は比較的少数の細胞で構成されており、細胞レベルで実験することが平易になるからである。第1章で見たとおり、アメフラシには細胞は二万個しかなく、それらの多くは異常に大きく（直径がほとんど一ミリメートルに達するものもある）、その上、特定の細胞の多くは決まった位置に存在していて容易に同定することができる。そのため、それぞれに名前をつけることもでき、同種に属する各個体においても各細胞を間違いなく認識できる。こうした利点から、処置を加えていない動物と、特定の課題を訓練させておいた動物の両方で、同一の細胞を調べることができるのである。

アメフラシを使った馴化の神経機構のモデル

エリック・カンデルとアーヴィング・カパーマンは、アメフラシには防衛のための引っ込め反射があり、それはネコの手足引っ込め反射によく似ていることに気づいた。この生き物には外部呼吸器官であるエラがあり、このエラは、カタツムリでは薄い内殻を含んだ覆いとなっている外套によって一部分だけが包み込まれている。外套にはサイフォン（水管）と呼ばれる肉厚の、外

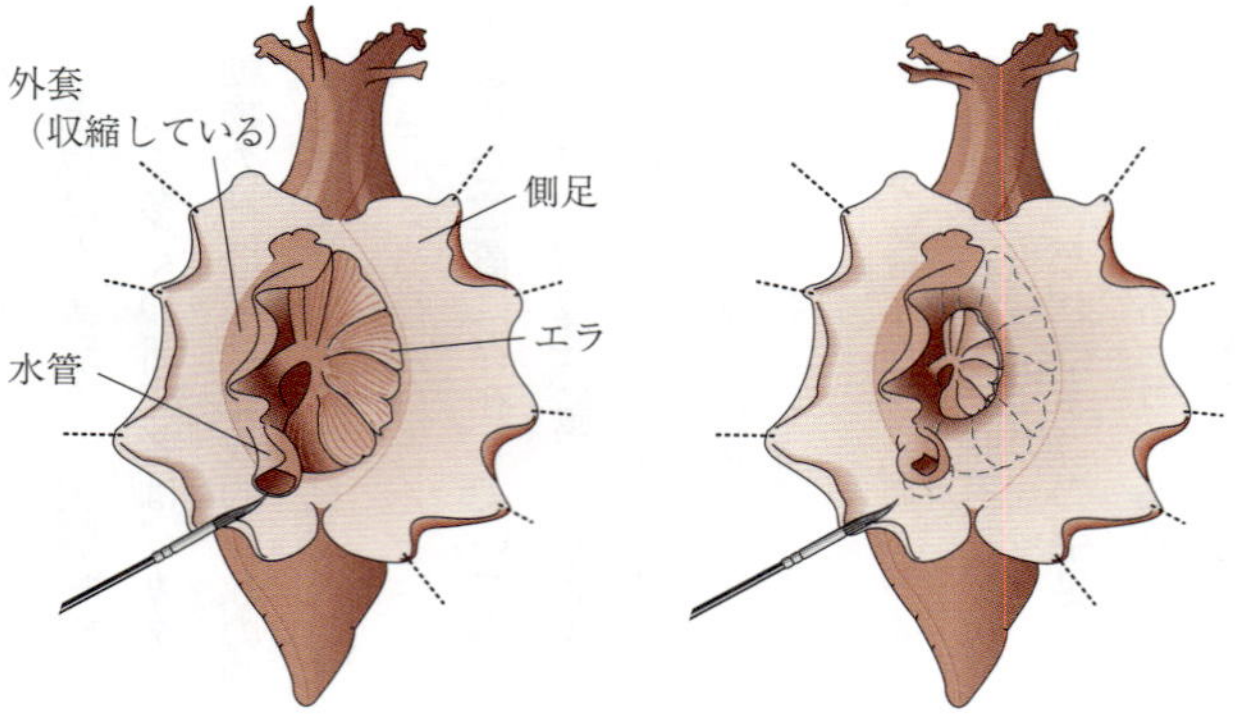

図2-11　アメフラシのエラおよび水管引っ込め反射。細い絵筆で水管に軽く触れると（左図）、水管は収縮し、エラは外套の保護下に引っ込む。ここではよく見えるように、外套は収縮した状態で示してある。

套に連続している構造物がある。外套か水管にそっと触れると水管は収縮し、エラは外套の下の体腔へ勢いよく引っ込む。この反射の目的は防御のためであり、傷つきやすいエラを傷害から守っているのである（**図2－11**）。

他の防御反応と同様に、エラ引っ込め反射は、水管へ弱い刺激を繰り返すことによって馴化する。絵筆で水管に触れると、最初のうちは水管とエラの両方が勢いよく引っ込むが、水管に一〇回刺激を加えるような一連のトレーニングをおこなった後では、一〇回目の刺激に対して動物はほとんど、あるいは全く反応を示さなくなる（**図2－12**）。馴化が記憶される時間は、刺激を反復した回数によって変化する。一〇回の刺激の後では、記憶は短時間しか続かず、わずかに一〇～一五

1
4
10
14
79
休息２時間
81回目
の試行

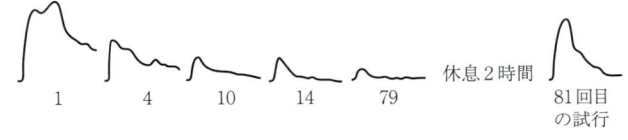

図２−12　エラ引っ込め反射の短期馴化および自発的な回復の実験。光反応素子（photocell）を用いて、水管刺激に反応してエラが引っ込む際の運動を記録した。すると運動は、図に示すような曲線として記録された。3分間隔で79回の反復刺激をあたえる長い１セッションの記録を取ると、エラ引っ込め反射が馴化していくのがわかる。最初の10回以内の刺激で、反応はほとんどなくなった。2時間の休息の後では、反応は部分的に回復した。

分だけ持続する。これに対して、一〇回の刺激を一日四回、四日間にわたって繰り返した後では、馴化の記憶は延長して三週間も続くようになる。前者は馴化の短期記憶の例であり、後者は長期記憶の例である。

アメフラシの馴化とヒトを含む哺乳類の馴化の間に類似性があることに、生物学者たちは気づくようになった。このような類似性のために、単純なアメフラシを使ってつぎの三つの疑問に取り組むことになった。まず、神経系の中で馴化の記憶はどの部位に貯蔵されるのか？　つぎに、神経系の基本要素であるシナプス結合の可塑的変化は、はたして記憶の貯蔵に関与するのか？　もしそうだとしたら、記憶の貯蔵のために必要な細胞機構とはどのようなものか？

これらの疑問に対する答えは、動物界における単純な形式の記憶について、かなりの光をあてるに違いないと期待された。しかし、これらの答えを見つけるために、まずはエラ引っ込め反射にかかわるニューロンの配線図を解明することが先決であった。

エラ引っ込め反射にかかわる神経回路

無脊椎動物の中枢神経系は、神経節と呼ばれる神経細胞の集合体から構成されている。アメフラシの中枢神経系には、そのような神経節が一〇個ある。エラ引っ込め反射は、これらの神経節の一つである腹部神経節によって制御されている（**図2－13**）。この神経節は約二〇〇〇個の細胞しかないが、エラの引っ込めだけでなく、呼吸ポンプ、墨の放出、粘液放出、産卵、心拍数の増加、血流量の増加など多数の行動を引き起こす。ただし、エラ引っ込め反射の制御にとって重要である神経細胞の数は比較的少なく、一〇〇個ほどである。つまり、これらの各細胞は、アメフラシの行動全体に大きく寄与しているのである。

この行動の神経回路は、コロンビア大学で研究していたカンデルと彼の同僚のカパーマン、ヴィンセント・カステルッチ、ジャック・バーン、トム・カレウ、ロバート・ホーキンスによって一九七〇年代初期にかなりのことが解明された。まず研究の過程で、エラ引っ込め回路の細胞の多くを同定し、エラに直接結合する六つの運動神経細胞と水管を神経支配する七つの運動神経

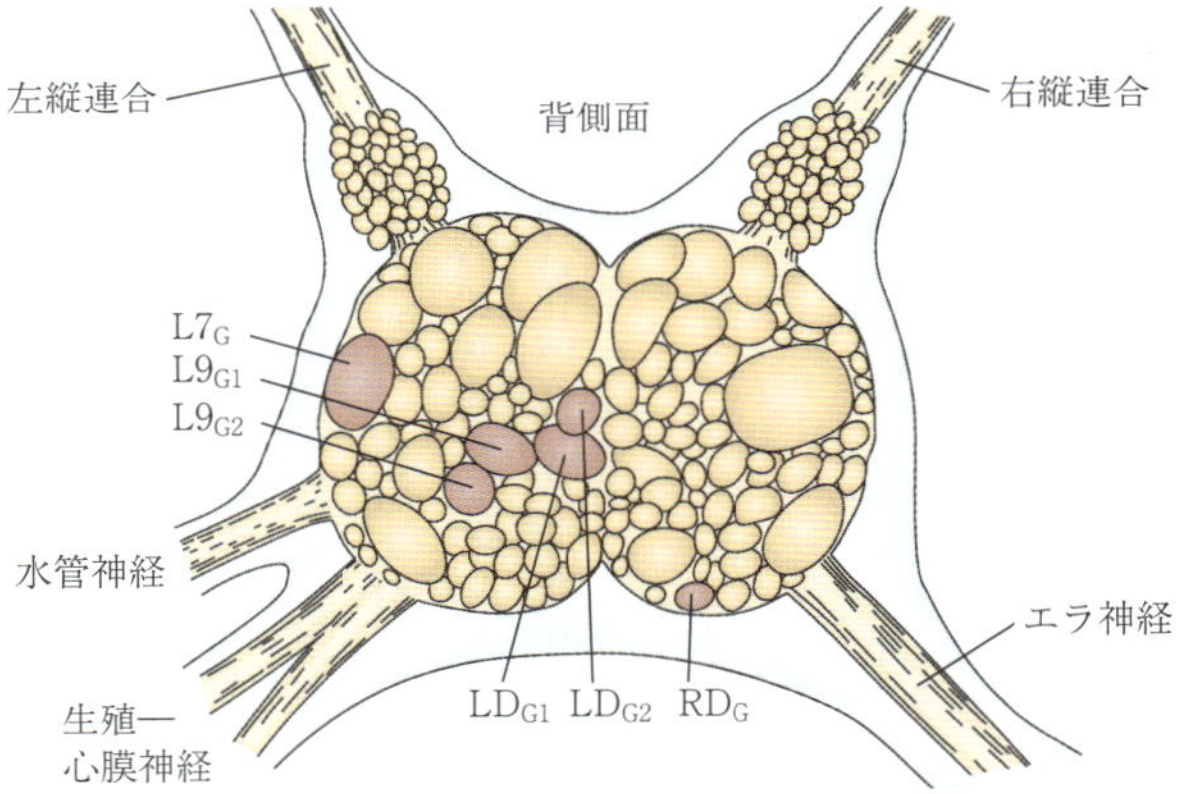

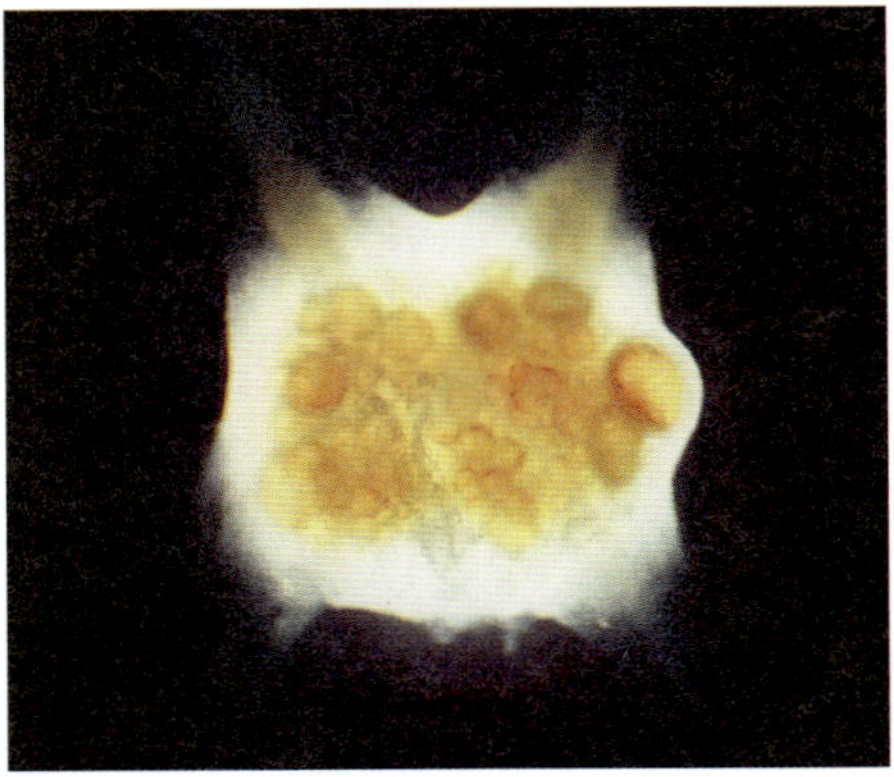

図 2-13　上図：アメフラシの腹部神経節背側面のマップ。エラ引っ込め反射に関与する６つのエラ運動ニューロン（栗色で表示）が描かれている。左または右の半神経節のニューロンにはそれぞれＬまたはＲを記し、番号が振られている。この６つの細胞はエラ運動ニューロンとして行動機能を示すので、下付きのＧ（gill：エラ）という文字が付けられている。
下：アメフラシの腹部神経節の顕微鏡写真。

細胞を発見した。さらに、これらの運動神経細胞は、水管の皮膚を支配する約四〇個の感覚ニューロンで構成される2つの関連した神経細胞群から直接（単シナプス性に）情報を受け取っていることを突き止めた（**図2－14**）。

グルタミン酸を伝達物質として用いる感覚ニューロンは、興奮性および抑制性の介在ニューロン群に結合していて、これらの介在ニューロンは運動神経細胞に投射（つまり軸索を送って結合）している。そこで、水管皮膚を刺激すると、感覚ニューロンが活性化され、この感覚ニューロンはエラと水管の運動ニューロンを直接活性化する。また、これらの感覚ニューロンは、介在ニューロンをも活性化させ、この介在ニューロンは運動神経細胞に結合していることがわかった。

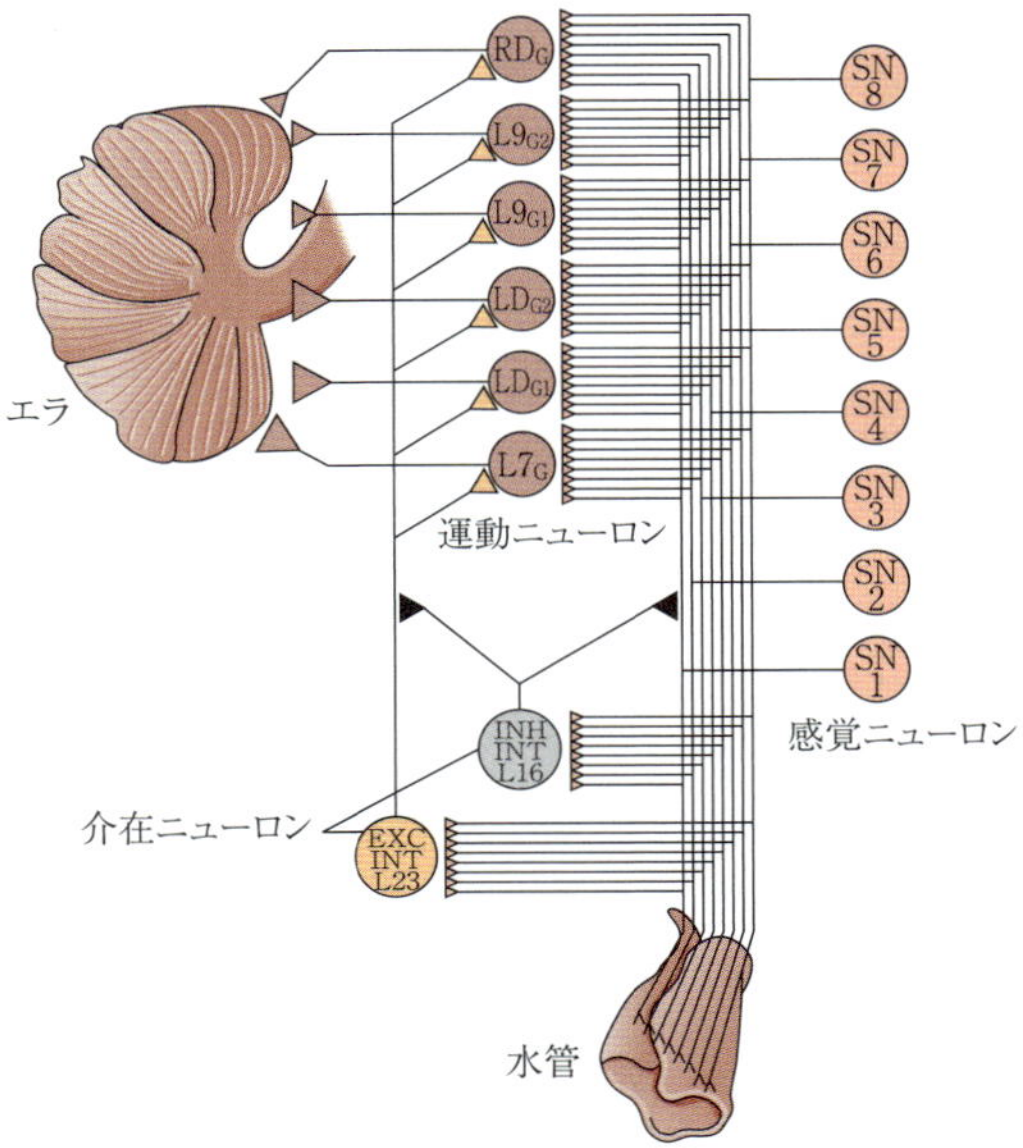

図 2-14　この単純化された回路はエラ引っ込め反射に関与する主要な要素を示している。腹部神経節の約40個の感覚ニューロンは伝達物質としてグルタミン酸を用い、水管の皮膚を神経支配している。この神経支配を受ける皮膚の領域は重なりあっている。これは、あたかも水漏れが起きないように家の屋根板が重なり合っているのと同じだ。それぞれの感覚ニューロンは水管の小領域のみを神経支配している。ここでは８個の感覚ニューロンだけが描かれている。これは、典型的な実験では、6個から8個の細胞によって神経支配を受けている水管の小領域だけが刺激されるからである。これらの感覚ニューロンは、エラを神経支配している６個の運動ニューロンの集団に神経終末を形成する。また同時に、これらの運動ニューロンにシナプス結合をつくっている興奮性または抑制性介在ニューロンのいくつかのグループにも神経終末を形成する（簡略化のために、ここではそれぞれのタイプの介在ニューロンは１個だけが描かれている）。

馴化におけるシナプス結合の減弱

この神経回路に含まれる細胞や、それらの細胞の間の相互連絡は、どの個体でも常に同一である。すべての個体において、ある特定の細胞はいつでも特定の細胞と結合しており、それ以外の細胞と結合することはない。このような神経回路の知識に基づいて、前に述べたパラドックスへの解答を得られるようになった。つまり、あらかじめ配線ができあがっている神経回路で、どのようにして学習が成り立ち、記憶が貯蔵されるのだろうか。この反射の神経回路を明らかにしたカンデルらは、今や、このパラドックスを解決する実験に立ち向かった。そして、このパラドックスには、むしろ簡単な答えがあることを見出した。

エラ引っ込め反射に関与する神経結合のこのパターンは、発生の初期段階でいったん固定されるが、その結合の強度は永久的に決定されるわけではない。ここでは水管への刺激によって引き起こされる反射のうち、エラ引っ込め反射のみに着目しているが、水管に触れられたときに水管自身を引っ込める反射にも、同様の規則があてはまる。

水管への新しい刺激に応答して、その水管から情報を受け取る感覚神経は、大きな興奮性シナプス反応を発生させて、介在ニューロンとエラの運動神経の両方を強く興奮させる。これらの両ニューロン群へ集まってくる入力信号は、運動神経細胞へとさらに集められ、この運動神経細胞に繰り返し活動電位を発生させ、活発で機敏なエラ引っ込め反射を引き起こす。つぎに、刺激が

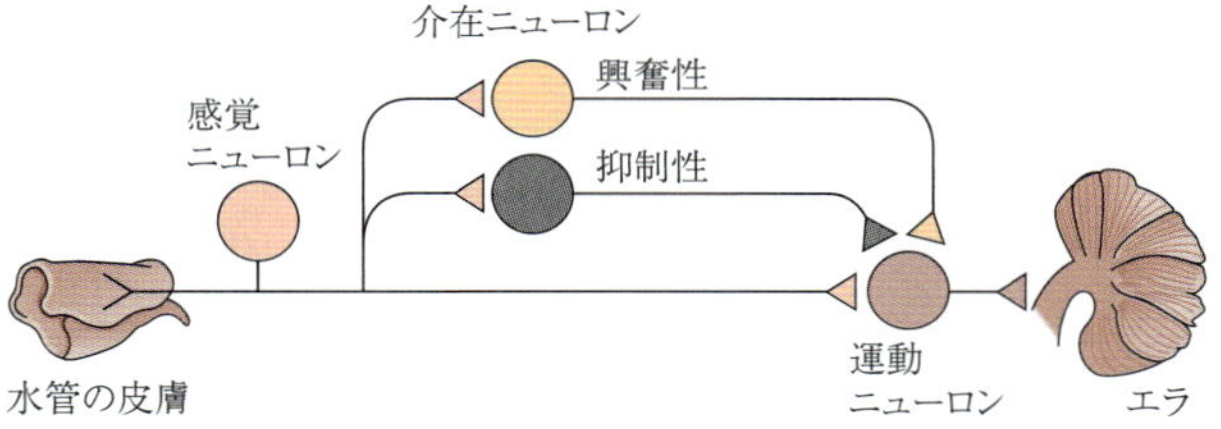

図 2-15　非常に簡略化したエラ引っ込め反射の神経回路。関与するニューロンについて各タイプとも１個だけを示している。

繰り返されると、エラ引っ込め反射応答は馴化する。なぜなら、反復刺激によって、感覚神経と介在ニューロンおよび運動神経細胞とのコミュニケーション（情報伝達）の効率が低下してくるからである（**図2－15**）。

さて、どの感覚ニューロンの活動電位も、両方の標的細胞（つまり介在ニューロンと運動ニューロン）に興奮性のシナプス電位を引き起こす。しかし、そのシナプス電位は弱いものであり、標的細胞にごく少数の活動電位を起こすか、最終的には全く起こさない程度の強さである。水管への繰り返しの触覚刺激によって、感覚ニューロンとそれらの標的細胞との結合が弱くなるにつれて、感覚ニューロンの活動電位によって発生するシナプス電位は、介在ニューロンあるいは運動ニューロンに活動電位を引き起こせないくらい弱くなる。さらには、興奮性介在ニューロンの一部と運動神経がつくる興奮性シナプス結合も弱くなる。このシナプス結合の減弱を全部たし合わせた結果によって、馴化にともなうエラ引っ込め反射応答の大きさが減弱するようになる。短期的馴化にともなうこのシナプス結合の減弱は機能的なシナプス抑圧であり、解剖学的変化（訳注：たとえば、シナプス結合の数の減少）は起きない。

反射応答の最初の中継点（感覚ニューロンとその標的細胞との結合）は馴化によって修飾されるので、馴化の間に何が起きているのかを詳細に調べるために、この反射の構成要素を実験系として用いることができる。

カステルッチ、カンデルらは、感覚ニューロンと運動神経細胞の間の結合で起こるシナプス抑圧を調べた。彼らは感覚神経に一〇回刺激をあたえるトレーニングの期間に、シナプス結合が著しく減弱し、それが数分間も持続することを見出した。二回目のトレーニングでは、さらに減弱が持続した。トレーニングの回数に応じて、シナプス抑圧は数分間から数時間持続するようになり（また後で見るように、もっと長いこともある）、そのシナプス抑圧される時間は、実際に行動に現れる馴化と正確に一致したのだ。シナプス強度が回復するとすぐにまた、動物は接触（触刺激）に応答してエラと水管を勢いよく引っ込めはじめる。これらの研究によって、神経系の基本的な要素であるシナプス結合は、学習の結果として可塑的変化を起こし、しかもこの変化は一定時間持続するものであり、これが短期記憶として貯蔵されるための細胞レベルにおける基盤となっていることが確認された。

シナプス前抑圧による馴化

カステルッチらは今や、つぎの疑問に取り組めるようになった。つまり、この可塑的変化の実態とは何か？　これらの結合の減弱はどのようにして起こるのか？　運動ニューロンにある受容体は馴化によって、感覚ニューロンから放出される化学伝達物質グルタミン酸の量子それぞれに対する反応性を低下させるのか？　あるいはシナプス小胞は、シナプス前終末の活動電位の低下に応じて放出する神経伝達物質のパケット（包み）の量を少なくするのであろうか？

カステルッチ、ライズ・エリオットとカンデルと、さらに彼らに続いて（そして独自に）コロンビア大学のベス・アーミテージとスティーヴン・シーゲルバウムらによって、シナプス電位が（馴化によって）減弱するのは、それぞれの活動電位によって放出される伝達物質のパケット数が減少することで起こることがわかった。シナプス後細胞である運動ニューロンのグルタミン酸受容体の感受性には変化はなく、大きな解剖学的変化も認められなかった。

馴化の基礎となっているシナプス抑圧の一つの特性は、特に興味深い。つまり、刺激が繰り返されることによって起こる伝達物質の放出量の減少は、二回目の刺激ではっきり認められる。このような放出量の低下という現象は、分子レベルのしくみはどうあれ、一回の刺激の結果としてすでに発動されており、二回目の刺激が加えられるときにはすでに完結しているのである。

さらに一回の刺激によって引き起こされる伝達物質放出の減少は驚くほど長く続き、五〜一〇分間にわたって見られる。十回刺激をあたえるトレーニングの八～九回目の刺激では、シナプス抑圧はより長く続くようになり、一〇～一五分間も持続するようになる（図2－16）。

いったい伝達物質の放出減少はどのようにして起こるのだろうか？　ヒューストンにあるテキサス大学のケヴィン・ギングリッチとジャック・バーンの数学的モデルを用いた研究によると、馴化が起こったときには、放出可能なシナプス小胞のプール（訳注：シナプス小胞は活動電位で容易に放出される集団＝プールと、そうでない集団に仕分けされていると考えられている）は枯渇しているのではないかと推定された。この仮説を実験によって検証するために、コロンビア大学のクレイグ・ベイリーとマリー・チェンは電子顕微鏡を使って、短期的な馴化によって変化させたアメフラシの感覚神経のシナプスを可視化した。

その結果、彼らは短期馴化は解剖学的にめだった変化を生じないことを見出した。つまり、短期馴化ではシナプス前終末の数、シナプス前終末にある活性帯の数、あるいは活性帯の大きさは変わらない。また、シナプス前終末の小胞の総数にも変化はなかった。しかし、彼らは微妙な変化、つまりシナプス前終末内の活性帯の中にある放出部位に結合しているシナプス小胞の数は減少し、放出可能な伝達物質のパケットの数が少なくなっていることを突き止めた（図2－17）。さらにアーミテージとシーゲルバウムによる実験から、放出部位に結合しているシナプス小胞の数の減少に加え、結合せずに残っていた小胞がシナプス前終末の膜と融合する過程をも、馴化は

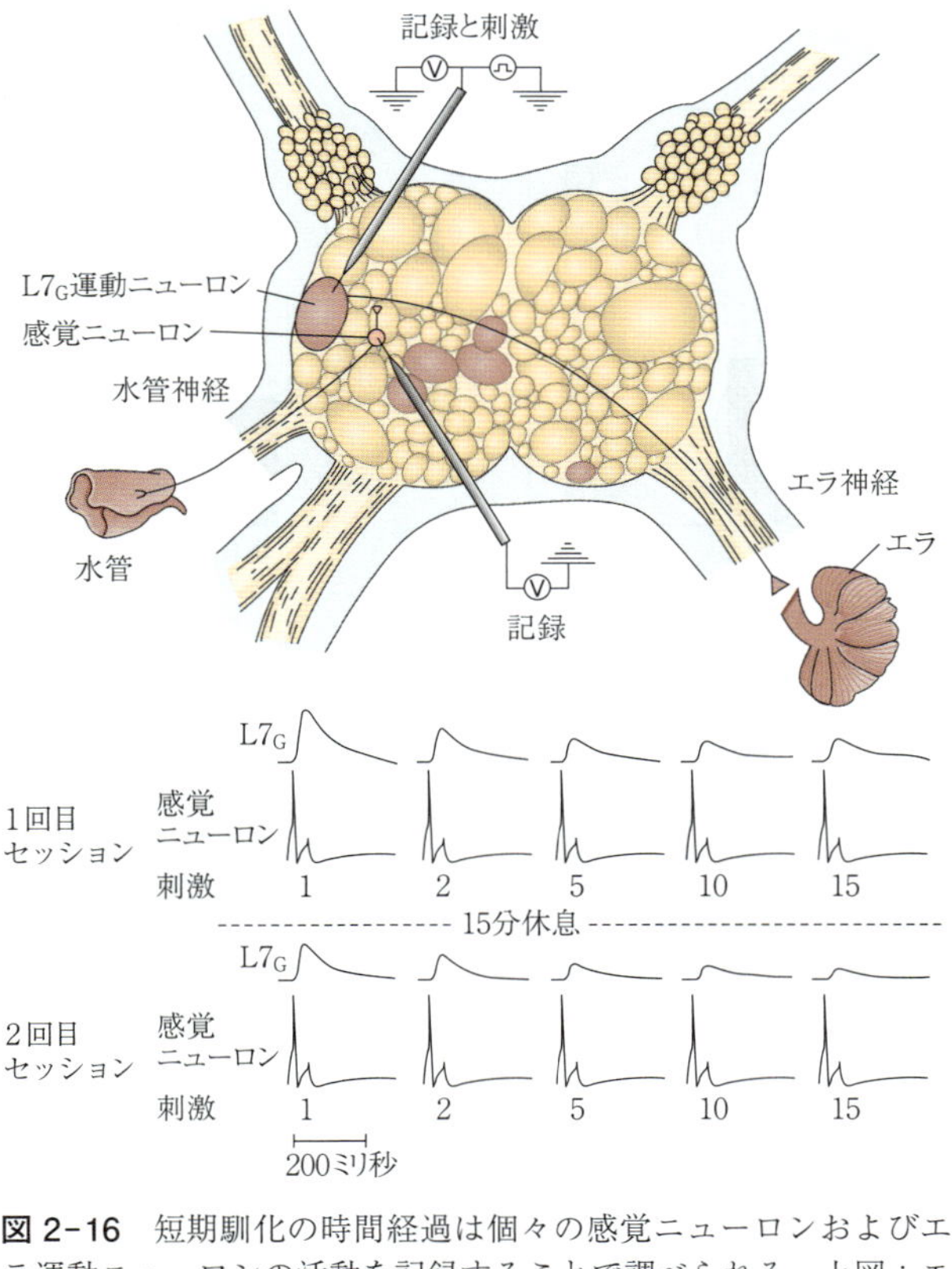

図 2-16　短期馴化の時間経過は個々の感覚ニューロンおよびエラ運動ニューロンの活動を記録することで調べられる。上図：エラ運動ニューロンL7Gとシナプス結合する感覚ニューロンは10 秒ごとに電気刺激されている。微小電極を用いると、その運動ニューロンで生じるシナプス後電位を記録できる。下図：15 分の休息をはさんで、15 回の刺激をあたえる訓練セッションを、2 回連続しておこない記録をとる。L7G での反応は最初のセッションの間に減弱し、15 分の休息の後に部分的に回復するが、2 回目の訓練セッションでさらに劇的に減弱し、ほとんどなくなる。

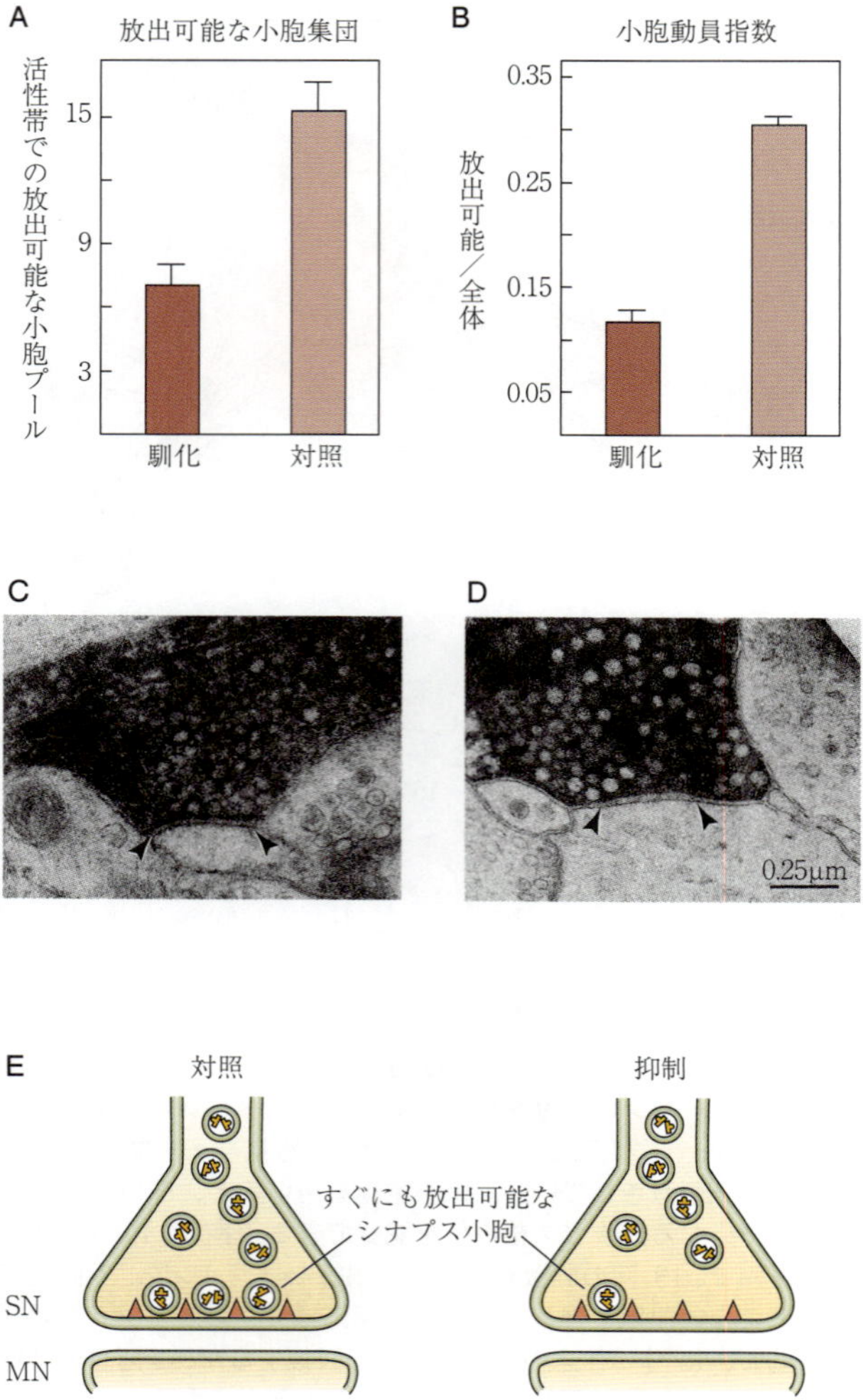
A
放出可能な小胞集団
活性帯での放出可能な小胞プール
15
9
3
馴化
対照
B
小胞動員指数
放出可能/全体
0.35
0.25
0.15
0.05
馴化
対照
C
D
0.25μm
E
対照
抑制
すぐにも放出可能な
シナプス小胞
SN
MN

図2-17　アメフラシにおける短期馴化の形態学的基盤。
A：アメフラシにおいて、感覚ニューロンから運動ニューロンへのシナプスでの短期馴化の基礎となるシナプス抑圧は、対照（非刺激）神経終末に比べて50パーセントのシナプス小胞の喪失につながる。この喪失はシナプス前感覚ニューロンの活性帯（active zone）にごく近接して起こる。
B：このすぐにも放出可能な小胞のプールは、対照となる感覚ニューロンの終末では全小胞集団の30パーセントに相当し、馴化した終末ではわずか12パーセントにまで減少する。これらの形態学的データは、馴化した活性帯では、動員され、放出の用意ができており、利用可能になっているシナプス小胞の比率が、より小さいことを示している。
CとD：ホースラディッシュ・ペルオキシダーゼで標識した感覚ニューロンのシナプス前終末の活性帯（active zone、矢頭で示した）での小胞の分布。
C：対照（非刺激）終末では、小胞はシナプス前部の活性帯（矢頭の間）にごく近接した位置にある。
D：シナプス抑圧を受けた感覚ニューロンから来ている終末では、状況は非常に異なっている。馴化した終末では、小胞はほとんどが放出の用意ができておらず、大半は活性帯（矢頭の間）でのシナプス前膜からある程度距離を置いた位置にある（スケール：0.25マイクロメートル）。
E：アメフラシにおける短期馴化の構造相関モデル。短期馴化が起こると、すぐにも放出可能なシナプス小胞プールが活性帯（オレンジの三角）から選択的に喪失する結果、感覚ニューロン（SN）のシナプス前終末に、小胞を移動させることができなくなる。MNは運動ニューロンを表す。

妨げるのではないかと考えた。

非陳述記憶の特徴

これらの研究によって、記憶の貯蔵についての一般的な原則が明らかになった。第一に、これらの研究はラモン・イ・カハールの先見的な仮説に直接的な証拠をあたえた。つまり、ニューロン間のシナプス結合は固定されたものではなく、学習により修正することができるもので、これらのシナプス強度の変化は持続し、記憶を貯蔵するための基本要素としてはたらいているという考えを支持するものであった。

第二に、エラ引っ込め反射にかかわる二組のニューロン（感覚ニューロンと運動ニューロン）の間でシナプス強度を変化させている原因が何かを、今や我々は知っている。このシナプス強度の変化は、シナプス前終末の変化、実際には終末から放出される伝達物質小胞の数が変化する結果として引き起こされるということだ。その後、さまざまな種類の可塑性メカニズムが記憶の貯蔵に寄与していることが見出されてきたが、伝達物質の放出量を変えるこのしくみは、記憶形成の一般的なメカニズムとして、アメフラシだけではなくその他のシステムでもはたらいていることが証明された。このメカニズムは単独でもはたらくことができるし、他の機構と連動して作用することもできるのである。

第三に、エラ引っ込め反射では、感覚神経とその標的細胞（運動ニューロン）との間の結合だけでなく、介在ニューロンとその標的細胞（運動ニューロン）との結合でも、シナプス強度の減弱は起こっている。この事実から、単純な非陳述記憶でも記憶の貯蔵は、複数の部位に広がって分布していると考えられる。

最後に、非陳述記憶の貯蔵は、情報を蓄積する機能だけに特化した記憶ニューロンによるものではないことを、これらの発見は明らかにしている。むしろ、単純な非陳述記憶を貯蔵する能力は、行動に関与する神経回路のニューロン同士を結合するシナプス内につくられるのであり、このシナプスは学習記憶によって修飾されるのである。

記憶の貯蔵は、反射経路を構成しているニューロンの変化によるものであり、馴化についての記憶はその行動を生み出す神経回路に内蔵される。非陳述記憶に関するこうしたメカニズムは、これから述べる陳述記憶とは異なっている。陳述記憶では、内側側頭葉に存在している神経系全体が過ぎ去った事柄の記憶を刻み込むのを手助けするように設計されているのである。

適応性のあるニューロン

長期馴化におけるシナプス結合数の減少

我々はこれまで、数分間持続する短期記憶について考えてきた。数日、数週間あるいはもっと長く持続する長期記憶はどうなのか? エラ引っ込め反射の馴化で興味深い点は、「練習することで完璧になる」ことである。他の種類の学習と同様に、馴化は数分間から数時間持続する短期記憶だけでなく、さらに反復することで、数日や数週間持続する長期記憶も引き起こす。したがって前に述べたように、絵筆を用いて水管に一〇回触れる一連のトレーニングで引き起こされる馴化は数分間持続するのに対し、一日一〇回のトレーニング四回を、四日間にわたっておこなうと、少なくとも三週間持続する馴化が起こるようになる。

記憶の研究で重要な鍵となるのは、短期記憶と長期記憶はお互いにどのように関連しているのか、それらは異なった部位で起こるのか、それとも共通の部位で起こるのかということである。この疑問を検討するために、カレウ、カステルッチとカンデルは、動物に長期馴化の訓練をさせ、それから一日、一週間、三週間後に、短期馴化に関与することが明らかにされた運動ニューロンと感覚ニューロンの結合がどうなるかを調べた。

すると、訓練していない動物では感覚ニューロンの約九〇パーセントが所定の運動ニューロンと結合をつくっていたのに対し、長期馴化した動物では感覚ニューロンの三〇パーセントだけしか結合をつくっていなかった。残りの結合は、訓練の一日後、一週間後には電気的測定技術ではっきりと検出できないまでに弱くなっていたのである。行動実験の結果と一致して、結合は三週間の訓練を終えるまでには部分的に回復した（図２－18）。

結局、機能的な結合は一週間ずっと減弱したままであり、三週間後までには部分的にのみ回復が見られた。このような著しい変化は、それぞれが一〇回の試行（刺激）からなる四回のトレーニング・セッションを繰り返すという単純な学習経験の結果として起こるのである。このように、短期馴化はシナプス効力の一時的な減少が関与しているのに対し、長期馴化はより長期にわたる変化を引き起こす。事実、長期馴化は以前に存在していた結合の多くを不活性化してしまう。

長期馴化におけるシナプス前終末の減少

このような著しい機能的変化はどのようにして維持されるのだろうか？　長期記憶の研究におけるもっとも驚くべき、そして劇的な発見の一つは、ベイリーとチェンらの研究成果である。彼らは、エラ引っ込め反射の馴化にかかわっている長期記憶では、著しい構造的変化がともなっていることを発見した。つまり、馴化した動物に由来する感覚ニューロンのシナプス前終末は、馴化していない対照の動物の感覚ニューロンより三五パーセントも減少していたのだ。

構造

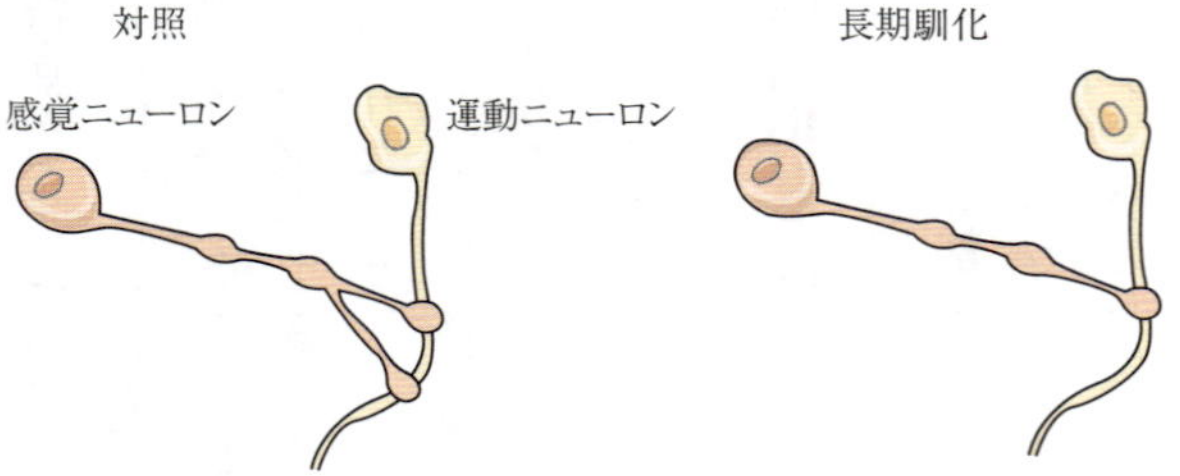

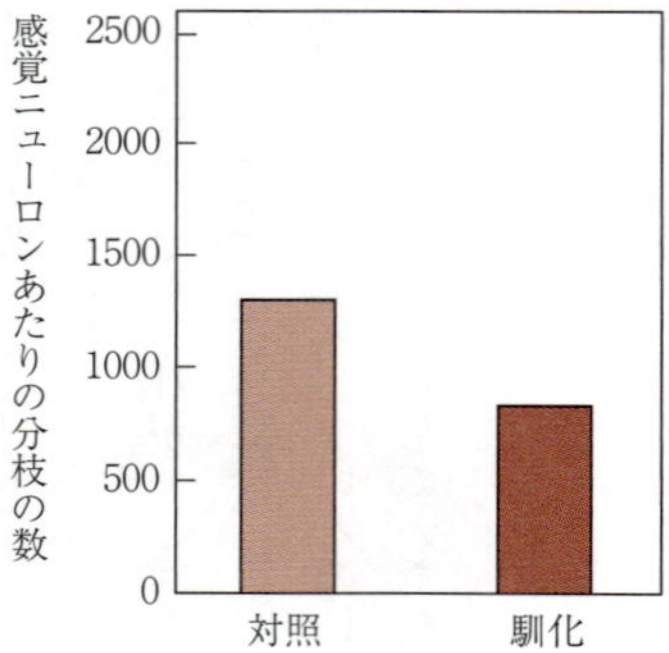

図 2-18　各回10刺激からなる一連の訓練を、毎日、4日間にわたって2群の動物に対しておこなう。そうすると、アメフラシのエラ引っ込め反射の行動時間が短くなること（左ページ上図）、ならびにこれらの動物の運動ニューロンにおけるシナプス後電位の記録から明らかにされたシナプス伝達効率の劇的な抑制（左ページ中の図）が示すように、1週間以上持続する長期馴化が引き起こされる。左ページ下の棒グラフが示すように、シナプス抑圧の時間経過は行動の馴化の時間経過とよく似ている。この長期シナプス抑圧は解剖学的変化をともなう。馴化した動物では感覚ニューロンが突起を退縮させてしまうので、対照群、すなわち馴化していない動物での感覚ニューロンよりも、運動ニューロンに対して形成されるシナプス結合は少ない（右ページの右上図）。

行動

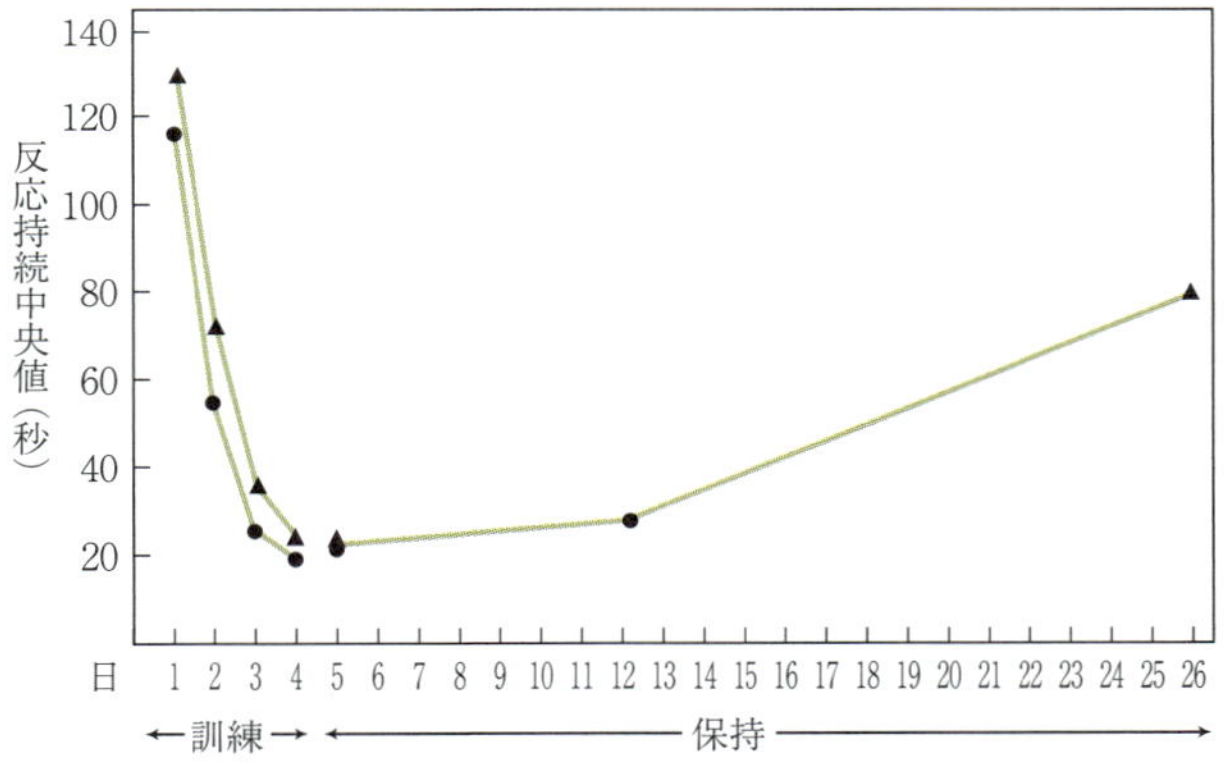
140
120
100
80
60
40
20
反応持続中央値（秒）
日
1 2 3 4 5 6 7 8 9 10 11 12 13 14 15 16 17 18 19 20 21 22 23 24 25 26
訓練
保持

生理学

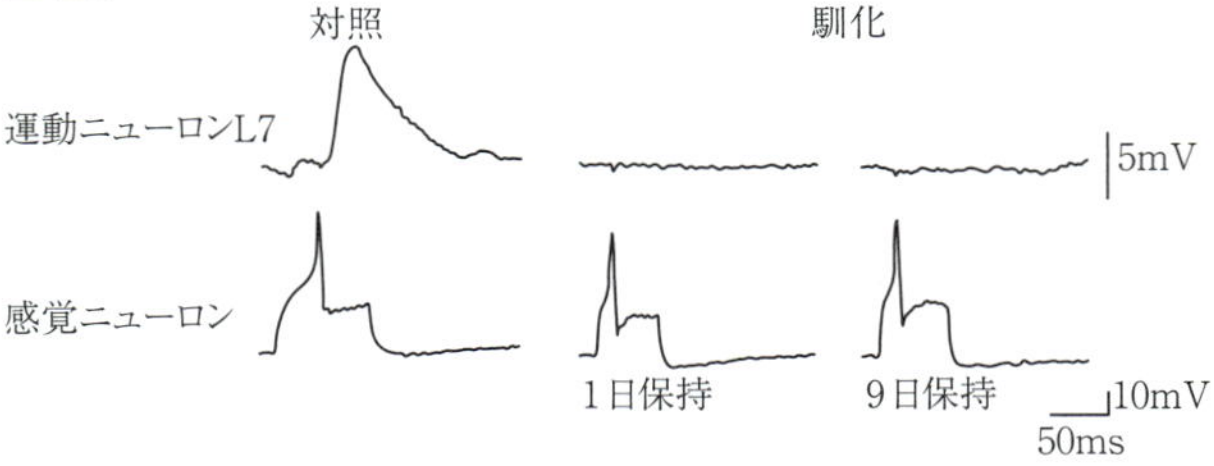
対照
馴化
運動ニューロンL7
5mV
感覚ニューロン
1日保持
9日保持
10mV
50ms

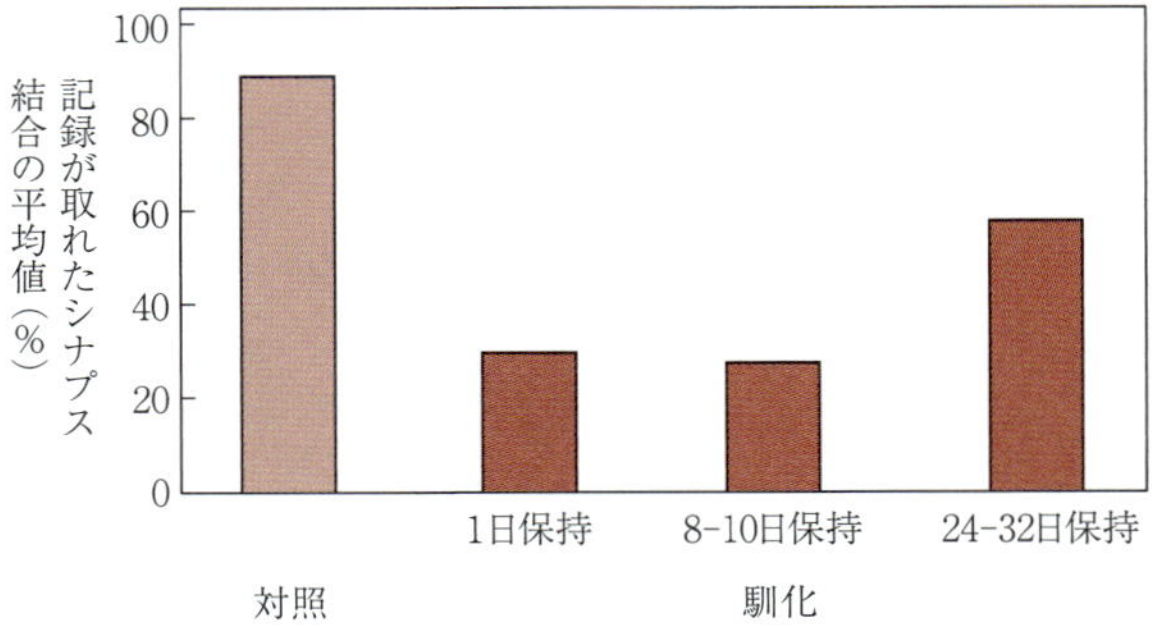
100
80
60
40
20
0
記録が取れたシナプス結合の平均値（%）
1日保持
8-10日保持
24-32日保持
対照
馴化

対照動物では、一個の感覚ニューロンは、すべての標的細胞の集団（つまり、介在ニューロンと運動ニューロンの両方）と接触するシナプス終末を平均して合計一三〇〇個持っていたのに対し、長期馴化された動物の感覚ニューロンは、標的細胞集団と接するシナプス終末を約八四〇個しか持っていなかった。これは、対照動物では平均的な感覚ニューロン一個は、接触している標的神経一個に約三〇のシナプス前終末を送っていて、長期馴化の後では、この数が二〇まで減ることを意味している（訳注：ここでカンデルは図2−14の説明にあるように、約四〇個の感覚ニューロン全体で一三〇〇のシナプス終末を考えている。感覚ニューロン一個あたり約三〇のシナプス前終末を持っていることになり、長期馴化の結果、シナプス終末が八四〇に減少したので、感覚ニューロン一個あたりの終末の数は約二〇に減少したことになる）。

長期記憶のシナプス結合の解剖学的変化

これらの実験から、非陳述記憶に関する別の特徴が明らかにされた。第一に、短期記憶にはシナプス強度の短期的な変化が関与しているように、長期記憶はシナプス強度の長期的な変化を必要としているということだ。第二に、神経系の基本要素である同一のシナプス結合が、短期記憶と長期記憶の両方の貯蔵に関与しており、第三に、シナプスの機能と構造に顕著な変化を生み出すのに必要な訓練の量は、驚くほど少ないことである。

アメフラシのすべてのシナプスが可塑的で適応性を持っているわけではない。神経系のシナプス結合のあるものは、繰り返し活性化してもなお強度が変化しないものもある。しかしながら、記憶を貯蔵するために進化したシナプスでは、比較的少ない量の訓練（たとえば、適切に間隔をあけた四〇回の刺激）で解剖学的変化が起こることによって、大きくて持続的なシナプス強度の変化が引き起こされる。これらの変化はシナプス結合に物理的トリミング（訳注：解剖学的変化と同じ意味）を起こし、数週間も持続することができる。

最後に、シナプスは放出する神経伝達物質の量について可塑的なだけでなく、形態と構造においても可塑的である。つまり活性帯とシナプス前終末は不変のものではなく、修飾することが可能な構成要素であり、活性帯と伝達物質小胞が正常に揃っていることで、行動を支える解剖学的な足場の役割をはたせるのである。馴化のような初等的な学習経験でさえ、この足場を変化させることによってニューロン結合の機能を調節することができる。後の章で見るように、ニューロンのこうした物理的構造の変化は、長期記憶の貯蔵を支えている基本的な解剖学的基盤として広く共通した考え方である。

我々はこれまで、もっとも単純な形式の非陳述記憶を考察してきた。この記憶では、一種類の刺激の性質を学習することで脳内に刺激の痕跡がつくられ、この痕跡が減衰するのは、動物がその刺激を無視することを学習し記憶したときである。このような単純な記憶は、既存のシナプス結合の強度の減弱として蓄積される。

つぎは、もう少し複雑な学習の例に目を向け、さらに違った疑問を問いかけることにする。つまり、より複雑な形式の学習も、シナプス結合の強度を変えることで記憶の痕跡をつくっているのであろうか？　もしそうだとしたら、シナプス結合は弱くなったり、強くなったりすることができるのであろうか？

最後に、これらの貯蔵機構について、そのしくみはどのようなものかを考察する。健康と疾病の両方の場合について、これらの疑問をより深く理解するため、我々は知っておかなければならないことがある。それは、シナプスの強度が変化するために必要な分子機構とはどんなものかという問題である。

第3章
短期記憶のための分子

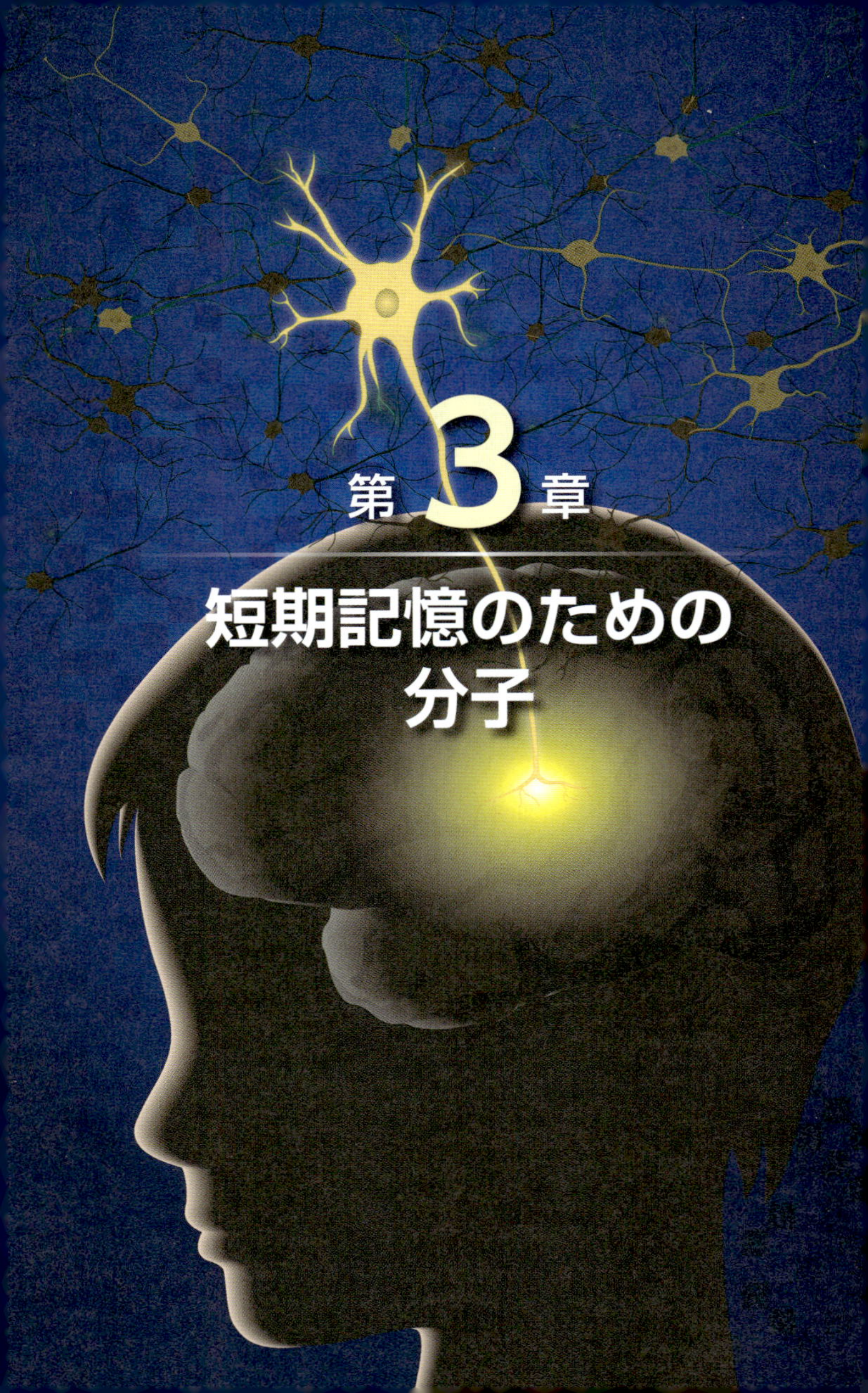

記憶貯蔵に特化した分子は存在するのか

アメフラシのエラ引っ込め反射の実験から、学習の単純な一様式である馴化（慣れ）はシナプス結合強度の低下によって起こり、これが記憶を貯蔵するための機構の一つであることがわかった。シナプスの結合強度が弱くなるのは、感覚ニューロンに発生する活動電位によって放出される神経伝達物質の量が次第に減少するからである。馴化が起こると標的細胞のシナプス電位は確かに低下する。

一九七〇年代初期のこうした発見は、「記憶の貯蔵にはシナプス強度の変化が寄与する」というラモン・イ・カハールの考えを初めて裏づけたことになる。また同時に、これらの発見は、その後の一〇年間における研究の新しい局面を切り開いた。つまり、もし馴化がシナプス強度の低下を引き起こす現象だとすれば、逆にシナプス強度を増加させる様式の学習も存在するのか、という疑問をもたらした。

こうした馴化の研究において、シナプスが変化するメカニズムを解明しようとする試みは、記憶貯蔵のより複雑な様式を理解するための出発点となった。しかし馴化の研究からは、シナプス変化の根底となっている分子機構——記憶を貯蔵するには、どのような分子が必要であるのか、学習には記憶貯蔵に特化した分子が存在するのか、記憶は他の目的にも使われている分子を選び出して使っているのか——について何も得ることができなかった。

単純な行動を支えている基本的な記憶は、シナプス結合の部分に局在することがすでに明らかになっていたので、つぎに記憶の貯蔵に関与している分子メカニズムを解き明かすことに精力が注がれた。分子のはたらきがわかれば、神経細胞だけでなくあらゆる細胞がはたらくメカニズムについて知ることができ、結果として、記憶貯蔵を損傷するような疾患を診断し、分子レベルで治療する方法を手に入れることができるかもしれない。

たとえば、一〇万人に一人の幼児が発症するダウン症候群や、六五歳以上の人の二五パーセントが発症し、さらに増加することが予想される加齢による記憶喪失なども含まれている。おそらく性質の違った多数の分子機構が、似たようなシナプス強度の変化を起こす可能性もあるので、記憶障害を治療するためには、健常な記憶貯蔵にどのような機構が関与するか明らかにし、ある特定の疾患が健常な機能をどのように妨げるのかを理解することがきわめて重要になってくる。

鋭敏化の研究から得られたヒント

鋭敏化は馴化を消去する

記憶プロセスの分子機構を解明するための第一のヒントは、シナプス強度の増加によって起こる鋭敏化（増感：非連合学習の一つとして分類されるもの）の研究にあった。動物は、馴化によって安全か、あるいは重要でない刺激（危害を加えない刺激）かどうかを学習する。一方、鋭敏化、つまり一種の学習した恐怖によって、有害で脅迫的な刺激の性質を学習する。脅威となる刺激に出会った動物は、あらゆる刺激に対しても強く応答するようになる。銃声に驚いた人は、その後何分間かはどんな音にも跳び上がったり、痛みをともなうようなショックを受けた後では、肩に優しく手を置かれるだけで強く反応したり、といった経験は誰にでもあるだろう。鋭敏化によって、ヒトや動物は、回避および逃避の準備として防御反射を強化するのだ。

馴化の場合には、同じ刺激を繰り返し提示すると、刺激への応答が鈍くなってくる。鋭敏化の場合には、別の有害な刺激をあたえ続ける限り応答が鈍ることはない。したがって、鋭敏化は馴化よりも複雑であり、馴化を消去することもできる。

たとえば、マウスを騒音に曝すと、はじめは驚くが、騒音を繰り返していると、そのマウスは音に慣れて応答しなくなる（馴化）。しかし、このマウスの足に、こんどはショックをあたえると、騒音に対する反応は素早く回復する。このような、馴化した反応を消去させる鋭敏化の能力は、脱馴化と呼ばれている。

アメフラシのエラ引っ込め反射は、馴化により劇的に弱くなり、鋭敏化により反射スピードはいっきに速くなる。その結果、尻尾にショックを受けた後のアメフラシは、水管への刺激に対する応答が強くなり、エラの引っ込めが再び完全になることを、コロンビア大学のハロルド・ピンスカー、アーヴィング・カパーマン、ウィリアム・フロスト、ロバート・ホーキンスとカンデルらが発見した。つまり、エラを外套腔に完全に引っ込め、外套の下に保護するようになったのだ。このような刺激に対するアメフラシの記憶は、毎回水管を触ったときにエラを引っ込める反射をどれだけ持続できるかで判断するが、刺激を繰り返せば繰り返すほど長く続くようになる。尻尾への一回の刺激は、数分間持続する短期記憶を生じ、四、五回の刺激では、二、三日も続く長期記憶を起こす。さらにトレーニングすると、数週間にわたり維持される記憶を生じる。ここでは、短期記憶に焦点を合わせ、長期的な貯蔵のしくみについては第7章で改めて解説することにする。

シナプスの二面性

もし馴化がシナプス強度の低下をもたらすならば、鋭敏化はシナプス強度の増加をもたらすと考えられる。実際に、マルセロ・ブルネリ、ヴィンセント・カステルッチとカンデルは尻尾へ侵害刺激を加えたとき（鋭敏化）、エラ引っ込め反射の神経回路内でシナプス結合の数が増加することを発見した。この回路は、水管の皮膚に由来する感覚ニューロンが運動ニューロンと介在ニューロンにまたがってつくるシナプス結合と、介在ニューロンが運動ニューロンの上につくるシナプス結合を含んでいる。実はこのシナプス結合は、馴化により結合数が減ったシナプスと全く同じグループに属する。この研究によってカンデルらは、時間が異なれば、同じグループのシナプスでも学習によってはたらきが全く逆方向に調節されることを明らかにしたのである。このような性質を考慮すると、同じ一組のシナプスが、違った記憶の貯蔵に関与できるということになる。強度の増強したシナプスは、ある種の学習（たとえば、鋭敏化）の貯蔵部位としての役割をはたすし、強度の減弱したシナプスは、別の種類の学習（たとえば、馴化）の貯蔵部位の役割もはたす。前者の場合には、シナプスは「促通された」と表現し、後者の場合には、シナプスは「抑圧された」という。

注目すべき点は、馴化を起こすためには、水管に軽く触れることで、水管の感覚ニューロンからエラの運動ニューロンへの経路を直接活性化する必要があるということである。したがって、馴化の原因となるシナプス抑圧は、「同シナプス性」と呼ばれ、エラ引っ込め反射を起こす刺激で興奮が起こるのと同じ神経経路での活性の変化によって引き起こされる。

それに対して、鋭敏化によって起こるシナプス強度の増強は、「異シナプス性」と呼ばれる。なぜなら、尻尾への刺激は、感覚ニューロンとその標的細胞（エラの運動ニューロン）ではなく、介在ニューロンと運動ニューロン間のシナプス結合強度を修飾するからだ。このため、シナプス強度の増強は、尻尾から直接つながっている経路を最初に活性化することによって達成され、シナプス強度が増強するのは最初の経路、つまり水管の皮膚から連なっているエラ引っ込め反射を起こす感覚ニューロンから運動ニューロンへの経路とは違った経路を活性化することにより達成される。

尻尾への刺激は、尻尾にある感覚ニューロンを活性化させる。しかしその刺激は、水管の皮膚を支配する感覚ニューロンに活動電位を発火させることはないが、それらのシナプスの強度を変化させることになる。これはいったい、どのようにして起こるのであろうか？　実は鋭敏化は、以下のようなステップによって、これらのシナプスを調節しているようなのだ。

伝達物質の放出量に注目

尻尾への刺激は、尻尾の感覚ニューロンを活性化し、つぎに特別なクラスの介在ニューロンを活性化させる。これらの介在ニューロンは水管皮膚からの情報を伝え、感覚ニューロンの上にシナプスをつくり、それらの細胞体とシナプス前終末に接合する（**図３－１**）。カステルッチ、ホーキンスとカンデルは、これらの修飾性介在ニューロンが、エラ引っ込めの回路において伝達物質の放出を制御していることを発見した。つまり、水管皮膚の感覚ニューロンに活動電位が生じるたびに放出されるグルタミン酸を含んだシナプス小胞の数が増加するというのだ。したがって、これらの介在ニューロンは、感覚ニューロンおよびエラに関係した神経回路の下流要素である介在ニューロンと運動ニューロンの間のシナプス強度を修飾あるいは調節するので、「修飾性」介在ニューロンと呼ばれている。このため、水管に軽く触れただけでは、わずかなシナプス小胞し

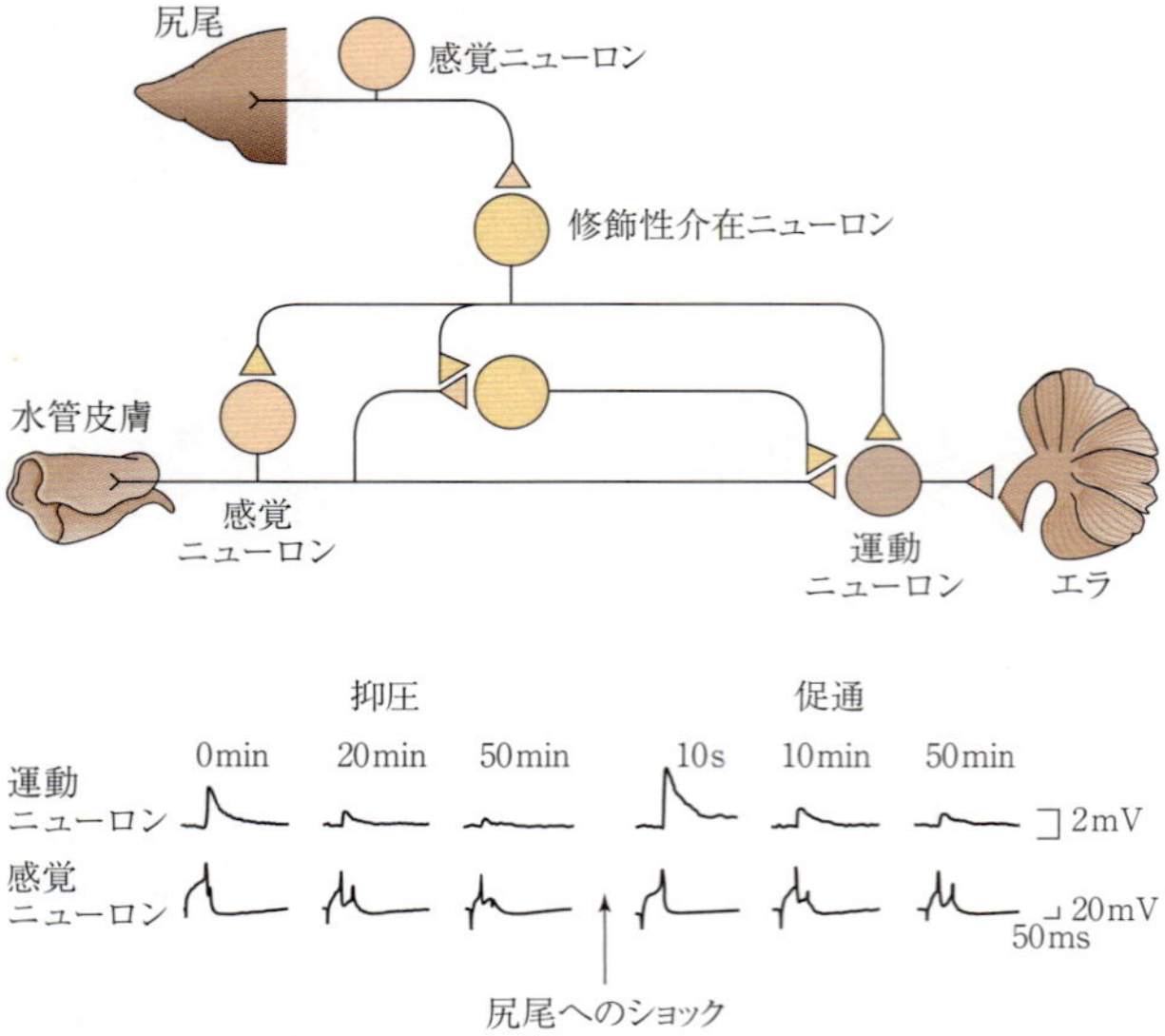

図 3-1　上図：アメフラシにおけるエラ引っ込め反射の鋭敏化のための神経回路（簡略化のために単一ニューロンでのみ示している）。
尻尾への侵害刺激は尻尾の感覚ニューロンを活性化し、感覚ニューロンは修飾性介在ニューロンを興奮させる。修飾性介在ニューロンから水管の感覚ニューロンへの信号は、水管の感覚ニューロンからの伝達物質放出を増強する。
下図 ： 単一のシナプス結合が、2つの異なる様式の記憶貯蔵、つまり馴化と鋭敏化に関与する。水管の単一感覚ニューロンによってエラの運動ニューロンに引き起こされるシナプス電位は、動物が馴化しているとき、抑圧される。これは尻尾へのショックによって動物が鋭敏化されるまで続く。そして、鋭敏化により応答は回復する。

か開口（伝達物質の放出を起こす）しないため小さなシナプス信号しか起きなかったのが、尻尾を刺激するとこんどは多くの小胞を開口して、運動ニューロンに大きなシナプス信号を引き起こし、より強力なエラ引っ込め反射を起こすようになる（**図3－1**）。

よく調べてみると、鋭敏化で役割をはたしている修飾性介在ニューロンには数種類あるが、どれも似たようにはたらき、つまり水管の感覚ニューロンからグルタミン酸を含むシナプス小胞の開口を促進する。このようにして、感覚ニューロンの中で同じ生化学的シグナル装置を作動させることによって伝達物質の放出促進を起こしている。

修飾性介在ニューロンの中でもっとも重要な役割をはたしているものは、セロトニン（５－ヒドロキシトリプタミンあるいは５－ＨＴと省略）を神経伝達物質として放出している数種類のニューロンだ。セロトニンのような標的細胞の生化学的シグナル伝達装置を活性化する修飾性伝達物質は、この後で見るように、鋭敏化だけでなく、より複雑な学習過程における記憶の貯蔵にも密接に関与している。これらの修飾性伝達物質――アセチルコリン、ドーパミンやノルアドレナリン――は、標的細胞の表面にある受容体に作用する。学習は、これらの伝達物質が結合し作用する受容体の種類に大きく依存している。

セカンドメッセンジャー系

セカンドメッセンジャーが情報を細胞内に伝える

活動電位によって神経伝達物質が放出されるためには、神経伝達物質を含んだシナプス小胞が、エキソサイトーシスと呼ばれる過程で、シナプス前細胞膜の内側表面に融合し開口する。そのあと伝達物質分子はシナプス間隙へ拡散し、シナプス後細胞の受容体と相互作用する。これらのシナプス後細胞の受容体は、二つの主要なグループに分類される。それらの作用は、その受容体がシナプス後細胞のイオンチャネルをいかに制御するかに依存して、作用の時間経過が早いか遅いか基本的な性質の違いを示す。

第一のグループの受容体の作用機構は、一九五〇年代初期にロンドン大学のバーナード・カッツとポール・ファットによって解明された。彼らは、一種類の受容体をシナプス後細胞で発見した。この受容体分子は、その分子構造の中にイオンチャネルを持っており、「イオンチャネル型受容体」と呼ばれた(**図3－2上**)。これらの受容体のイオンチャネルは神経伝達物質の結合によって制御されるので、伝達物質制御型イオンチャネルと呼ばれている。イオンチャネル型受容体は、興奮性か抑制性かのどちらのシナプスとして作用するかを決めている。これらのシナプス作用は、エラ引っ込め反射を仲介する神経回路のシナプスでも起こるタイプのものであり、他の行動を仲

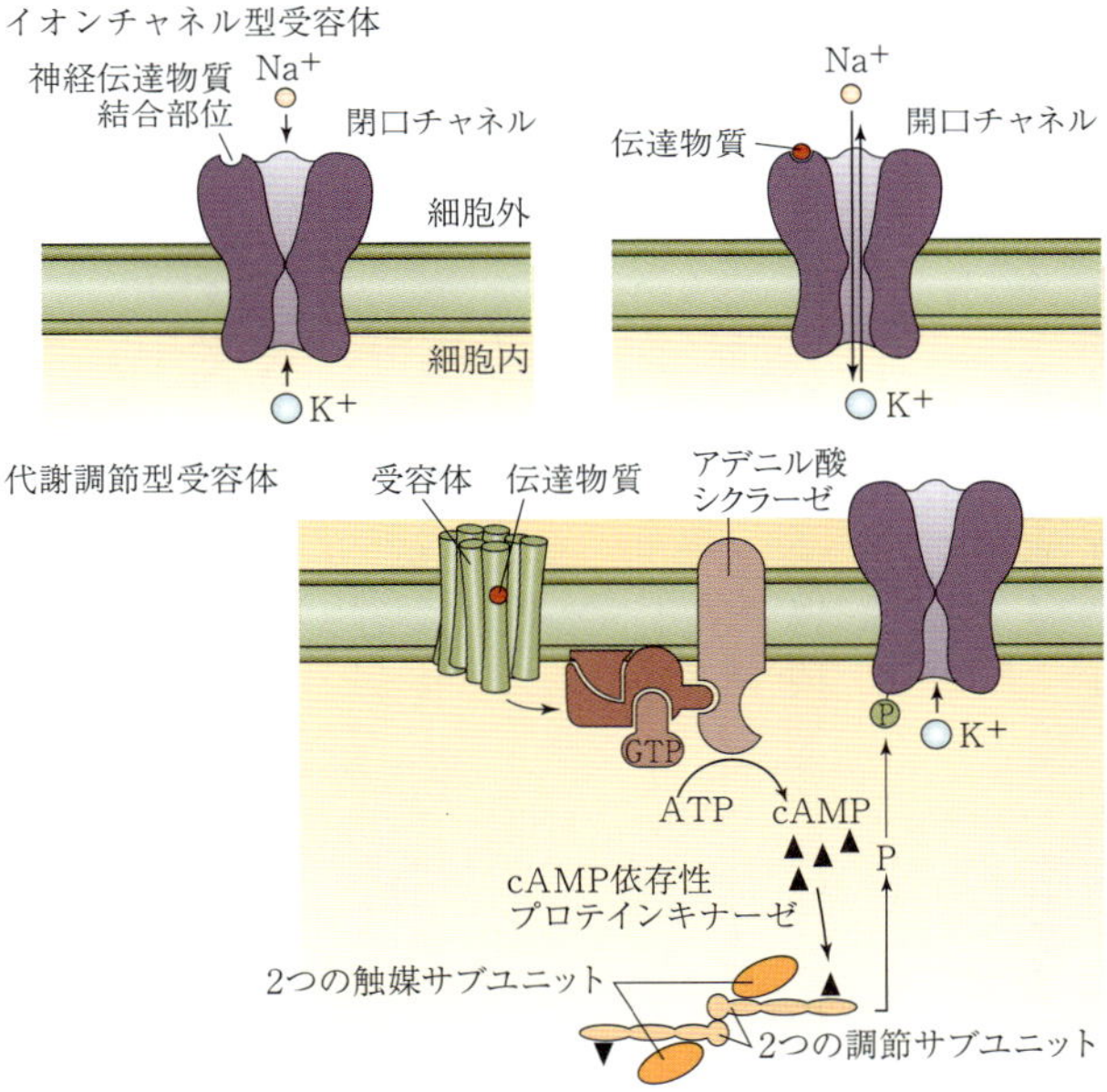

図３-２　イオンチャネル型受容体は、イオンチャネルを直接的に制御し、代謝調節型受容体はセカンドメッセンジャー系へ連動している。上図：イオンチャネル型受容体は、イオンチャネルを直接的に制御し、ナトリウムイオン（Na^+）を細胞内へ流入させ、カリウムイオン（K^+）を細胞外へと流出させる。このようにして、これらの受容体は典型的な速いシナプス作用を仲介する。下図：代謝調節型受容体は細胞内の分子シグナル装置と連動し、細胞表面からの情報を細胞内部へと伝える。この図では、受容体は酵素であるアデニル酸シクラーゼを活性化することによって、セカンドメッセンジャーであるcAMPを産生し、次にcAMPがタンパク質キナーゼであるPKA分子を活性化する。このキナーゼは、その後で多数の標的タンパク質をリン酸化（Ⓟ）し、それらの標的タンパク質にはイオンチャネルも含まれており、この場合イオンチャネルが閉じるように制御されている。この作用は、活動電位の幅を広げ、以下に見ていくように、より多くのカルシウム流入を引き起こしシナプス前終末からより多くの伝達物質を放出するようにはたらく。

介するその他の神経回路でもはたらいている。

このタイプのシナプス作用は一瞬で、一ミリ秒あるいは長くて数ミリ秒しか続かない。通常では、イオンチャネル型受容体のイオンチャネルは静止時には閉じていて、イオンは通過できない。グルタミン酸のような神経伝達物質がシナプス前神経細胞から放出されると、イオンチャネル型受容体は神経伝達物質分子を認識して結合する。この結合の結果、それぞれの受容体は立体構造の変化を起こし、イオンチャネルを開き、イオンをシナプス後細胞へ流入させる。細胞へのイオンの流入はシナプス電位を発生させ、受容体の種類とイオンの種類に依存して細胞を興奮させたり、抑制させたりする。ほとんどすべての細胞は、その細胞外膜の上に興奮性および抑制性の両方の受容体を持っている。

一九五九年、クリーヴランドのウエスタン・リザーヴ大学のアール・サザーランド、セオドア・ラールとその学生らにより、その後エール大学のポール・グリーンガードによって、第二のグループの受容体が見つかった。彼らは、神経伝達物質はイオンチャネルを含まない別のクラスの受容体にも作用することを発見した。これらの受容体は、シナプス後細胞に対して、数ミリ秒よりはるかに長い時間作用する。これらは、シナプス後細胞の代謝、つまり細胞内部にある生化学的装置のはたらきを必要とすることから、「代謝調節型受容体」と呼ばれている（**図3－2下**）。イオンチャネル型受容体の場合と同じように、それぞれの代謝調節型受容体も興奮性あるいは抑制性の作用のどちらかを起こすことができる。

一つの神経伝達物質が代謝調節型受容体に結合すると、細胞内の酵素を活性化し、セカンドメッセンジャーあるいは細胞内メッセンジャーと呼ばれる低分子量の細胞内シグナル伝達分子の濃度を変化させる。セカンドメッセンジャーの機能は、神経伝達物質、つまりファーストメッセンジャーあるいは細胞外メッセンジャーにより細胞膜表面で開始された作用に関する情報を細胞体の内部あるいは樹状突起へと伝えることである。セカンドメッセンジャーは、細胞内のさまざまな機能に影響するので、広範囲に長時間作用する。しかし、特定の細胞では多数のセカンドメッセンジャーが存在していて、それぞれは独自の受容体によって活性化される。これらの異なるメッセンジャーは、同一もしくは異なった伝達物質に反応する。

最初に発見されたセカンドメッセンジャーはｃＡＭＰ

先に述べたように、最初に知られるようになったセカンドメッセンジャーは、サザーランドとラールが発見した環状アデノシン一リン酸（ｃＡＭＰ）だ。ｃＡＭＰ（サイクリックＡＭＰ）は、アデノシン三リン酸（ＡＴＰ）と関連している。ＡＴＰは、生物にとって必要なエネルギーをつくり出しており、細胞にとって不可欠の分子である。

ｃＡＭＰは、アデニル酸シクラーゼという酵素によってＡＴＰから合成される。代謝調節型受容体は、その酵素を活性化することによってＡＴＰをｃＡＭＰに変換させて、ｃＡＭＰ量を増加させる。ｃＡＭＰに関する発見はグリーンガードの研究からもたらされた。それによると、ｃＡＭＰは一個の細胞の中のさまざまな生化学的過程に関与し、このようなはたらきの大部分は一つのタンパク質、つまりｃＡＭＰ依存性プロテインキナーゼ（それは最初に発見されたプロテインキナーゼであることから、プロテインキナーゼＡあるいはＰＫＡとも呼ばれている）の活性化によって起きているというのだ。

キナーゼは、タンパク質にリン酸基（リンと酸素を含むマイナスの電荷を帯びた化学基）を付加する。タンパク質にリン酸基を付加することは、リン酸化と呼ばれる生化学的反応で、そのタンパク質の電荷や立体構造を変え、それによってそのタンパク質の活性を変化させる。多くのタンパク質はリン酸化により活性化されたり不活性化されたりする。

どのようにしてｃＡＭＰはｃＡＭＰ依存性プロテインキナーゼ（ＰＫＡ）を活性化させるのか？多くのタンパク質のように、ＰＫＡは多量体であり、サブユニットと呼ばれるより小さな数個のタンパク質から構成されている。ＰＫＡは、四つのサブユニットからなり、それらがいっしょに結合して一個の多分子タンパク質複合体を形成している。これらのサブユニットのうち、二個は触媒サブユニットで、キナーゼ酵素の強力な活性を持つ成分から構成されている。他の二個は調節サブユニットで、それらが結合していると触媒サブユニットの活性は抑制される。調節サブユニットだけがｃＡＭＰを認識できるため、ｃＡＭＰの濃度が上昇すると、調節サブユニットはｃＡＭＰと結合して変形し、触媒サブユニットを解離するようになる。これによって、触媒サブユニットは、活性化したキナーゼとしてはたらき、標的タンパク質をリン酸化する。

このように、セカンドメッセンジャーは少なくとも三つの機能をはたしている。第一に、細胞外シグナルを細胞内へもたらす。第二に、そのシグナルを増幅する。たとえば肝臓の細胞では、伝達物質のアドレナリン一分子を細胞外の表面に投与すると、その一分子が糖であるグルコース一〇億分子を細胞内へ放出させるトリガーとなる。第三に、そのシグナルに応答して、数多くの細胞機能を調節する。シナプスに放出された神経伝達物質がわずかであっても、セカンドメッセンジャーを用いることによって、シナプス後細胞における一連の生化学的現象をトリガーできるのである。さらに、Ca^{2+}のような別のセカンドメッセンジャーは、ｃＡＭＰの活性を修飾することができ、ある細胞ではｃＡＭＰの作用を増強し、別の細胞ではその作用を抑制したりする。

ｃＡＭＰ－ＰＫＡ系はどのように行動を変えるか？

いままで見てきたように、ｃＡＭＰセカンドメッセンジャー系は、エラ引っ込め反射の鋭敏化において重要であることが明らかとなった。尻尾への刺激は介在ニューロンを刺激してセロトニンを放出させ、そのセロトニンが感覚ニューロンの代謝調節型受容体に作用してｃＡＭＰ量を増加させることをジェームズ・シュワルツ、ハワード・セダー、ライズ・バーニアーとカンデルおよびジャック・バーンとトム・カレウらが発見した。さらに感覚ニューロンにその修飾性伝達物質であるセロトニンを作用させるだけで、cAMP量が増加することがわかった。そして、cAMP増加の時間経過は、鋭敏化のための短期記憶の時間経過とほぼ一致していたというのだ（**図3－3**）。

つぎにマルセロ・ブルネリ、カステルッチとカンデルは、cAMPが神経伝達物質の放出を促進させるのに必要十分であるかを検討した。彼らは、cAMPを感覚ニューロンに直接注入することによって、この操作が感覚ニューロンとそれらの標的細胞との間の結合を強化し、セロトニン投与あるいは尻尾を刺激した場合に見られたのと同じように伝達物質放出の促進効果を引き起こすことを見出した。

カステルッチ、シュワルツとカンデルは、当時、エール大学にいたポール・グリーンガードとの共同研究により、この実験をさらに単純化して、一つのタンパク質であるPKAの触媒サブユニットを感覚ニューロンへ注入した。その結果このタンパク質だけで、伝達物質の放出が増強されたのである。逆に、感覚ニューロンにPKAを阻害する物質を注入すると、その増強効果は妨害された。これらの研究によって、代謝調節型セロトニン受容体とそれらが活性化するセカンドメッセンジャー系の両方が、感覚ニューロンと運動ニューロンの間の結合を短期的に強化するのに必要十分であることが示された。その後この信号カスケード（連鎖）は、鋭敏化に必要な短期記憶のシナプス変化に重要なはたらきがあることがわかった。

伝達物質の放出を調節するK^+チャネル

では、ＰＫＡの触媒サブユニットはどのようにはたらき、神経伝達物質の放出を増強するのであろうか？　この疑問に答えるために、スティーヴ・シーゲルバウムとカンデルは、ｃＡＭＰとＰＫＡが作用する標的タンパク質を調べ、セロトニン、ｃＡＭＰそしてＰＫＡのすべてが作用する標的として新しいカリウム（K^+）チャネルを発見し、Sチャネルと命名した（セロトニンによって修飾されるチャネルのため）。このチャネルは、静止時には開いており、ｃＡＭＰが作用すると閉じる。その後バーンらは、セロトニンとｃＡＭＰが第2のK^+チャネルを流れる電流を減少させることを発見した。これらのチャネルが開いたときに流れるK^+電流は活動電位の持続時間（活動電位を終わらせるタイミング）を決めており（訳注：一回の活動電位はNa^+チャネルの開口で開始し、K^+チャネルの開口によって終了する）、これら二種類のK^+チャネルが閉じると活動電位の持続時間は延長する。活動電位が延長されると、より多くのCa^{2+}がシナプス前細胞へ流れ込み、伝達物質の放出を増強することになる。さらに、ｃＡＭＰとＰＫＡは、Ca^{2+}には依存しない別の経路でも伝達物質放出を促進する。このCa^{2+}非依存性経路は、シナプス小胞の動員（放出に利用できるようにすること）

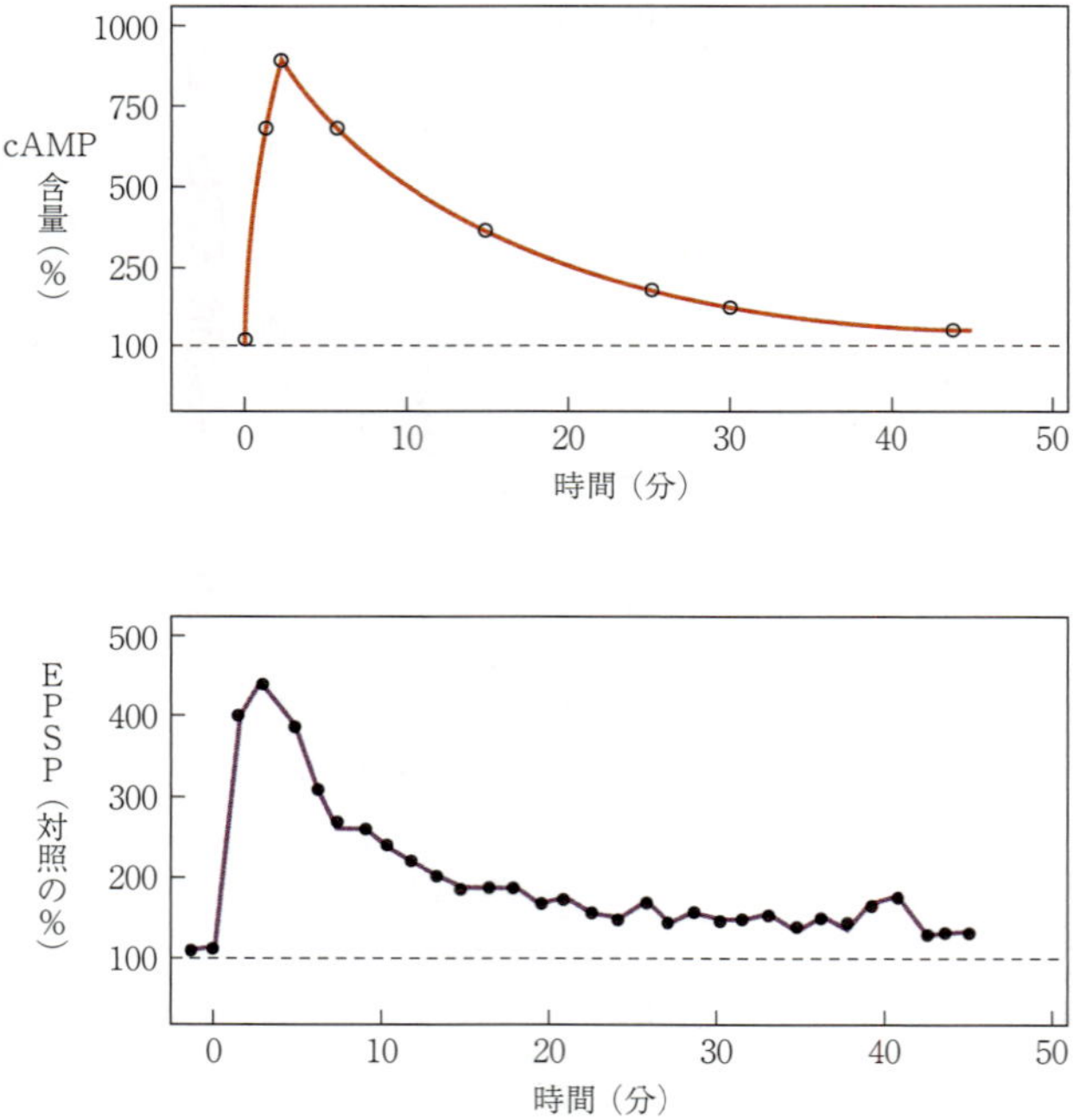

図 3-3　鋭敏化のための短期記憶の時間経過は、アメフラシ腹部神経節における cAMP 濃度上昇の時間経過とよく一致する。
上図 ：cAMP 濃度上昇の時間経過。アメフラシの腹部神経節をセロトニンに 5 分間浸すと、cAMP 量の増加が引き起こされる。
下図 ： 感覚ニューロンへの 10 秒に 1 回の刺激に応答して、運動ニューロンで記録された興奮性シナプス後電位（EPSP）の増加に関する時間経過。鋭敏化を起こす一連の刺激を尻尾の神経へ加えたあと、そのシナプス電位は cAMP 存在量とよく一致した時間経過で上昇、下降する。このことは、cAMP が鋭敏化に役割をはたしていることを示唆している。

と膜への融合を促す分子装置としてはたらき、この経路がｃＡＭＰとＰＫＡで刺激されると、神経伝達物質の放出が促進されるのである（図３－４）。

鋭敏化に関するこれらの研究から、短期的なシナプス可塑性を達成するためのニューロンの分子機構の概要が明らかになってきた。学習をしているときに放出される修飾性神経伝達物質は、その学習の鍵となっているニューロン内のセカンドメッセンジャー・シグナル伝達経路を活性化し、その活性を数分間持続させる。ｃＡＭＰを動員することによって、セカンドメッセンジャー経路は伝達物質の作用をさらに増幅し、ｃＡＭＰはＰＫＡを通してイオンチャネルおよび伝達物質放出の分子装置を修飾する。このような機構によって、短期記憶が保持される全期間にわたってシナプス結合は強化されることになる。後で見るように、異なる学習過程は異なるセカンドメッセンジャー系を動員するが、短期記憶に関与する主要な分子的原理はほぼ同じしくみになっている（図３－５）。

これらの研究から、シナプスに記憶が貯蔵されるためには、複雑なしくみが巧妙にはたらいていることが明らかになった。シナプスは、多数の分子経路を思いのままに操作でき、さまざまな時間枠でそれらの活性を維持させることにより、一回の活動電位によって放出される神経伝達物質の量を増やしたり減らしたりできるのである。その結果、一種類のシナプスであっても、多数の記憶を貯蔵する部位として最適化されているのである。

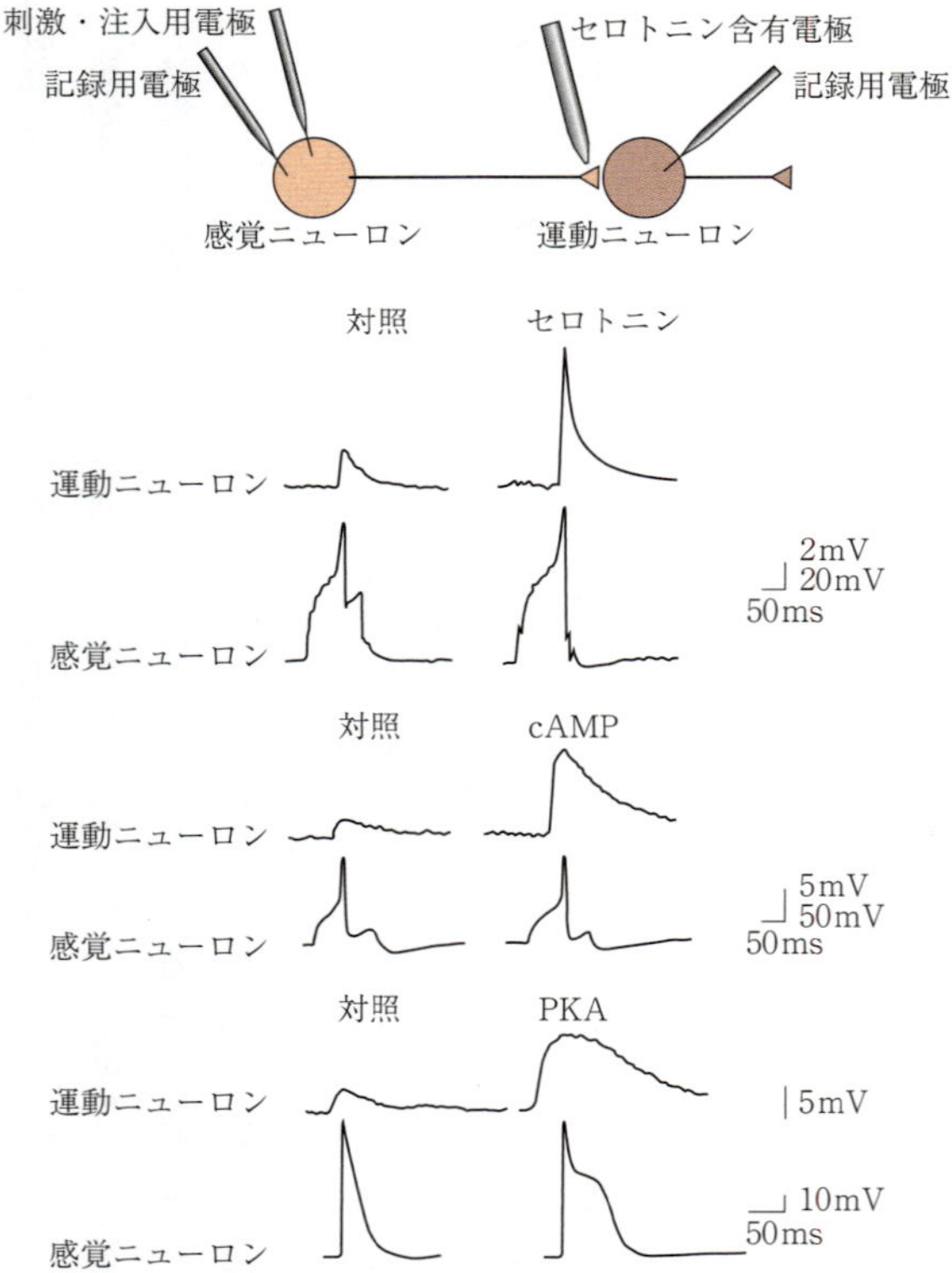

図 3-4　エラの運動ニューロンにシナプスをつくった感覚ニューロンに、3つの物質のうちの一つを投与する一連の実験。感覚ニューロンの外側表面にセロトニンを投与、または感覚ニューロンへcAMPまたはPKAを直接注入した。投与もしくは注入後、刺激電極で感覚ニューロンを刺激すると、感覚ニューロン活動電位は、運動ニューロンにより大きな応答を引き起こした。注入実験はPKAのもう一つの作用を証明した。つまり、PKAの注入によりK^+チャネルが閉じ、結果として感覚ニューロンにおける活動電位の幅が広がった。

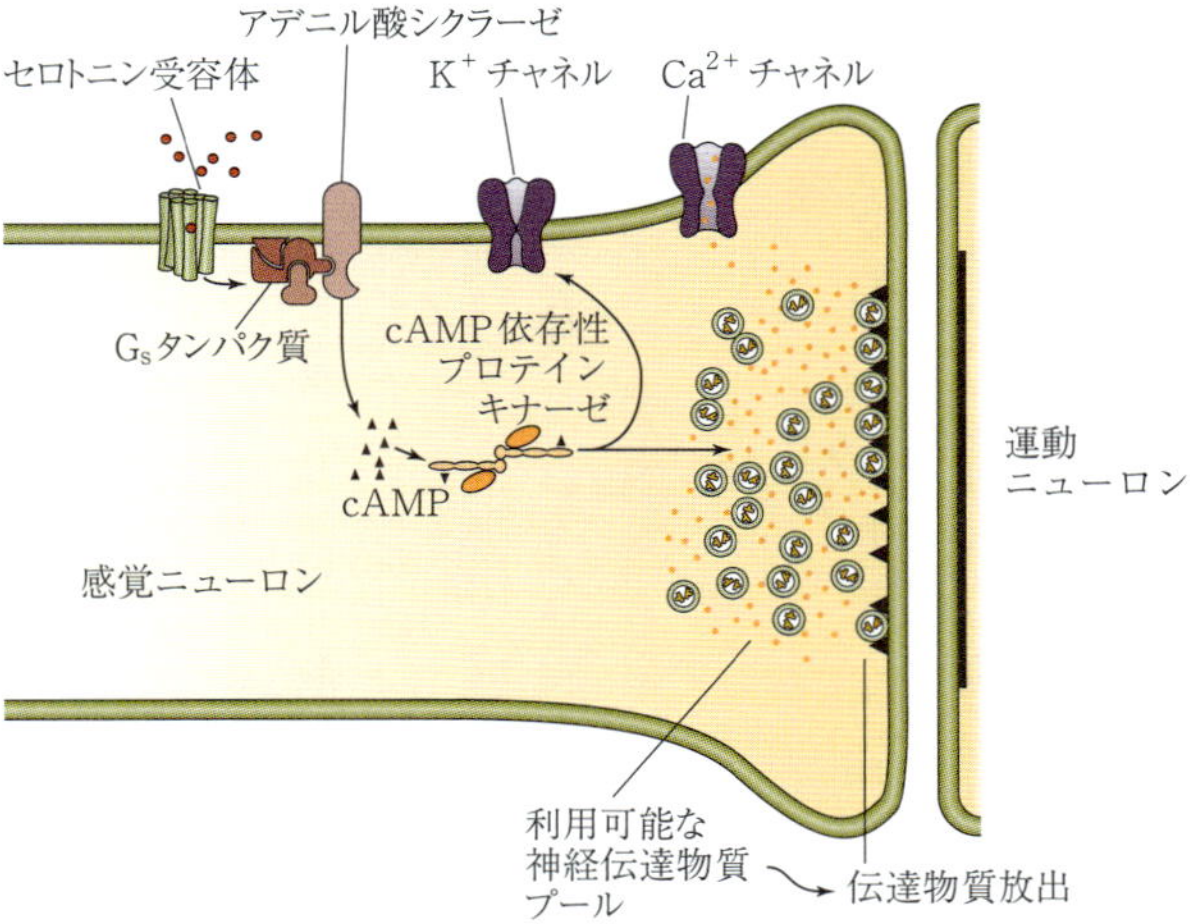

図3-5　感覚ニューロンのシナプス前促通（伝達物質放出の増強）に関与する生化学的反応過程。セロトニンは代謝調節型受容体に結合したのち、共役タンパク質のG_sを含めた一連の過程を通して、酵素アデニル酸シクラーゼの活性化、cAMP量の増加、そして最終的にcAMP依存性プロテインキナーゼ（PKA）の活性化を引き起こす。PKAは、少なくとも2つの部位へ作用する。第一に、PKAはK^+チャネルを閉じ、活動電位の幅を広げ、その結果としてカルシウムチャネルを通じたCa^{2+}流入の増加を引き起こす。したがって活動電位の幅が広くなることは、最終的に伝達物質の放出を増加させることになる。第二に、PKAは、放出機構における、ある種のまだ特定されていない過程に直接作用する。

これらの発見は、哲学的な暗示を含む。このｃＡＭＰ経路は、記憶の貯蔵にとって特別なもので、神経細胞だけに特化しているのではなく、身体のその他多くの細胞、たとえば腸、腎臓、肝臓などの細胞にも長期的な作用を引き起こすために使われている。事実、セカンドメッセンジャー系のうちで、ｃＡＭＰ系はおそらくもっとも原始的であり、進化の歴史の過程で保存されてきたものである。それは、細菌のような原始的な単細胞生物に存在する唯一のセカンドメッセンジャー系であり、そこでは飢餓を伝えるシステムとしてはたらいている。したがって、脳の記憶貯蔵機構は、ある特化した分子群を創造するために進化してきたわけではなく、また記憶だけのための特別のセカンドメッセンジャー系を使っているわけでもない。むしろ脳は、他の細胞で別の目的に使われている効率的なシグナル伝達系を記憶のために選び出しているのである。

進化はガラクタの集合である

実際に記憶に関する生化学の研究から、生物学の一般な原理が明らかにされてきている。進化は、新たな特定の機能を生み出すたびに、新しい特別の分子を創造するのではない。むしろ、分子生物学者のフランソワ・ジャコブが指摘しているように、進化は不器用な修繕屋であり、手持ちの遺伝子をその時々でわずかに違った様式で繰り返し再利用しているだけである。人間がコンピューターや車を再設計するときに、新しい機能を創造するために、古道具から出発することはしない。一方、進化は変異を創出することや遺伝子構造に無作為な変化（突然変異）を起こしたり、あるタンパク質にわずかに違った変異を起こすことによって仕事をさせている。

大部分の変異は、中立的であるか、むしろ有害であり、生き残ることはない。ほんの一握りの突然変異だけが個体の生存や再生能力を促進し、このようなものだけが高い確率で生き残れるのである。ほとんどの場合、すでに存在する分子をわずかに修飾したり既存のタンパク質を新しい組み合わせで利用することで機能の新規性を達成している。ジャコブは、彼の著書『可能世界と現実世界（*The Possible and the Actual*）』の中で、進化のこのような特性を以下のように記述している。

「自然淘汰のはたらきは、エンジニアのはたらきと比べられるかもしれないが、この比較はあまり適当ではない。第一に、進化の過程で起こることとは対照的に、エンジニアはあらかじめ設定した計画に従ってはたらく。第二に、新しいシステムをつくるエンジニアは、必ずしも古いものから作業するわけではない。電球はロウソクから生まれたのではなく、ジェット・エンジンは内燃機関から派生したのではない。エンジニアは何か新しいものをつくるとき、その目的に合わせて用いる材料や機械のために描いた新しい青写真を持っている。優良なエンジニアが新たに製造するものは、そのときの技術で可能な限り完璧なレベルに到達している。

一方、進化は完全からはほど遠い。進化は、ゼロ（何もないところ）からイノベーションを生成しているのではない。進化はすでに存在するものにはたらきかけ、システムに新しい機能をあたえるか、いくつかのシステムを組み合わせて、より複雑なものをつくる。進化による選択（自然淘汰）は、ヒトの行動とは異なる。もし比較しようとすれば、この過程はエンジニアリングではなく、修繕すること（フランス語で言うところの bricolage〝やっつけ仕事〟）に似ている。エンジニアの仕事は、原料を用意してそのプロジェクトにぴったり適合した工具に頼っているが、修繕屋はガラクタで間に合わせている。しばしば、修繕屋は何をつくろうとしているのかを知ることさえなく、彼の周りにあるものは何でもかんでも、たとえば古い段ボール、糸くず、木や金属の破片を用いて、実用的なものをつくることに勤しんでいる。

生き物の進化的誘導は、ある意味で、このような作業工程に似ている。多くの場合は、よく計画された長期的な展望もないまま、修繕屋はたまたま手元にある在庫品から物品をつまみ上げて、予想外の機能をあたえる。古い車輪から扇風機をつくり出したり、壊れたテーブルからパラソルをつくったりする。この過程では、進化が脚から翼をつくり、顎の一部を一対の耳にすることと大きな違いはない。ダーウィンは、すでにこの点に気づいていた。ダーウィンは、新しい構造がこれまで存在した要素からいかに巧妙に仕立てられるかを示した。それは、最初にある一つの役割をはたすことを任されていたが、そのうちに別の機能に適合するようになっていく。たとえば、もともとは花粉を柱頭に固定していた接着物質は、花粉を昆虫に付着させるように少しずつ改良されてきた。このような改変によって、昆虫による他家受粉が可能となった。同じように、多くの構造は、その時点の性質としては無意味に見えても、ダーウィンによれば、無用な解剖の部品に見えても、それらは過去のある機能の名残として容易に説明することができる……。

進化は修繕屋のように、自分の生産品を何百万年の間に、改変し創造するあらゆる機会を利用して、ゆっくりと改良し、手直ししたり、切ったり延ばしたりする」

脳もガラクタを使ってすごい仕事をする

脳は精神的プロセスにかかわる器官であることから、当初、分子生物学研究者らは脳内には新しい多くのタンパク質分子が存在すると考えていた。ところが、脳に特有のタンパク質はほとんどなく、さまざまなシグナル経路（あるいは一連のコミュニケーション）にかかわる特定のタンパク質もなかった。脳にあるほぼすべてのタンパク質は、脳以外の細胞でも類似の機能をはたすタンパク質なのである。今日我々が知っている脳に特異的なプロセスに関与するタンパク質、つまりシナプス小胞の放出のために動員されるタンパク質分子装置や、イオンチャネル型および代謝調節型受容体の役割を担うタンパク質にもいえることだ。

脳内におけるｃＡＭＰ系の特異的なはたらきは、次の二つの様式によって強化される。第一に、

ｃＡＭＰの標的であるＰＫＡは、四つのサブユニットとして利用されることで、特異性を獲得している。ＰＫＡは二つの触媒サブユニットに加えて、プロテインキナーゼの触媒サブユニットを阻害する調節サブユニットを二つ持っていることは先に述べたが、これらの調節サブユニットは、アイソフォームと呼ばれる部分的に異なった分子構造を持つものもある。細胞内の異なった場所にＰＫＡ触媒サブユニットを配置することで、これらのアイソフォームが異なった機能に関与するよう仕組んでいるのである。感覚ニューロンでは、ある特定の分子型を示す調節サブユニットだけがシナプス前終末に局在しているため、この調節サブユニットと結合できる触媒サブユニットもシナプス前終末に確実に配置されるようになっている。

第二に、このような位置関係（特異的な配置）の結果として、触媒サブユニットは、ニューロンのシナプス前終末に標的タンパク質であるK^{+}チャネルや、シナプス小胞に作用するタンパク質を接近させることを可能にし、別の細胞領域ではこのような標的タンパク質には接触できないようにしている。このため、シナプス前終末に配置されたＰＫＡは、そこではたらいているタンパク質やセカンドメッセンジャー系と相互作用できるチャンスを獲得する。実際に、ｃＡＭＰ系は単独で活動することはまれで、Ca^{2+}依存性あるいはマイトージェン（細胞分裂促進因子）活性化プロテインキナーゼ（ＭＡＰキナーゼ）のようなセカンドメッセンジャー系といっしょに作用する（詳しくは第7章で述べる）。このような協調作用は、記憶貯蔵のしくみを考えるうえで重要な性質である。これらの複数の性質を示すことによって、一つの共通したｃＡＭＰセカンドメッセンジャー系がさまざまな記憶貯蔵のメカニズムでも独特な役割をはたせるようになるのである。

古典的条件づけ

パヴロフの犬の実験

我々はこれまで、二つのもっとも単純な学習の例として馴化（慣れ）と鋭敏化について見てきた。これらの学習様式はいずれもある決まった刺激の性質（非連合的な刺激）だけを学習すればよいからである。二つの刺激を関連づけるためには、「古典的条件づけ」と呼ばれるより複雑な学習が必要となる。一般には、古典的条件づけは反射の応答性を増強し、より長く継続させる。これはどのようにして起こるのだろうか？

古典的条件づけは、二〇世紀の初頭にイワン・パヴロフによって最初に報告された（**図３－６**）。イヌの消化性反射を研究しているときにパヴロフは、一匹のイヌが過去にそのイヌに給餌したことのある係員が近づいてくるのを見ると唾液を出しはじめることに気づいた。唾液分泌は、見かけは中立刺激である係員によって引き起こされる。したがって、最初は中立（つまり弱いか無効）な刺激が、強い刺激と連合されることによって応答が有効に引き起こされることにパヴロフは気

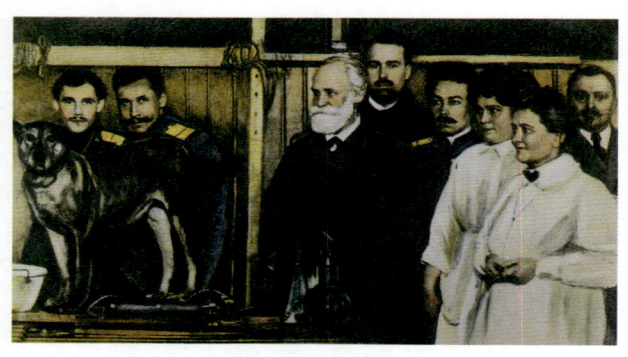

図3-6　イワン・パヴロフ（中央の白い髭の男性）。ロシア軍医学アカデミーの学生の前で、イヌの条件反射を実演している。

づいた。この場合、その研究に関与していた係員は、最初は無効あるいは「条件」刺激（CS）であったが、その係員と有効あるいは「無条件」刺激（US）であるイヌのエサと連合されることによって、二つの刺激は組み合わされ連想されることになった（訳注：「条件刺激」はそれ自身では応答を起こさないが、無条件にいつでも応答を起こす「無条件刺激」と連合して繰り返し提示されていくうちに、条件刺激だけ提示しても応答が起こるようになる）。つまり、二つの刺激が繰り返し組み合わされたあとでは、条件刺激、すなわち係員は、いつのまにか唾液分泌を引き起こすことができるようになる。そのため、彼はこの唾液分泌を条件づけ反応（CR）と名づけた。

　無条件刺激であるエサをあたえるのをやめても、条件刺激である係員を見るだけで、条件づけ反応（唾液分泌）を引き起こすようになった。しかし、エサをあたえずに係員だけを繰り返し提示していると、しばらくして反応の消去がはじまり、係員がいても唾液分泌を誘発する能力は次第に低下していった。

パヴロフのこの発見は、きわめて根元的なものであると直ちに認識されるようになった。紀元前三五〇年頃には、ギリシャ人哲学者のアリストテレスは、学習には思考の連想が関係しているとすでに示唆している。「我々は連想によって学習する」という提唱は、一八世紀にジョン・ロックと近代心理学の先駆者であるイギリスの経験主義哲学者たちによってさらに発展していった。パヴロフの洞察が優れていたのは、単純な反射行動を思考の連想に結びつけたことであり、さらに思考を連想させるため二つの出来事、つまり二つの刺激（条件刺激と無条件刺激）の連合を調べる実験方法を開発したことであった。

条件刺激・無条件刺激の間隔が鍵をにぎる

パヴロフの独創的な研究にはじまって、古典的条件づけは学習に関する研究で特別な位置を占めるようになった。つまり古典的条件づけは、我々が二つの出来事を関連づけて学習できることを示すもっとも単純で明瞭な原理の例となった。ある人が条件づけられたということは、その人、つまり彼あるいは彼女は、連合するように学習した出来事について二つの規則を学んだということである。

まずはじめの基本的な規則は、「時間的近接性」に関係している。つまり、その人は一つの出来事、すなわち条件刺激（CS）をまず学習する。この条件刺激CSは、厳密な時間間隔、たとえば一秒前に、第二の強化のための出来事（つまり無条件刺激US）より先行してあたえられなければならない（訳注：CSとUSがあたえられるタイミングは、二つの出来事の連合が獲得されるかどうかを決める重要な要因である）。

二つ目の規則は、「付随（従属）性」である。係員というCS（条件刺激）が、エサというUS（無条件刺激）の出現を予測することを学習させる。この第二の規則は、特に重要である。単純な動物は、彼らの環境の中で、さまざまな出来事の間の関係性を予測しなければならない。彼らは、食べられる食物を有毒な食物から識別しなければならないし、捕食者とエサを区別しなければならない。動物は、二つの方法のうちどちらか一方によって適切な知識を獲得することができる。つまり、その知識は生得的でその動物の神経系の回路に生まれつき組み込まれているか、あるいは生後の経験を通して学習されるかのどちらかである。知識を獲得するためのプログラムが生得的なものだけに限定されている場合よりも、生後の学習を通して知識を獲得できることによって、動物はきわめて多様な刺激に適切に応答できるようになる。

古典的条件づけの特徴である、二つの出来事が関連して起こることを予測するのは、外界の物理的世界を支配している「原因と結果の法則」とよく似ている。したがって動物の脳は、いっしょに起こる事象をまず予測し、互いに関連していない事象からそれらを区別できるように設計された神経機構を進化させてきたと考えられる。脳内にこのような機構が存在しているとすれば、動物がこうした条件づけをすることができるという事実をうまく説明できる。

このことから、条件刺激（CS）によって無条件刺激（US）の出現を予測することを動物が学習できるようになるためには、CSとUSの間にある最適な時間間隔が必要であるという発見とも一致してくる。この時間間隔は、似たような種類の連合学習をする際、すべての動物種で類似している。このような制約条件があることは、出来事の間の近接性を検出するためのメカニズムは、カタツムリからハエ、さらにはマウスやヒトに至る進化の歴史を通して保存されてきたことを示している。たとえば、有害な無条件刺激が関与する学習では、条件づけを起こすためにCSとUSを同時に提示することは効果的とはいえない。CSが短い間隔でUSに先行し、その二つの刺激が同時に終了するときに、最良の学習が得られるのである。この種の条件づけでは、CSの開始とUSの開始の間のもっとも適した間隔は、通常二〇〇ミリ秒から一秒である（特別な場合には、最適間隔はもう少し長いこともある）。

古典的条件づけにおいて、予測に関する規則性を学習して記憶として貯蔵する能力を動物にあたえる神経機構は、どんなものであろうか？　古典的条件づけの時間的な近接性は、どのように説明すればよいか？　近接性に関与するメカニズムを調べるにあたり、最初に以下の疑問を呈さなければならない。近接性は、多くの細胞がいっしょに相互作用している複雑なネットワークの性質に起因するのであろうか？　あるいは、それは個々の特化した細胞の性質によるものであろうか？　もし、それが個々の細胞の性質だとしたら、分子レベルにまで還元して理解できるのであろうか？　記憶の貯蔵のために重要な分子は、連合的な性質を持っているのだろうか？

学習に関する初期の研究では、連合性の変化が起こるのは複雑な回路の性質が原因であると考えられていた。この仮説に最初に挑戦したのが、ドナルド・O・ヘッブである。彼は単一細胞のレベルで連合が起こるという大胆な仮説を唱えた。一九四九年にヘッブは、学習により連合が起こるとシナプスは強化され、相互に結合した二つの神経細胞が同時に興奮したときに、連合学習が成立すると主張した。シナプス前細胞の活動がシナプス後細胞に発火を引き起こすこと、つまり二つの細胞に同時発生的に活動が起こると、これらの細胞をつなぐシナプスの結合性（伝達効率）が強化されるというのだ。

さらに一九六五年、パリのマーレー研究所でカンデルとラディスラフ・タウクは、第二の細胞機構を提唱した。それは、CS経路に存在する一個のニューロンの活動と、そのCS経路のニューロンからシナプス結合を受ける修飾性ニューロンの活動が同時に起こると、そのシナプスのはたらきは強化されるという説である。一種の古典的条件づけエラ引っ込め反射では、これら両方のメカニズムが使われていることが徐々に明らかになってきた。

タイミングの重要性

学習は蓄積される

一九八三年にトム・カレウ、エドガー・ウォルターズ、ロバート・ホーキンスとカンデルは、アメフラシのエラ引っ込め反射が古典的条件づけ反射であることを見出した。この発見は、それ自体かなり興味深いことである。なぜならこの発見は、比較的単純な動物における反射行動が連合学習によって変えられることを明らかにしたからである。

アメフラシの古典的条件づけでは、水管を軽い接触あるいはきわめて弱い電気ショックで刺激（ＣＳ）し、つぎに強い電流を尻尾へ加える（ＵＳ）。これらの二つの刺激を組み合わせて一〇回ほどあたえると、水管への軽い刺激だけで、エラと水管の両方が引っ込め反射を起こすようになる。この引っ込め反射は、訓練期間中に二つの刺激をバラバラにあたえた場合よりも有意に大きくなる。つまり学習の効果は、訓練期間中に蓄積していき、数日間にわたって保持されることになる（**図３－７・図３－８**）。

対照実験として、カレウらは、別のＣＳ経路として皮膚付属器官である外套を刺激した。この外套に加えた刺激は、尻尾への刺激と組み合わせなかったので、実際には条件づけを引き起こさなかった。

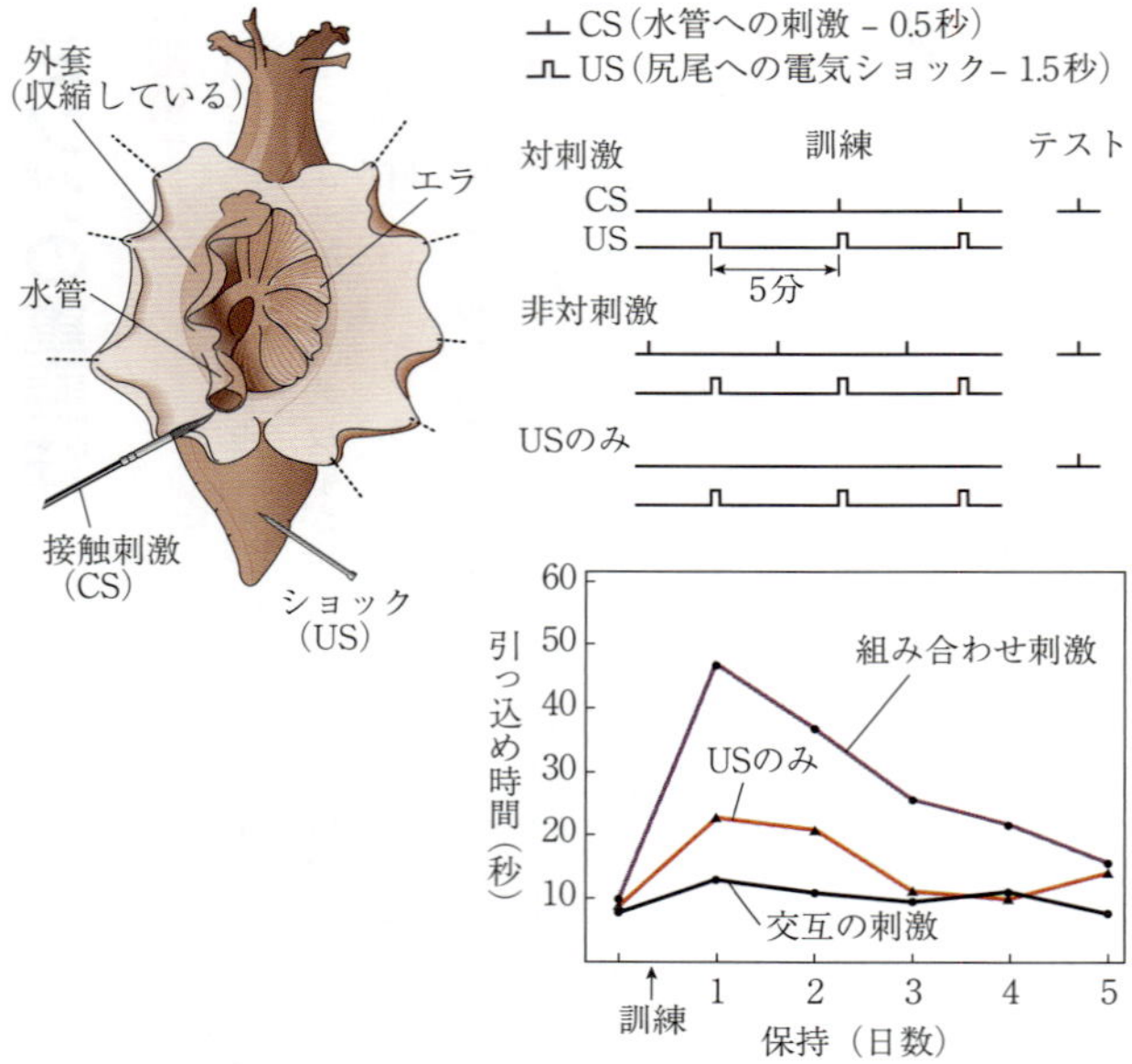

図 3-7　左図：アメフラシの古典的条件づけにおいて、軽度の触刺激（条件刺激：CS）を水管にあたえ、電気ショック（無条件刺激：US）を尻尾にあたえる。
右上図：3 種類の訓練を受けた 3 群の動物を比較した実験。第 1 群は、CS と US とが時間的に同期して、すなわち組み合わされてあたえられた。第 2 群は、CS と US が 2.5 分間隔で交互にあたえられた。
第 3 群は、US だけがあたえられた。
右下図：訓練のあと、CS だけを 24 時間ごとに 1 度、毎日提示した。両方の刺激を組み合わせて訓練した群（第 1 群）が、もっとも強い応答を示した。

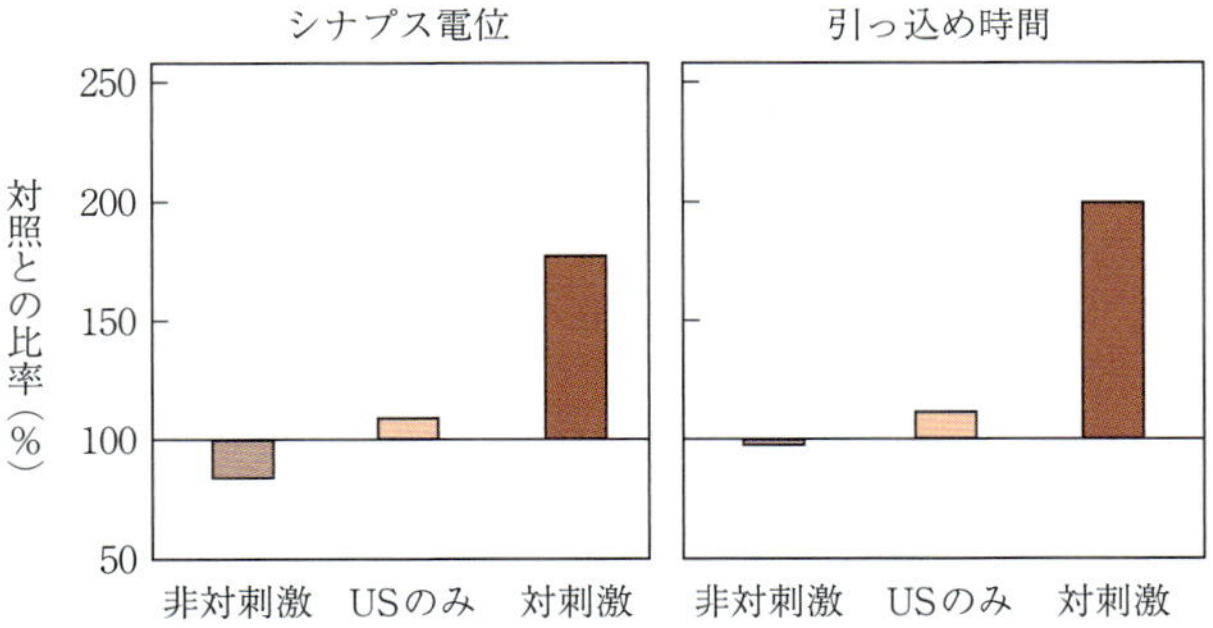

図 3-8　CSとUSを時間的に組み合わせて訓練された群の動物だけが、その後、CS単独で提示したときに強く応答した。時間的に組み合わせないで両方の刺激をあたえられた群は、実際にはUSに馴化してしまい、訓練後にあたえられるCSに対して正常より弱い応答を示した。

この古典的条件づけでは、CSがUSをおよそ〇・五秒先行したときだけに起こる。それは、間隔が二秒、五秒あるいは一〇秒だったり、USがCSに先行した場合には決して起こることがない。この必要条件は、脊椎動物における防御反射の条件づけの多くの場合でも厳密に守られている。このような反射には、もう一つよく研究されたウサギにおける瞬目反射条件づけがあるが、これは第9章で検討する。

古典的条件づけは神経伝達物質の放出増加で起こる

刺激の時間的な組み合わせを成立させるために、神経系内で何が起こっているのだろうか？この反射に関係する一つの構成要素――感覚ニューロンと運動ニューロンの間を結合しているシナプス――にどのような変化が起こるかは、これまでわかっていた。そこでは、感覚ニューロンが条件づけされた後では、鋭敏化の場合より多くの神経伝達物質が放出されるということを、ホーキンス、ライス・エリオット、トム・エイブラムス、カレウとカンデル、さらに独立してバーンとウォルターズのグループが見出した。彼らは、この伝達物質放出の増強を「活動依存性の増強」と呼んだ。したがって、古典的条件づけ反射は、鋭敏化と同じメカニズムで起こると結論できる。

行動の条件づけが起こるには、条件刺激（CS）と無条件刺激（US）は、同一の感覚ニューロンを順序正しく、厳密な時間間隔で興奮させなければならない。古典的条件づけは、鋭敏化とある程度は似たように進行する。尻尾に加えたショックは、水管の感覚ニューロンの神経終末の上に結合している修飾性介在ニューロンを活性化する。介在ニューロンから信号として神経伝達物質セロトニンが放出され、これが感覚ニューロンの神経伝達物質であるグルタミン酸の放出を増強する。ここまでは、鋭敏化と古典的条件づけは類似している。しかし、古典的条件づけが成立するためには、修飾性介在ニューロンが感覚ニューロンをたんに興奮させるだけでは不十分である。つまり、修飾性介在ニューロンは最適のタイミングで感覚ニューロンを興奮させなければならないからだ。そのタイミングとは、皮膚への接触による条件刺激が感覚ニューロンを興奮させた直後の正しい時点である。古典的条件づけに特徴的な新しい性質は、このタイミングに関する点であり、それは「活動依存性」と呼ばれている（**図３－９**）。

水管への軽い接触によって最初に水管の感覚ニューロンが興奮し、つぎに尻尾へのショックが修飾性介在ニューロンを興奮させ、その後、介在ニューロンから放出されたセロトニンが感覚ニューロンに作用する場合にだけ、感覚ニューロンは鋭敏化の場合よりも伝達物質放出の増強が強くなる。もし尻尾へのショックの後に水管への接触によって感覚ニューロンを活動させた場合には、鋭敏化しか起こらない。これが、条件づけでは正確なタイミングを必要とする活動依存性の性質をよく説明している。

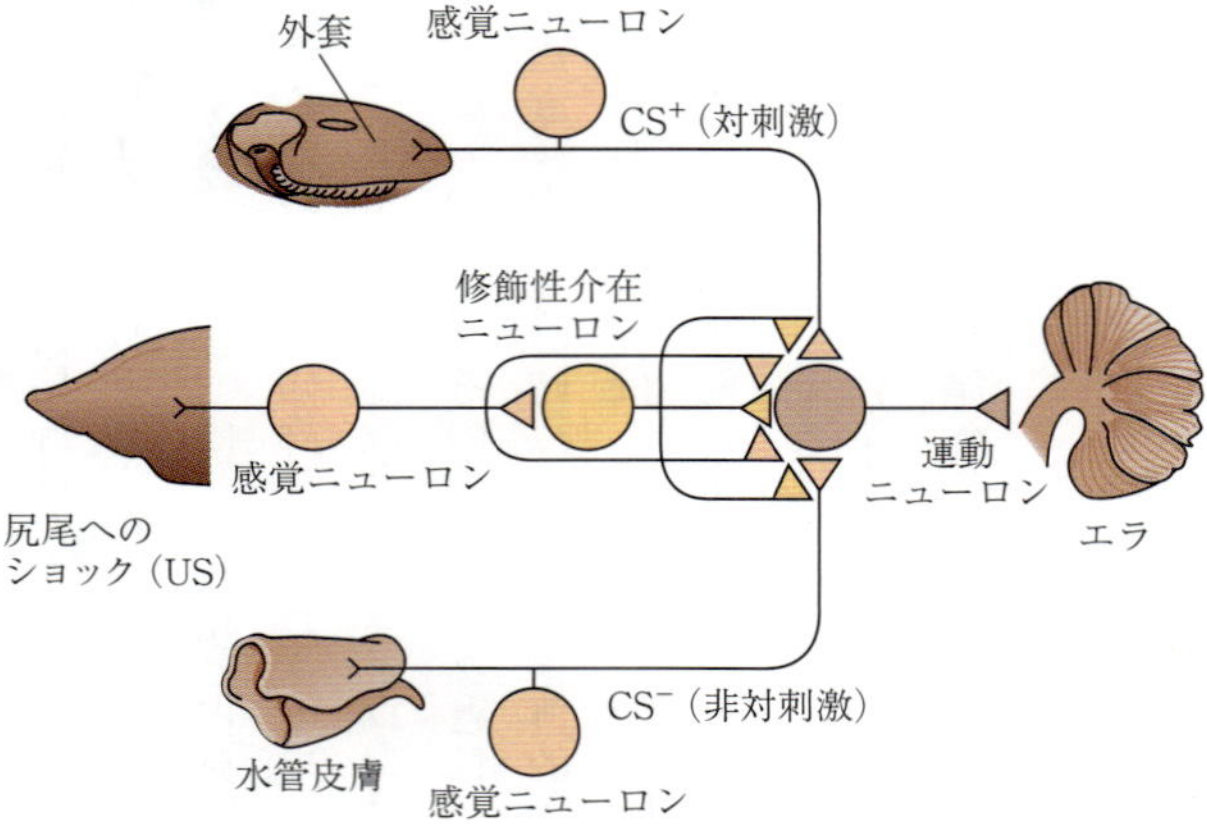
外套
感覚ニューロン
CS+（対刺激）
修飾性介在
ニューロン
感覚ニューロン
尻尾への
ショック（US）
運動
ニューロン
エラ
CS−（非対刺激）
水管皮膚
感覚ニューロン

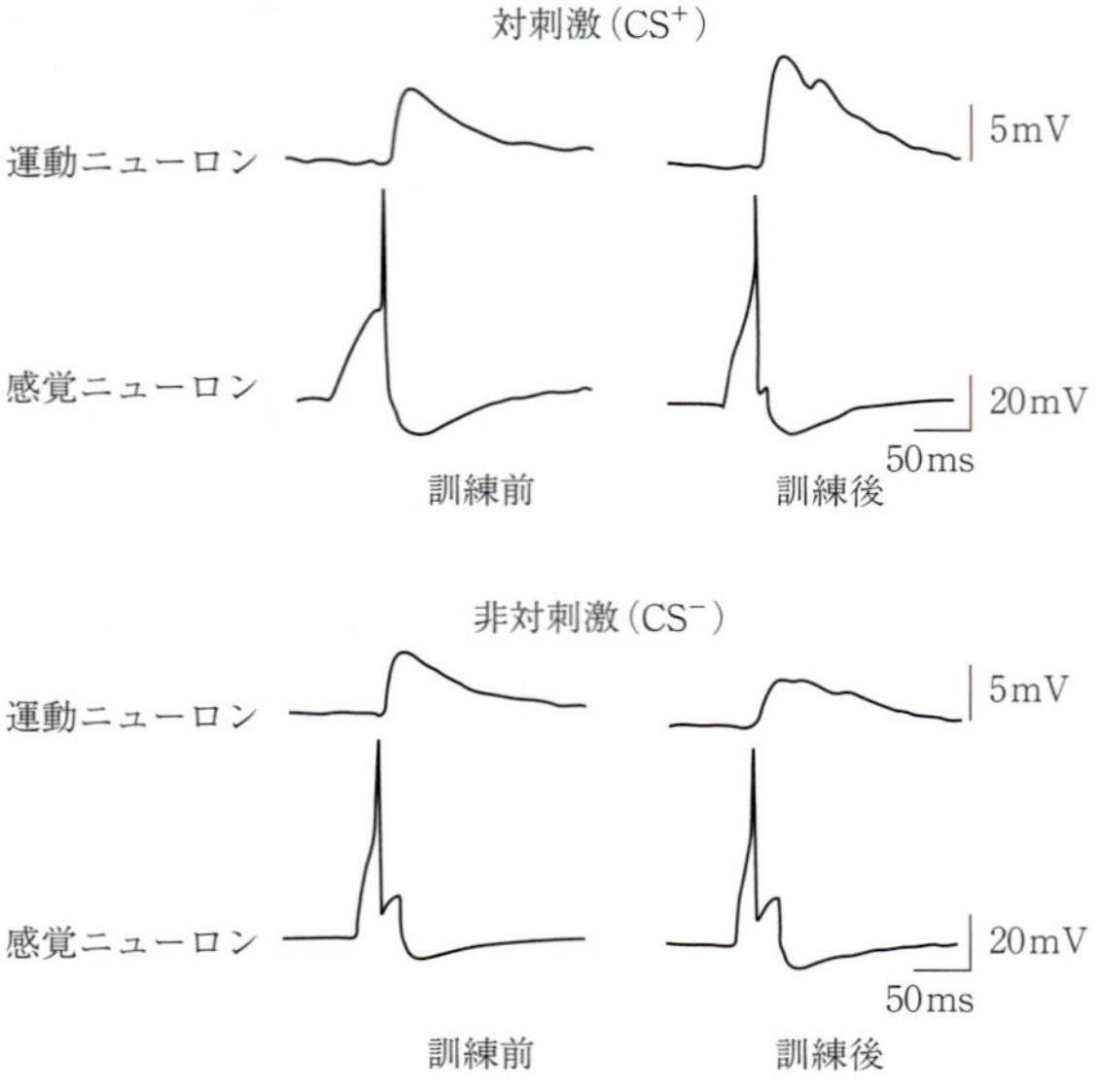
対刺激（CS+）
運動ニューロン
感覚ニューロン
5mV
20mV
50ms
訓練前
訓練後
非対刺激（CS−）
運動ニューロン
感覚ニューロン
5mV
20mV
50ms
訓練前
訓練後

図 3-9　アメフラシにおけるエラ引っ込め反射の古典的条件づけ。
上図：古典的条件づけの基盤となっている神経回路。尻尾へのショックは、尻尾の感覚ニューロンを興奮させ、その感覚ニューロンはエラ運動ニューロンを直接興奮させると同時に、外套と水管を支配する感覚ニューロンのシナプス前終末にシナプスをつくる修飾性介在ニューロンを興奮させる。これが、鋭敏化のメカニズムである。US の直前に外套に CS を加えると、CS によって外套の感覚ニューロンに誘発される活動は、尻尾のショックに応答する修飾性介在ニューロンからの刺激に対する外套の感覚ニューロンの応答性を高める。このメカニズムは、古典的条件づけのシナプス前性成分に大きく寄与する。
下図：訓練前および訓練 1 時間後に得られた興奮性シナプス後電位の記録。CS と US とを最適な時間条件で組み合わせると、感覚ニューロンからの信号に運動ニューロンがより強く応答していることがわかる。

セロトニンが鍵をにぎる

アメフラシの尻尾へあるタイミングで刺激を加えることで、どのようにして伝達物質の大量放出が引き起こされるのか？　その答えは、感覚ニューロンの発火と伝達物質放出の間で起きる一連の分子的プロセスの中にある。この過程には二つの要素が関与している。一つはシナプス前性によるもの、もう一つはシナプス後性によるものである。最初に、シナプス前要素について考えてみよう。第2章で触れたように、シナプスの活動電位が上昇するとシナプス前終末へCa^{2+}が流れこむ。エイブラムスとホーキンスは、シナプス前感覚ニューロンに流入するCa^{2+}は伝達物質放出に直接作用することに加えて、カルモジュリンと呼ばれるタンパク質にも結合することを発見した。カルシウム-カルモジュリン複合体は、つぎにｃＡＭＰを生成する酵素であるアデニル酸シクラーゼと結合する。

アデニル酸シクラーゼは、この複合体に結合した後では、尻尾へのショックに応答して放出されたセロトニンによってより強く活性化される。その結果、より多くのｃＡＭＰが合成され、ＰＫＡをより強く活性化し、その結果として多くの伝達物質が放出されるようになる。これらの実験は、アデニル酸シクラーゼが、カンデルとタウクによって予測された連合性を担う分子としてはたらいていることを裏づけたことになる。そして、信号が適正な時間で到着したときにだけ、アデニル酸シクラーゼは活性化される。はじめに、アデニル酸シクラーゼはカルシウム-カルモ

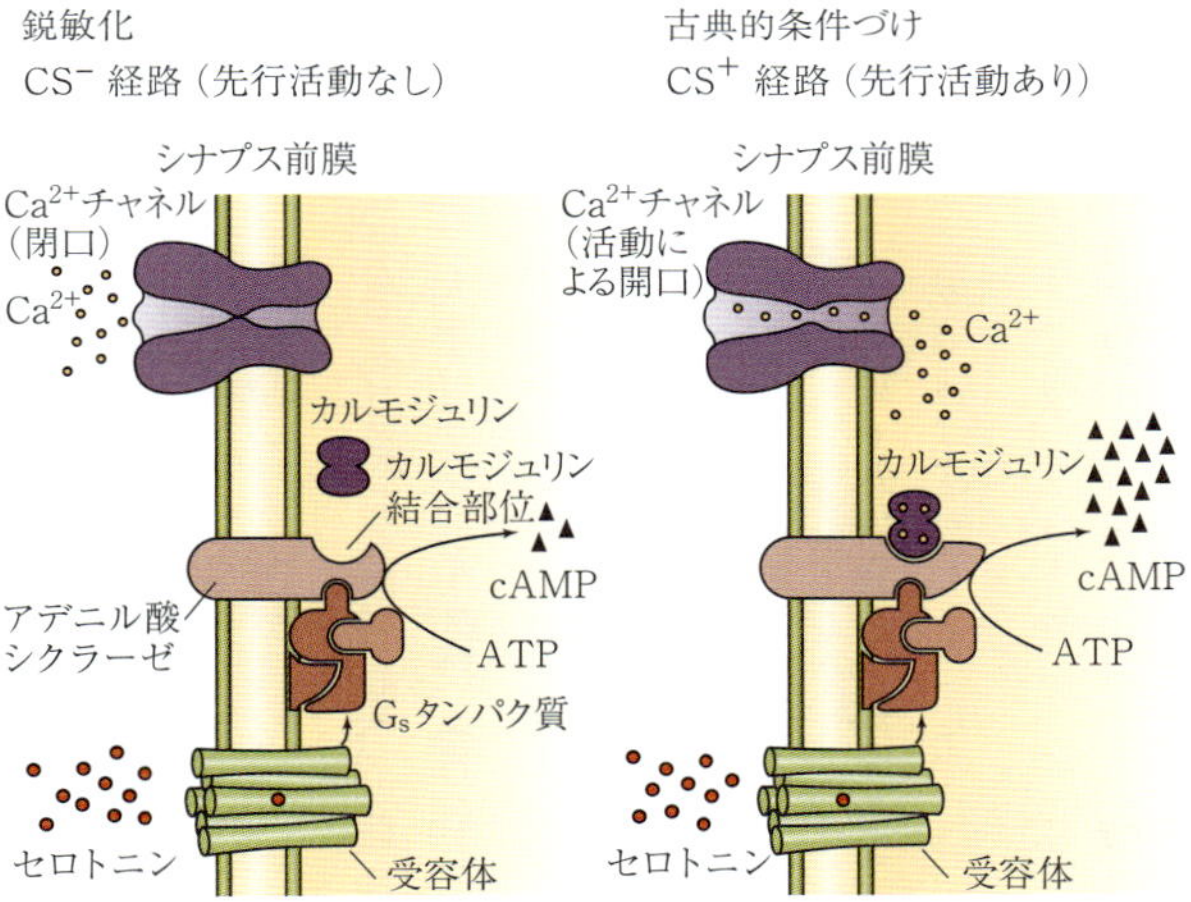

図 3-10　古典的条件づけに寄与する分子機構のシナプス前性成分。右の図に示すように、古典的条件づけの間に、シナプス前感覚ニューロンは CS で活性化され、US の直前に活動電位を発火する。このような状況下で、感覚ニューロン自身の活動電位で引き起こされたシナプス前への Ca^{2+} 流入で、カルモジュリンと Ca^{2+} が結合し複合体をつくる。この複合体は、酵素アデニル酸シクラーゼを活性化する。この効果は、US で放出されるセロトニンによって、この酵素をより容易に活性化させるようになる。その結果、先行する活動の起こらない鋭敏化のときよりも、古典的条件づけのときに、より多くの cAMP が生成される。左の図で説明されるように、US が活性化された時点で、CS 経路の感覚ニューロンに先行する活動がないときには、アデニル酸シクラーゼの活性化は少なく、cAMP の生成はより少なくなり、鋭敏化だけを導くことになる。

ジュリン複合体によって活性化する準備をする。このステップは、感覚ニューロンが活動した結果として起こる。そのつぎにアデニル酸シクラーゼは、介在ニューロンから放出されたセロトニンによって活性化される。すでに述べたように、セロトニンは代謝調節型受容体に作用し、独立した機構によってアデニル酸シクラーゼにはたらきかけるのである（**図3－10**）。

シナプス後細胞からシナプス前細胞へ逆戻りする信号

カリフォルニア大学ロサンゼルス校（ＵＣＬＡ）のデイヴィッド・グランツマンらと、その後コロンビア大学のジアンジン・バオ、ホーキンスとカンデルらが、古典的条件づけの第二の要素として、シナプス後細胞で引き起こされる機構を報告した。シナプス後細胞に起こるこの変化は、感覚ニューロンのシナプス前終末に逆戻りする信号をもたらし、より多くの伝達物質を放出させるように感覚ニューロンに指令する機構であるというのだ。この機構は、陳述記憶と関連しているので、詳しいことは第6章で再び考察する。

では、シナプス後細胞はどのように変化し、その変化はシナプス前細胞へどのように伝えられるのであろうか？　これまで見てきたように、感覚ニューロンは神経伝達物質としてグルタミン酸を使っている。放出されたグルタミン酸は、つぎに二種類のイオンチャネル型受容体を活性化させる。一つは、従来の受容体でＡＭＰＡ受容体（α－アミノ－３－ヒドロキシ－５－メチル－４・イソキサゾールプロピオン酸受容体）と呼ばれている。もう一つはカルシウムイオン（Ca^{2+}）を細胞内へ流入させることができる特別な受容体で、ＮＭＤＡ受容体（N－メチル－Ｄ－アスパラギン酸受容体）と呼ばれている。

普通のシナプス伝達および馴化や鋭敏化が起こる際には、通常のＡＭＰＡ受容体だけがグルタミン酸で活性化される。なぜなら、静止時にＮＭＤＡ受容体チャネルは、マグネシウムイオン（Mg^{2+}）によって遮断されているからである。しかしながら、ＣＳとＵＳが適切に組み合わさると、運動ニューロンは連続的な活動電位を発生させる。これらの活動電位は、運動ニューロン細胞膜の電位を減少させ、それによってＮＭＤＡ受容体チャネルからMg^{2+}を追い出すことになる。その結果、Ca^{2+}はＮＭＤＡ受容体チャネルを通って、シナプス後運動ニューロンにいっきに流れ込む。シナプス後細胞へ流入したCa^{2+}は、セカンドメッセンジャーのようにはたらき、細胞内で一連の分子的ステップを活性化させる。細胞へ入り込んだCa^{2+}が引き起こすもう一つの反応は、逆行性信号を生成することで、これがシナプス前細胞へフィードバックして、伝達物質の放出をさらに高めるようにはたらきかけることになる（**図３－11**）。

ＮＭＤＡ受容体によって引き起こされる反応は、第二の分子的連合機構、つまりヘッブが五〇年前に予測したメカニズムに従う。二つの条件が満たされたときにだけ、ＮＭＤＡ受容体は活性化され、カルシウムイオンの流入が起こるようになるというものだ。つまり、受容体はまずグル

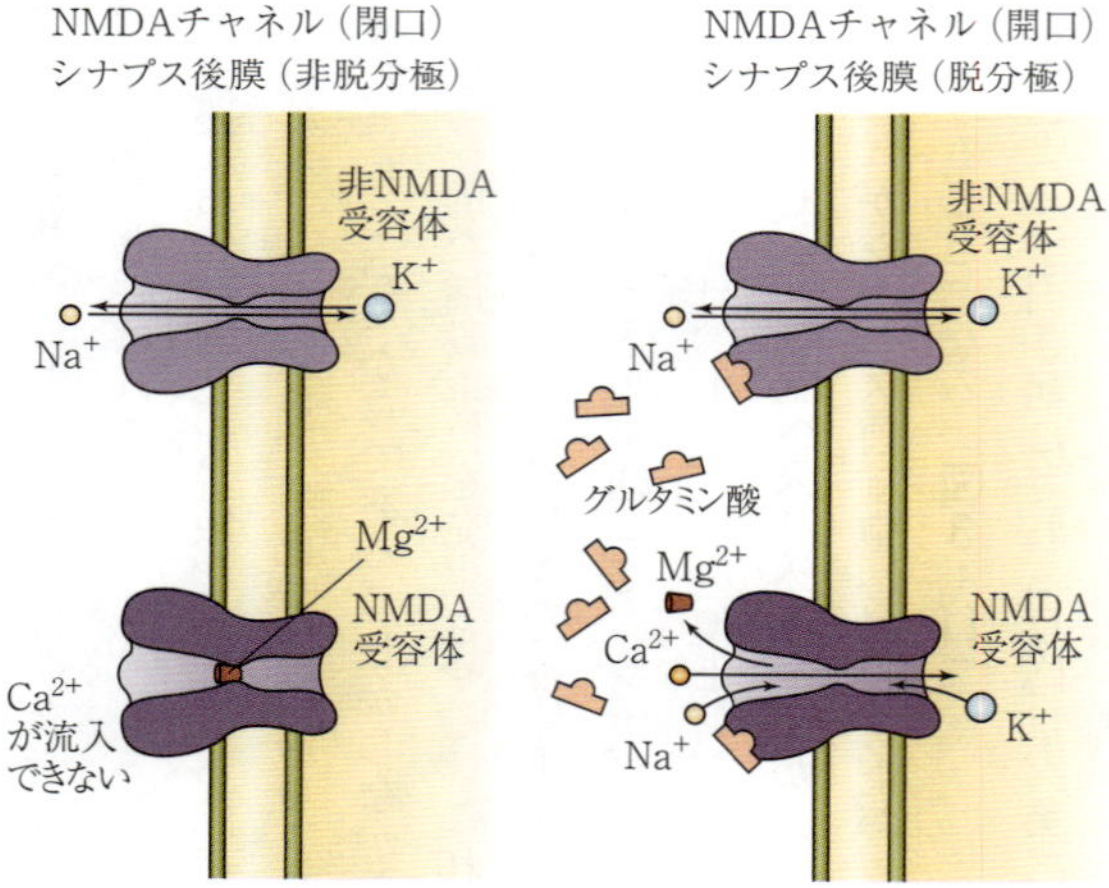

図 3-11　古典的条件づけに寄与する分子機構のシナプス後性成分。左の図は、静止状態を示している。右の図に示すように、CS と US とを組み合わせることによって引き起こされた一連の活動電位は、運動ニューロンを十分に脱分極させ、それによって NMDA 受容体チャネルから栓（Mg^{2+}が塞いでいた）を抜くことになる。カルシウムが流入し、一連の分子過程を活性化し、そのうちの一つがシナプス前ニューロンである感覚ニューロンへ信号を送り返し、感覚ニューロンにより多くの伝達物質を放出するように指令する。

タミン酸を結合しなければならない。そして、チャネルの口からMg^{2+}を追い出すのに十分なほど膜電位が低下したタイミングで、受容体にグルタミン酸が結合しなければならない。これら二つの条件が満たされたとき、つまりCSとUSの組み合わせが起こったときに、NMDA受容体チャネルを通してカルシウムイオンの流入が起こりシナプス後細胞に変化を引き起こす。そして、それがシナプス前ニューロンに信号をフィードバックすると考えられる。最初に哺乳類の脳で発見されたこのヘッブ型メカニズムの変形（バリエイション）は、陳述記憶を貯蔵するためにも用いられている。この機構については第6章でさらに詳しく考察する。

古典的条件づけに関するこれらの研究は、二つの重要な問題を浮き彫りにした。第一に、多彩な様相を持つシナプスの、別なもう一つの側面が示されているにすぎないのではないか、つまり、同一のシナプス結合が、馴化、鋭敏化、条件づけという学習に対して、それぞれ異なった記憶貯蔵プロセスで寄与しているという考えだ。第二に、細胞は、シナプス前およびシナプス後性、さらにそれらを組み合わせたシナプス可塑性の基本的メカニズムを用いることによって、学習と記憶貯蔵の複雑な様式を可能にしていることを、これらの研究は明らかにした。

突然変異がもたらした記憶への洞察

ショウジョウバエの匂いの実験

シナプス強度を変えるためのcAMP依存性機構が複雑なのは、それらの機構がさまざまな様式で用いられる柔軟性、すなわち、多数の異なった種類の記憶を貯蔵する役割を担っているからである。アメフラシの研究とショウジョウバエの研究という、きわめて異なったアプローチにもかかわらず、よく一致した結果が得られていることからもうなずける。アメフラシの研究では、細胞生物学により動物の行動を検討し、ショウジョウバエの研究では遺伝子の研究によって動物の行動へアプローチしてきた。

第1章で学んだように、生物学者たちには遺伝学的研究のためにショウジョウバエで実験することが正当であると考えている。その理由の一つは、他のどんな動物よりもショウジョウバエを使って行動を遺伝学的に理解してきた過去の実積があるからである。九〇年間の研究の結果として、ハエのゲノムを数多くの方法で操作することができるようになった。遺伝子に突然変異を起こし、変異遺伝子をクローン化し、外来遺伝子を挿入する。これらの操作は、記憶貯蔵の決定的な要素となっている遺伝子や、記憶貯蔵の鍵をにぎる遺伝子を単離することを可能にした。

ショウジョウバエの行動に関する遺伝学的研究を創始したシーモア・ベンザーは一九六七年に、

彼と彼の弟子であるウィリアム・クインやヤーディン・デュダイが、ハエも連合性の古典的条件づけができることを発見したことをきっかけに、学習と記憶に注意を向けるようになった。ハエは特定の匂いにさらされると、その匂いを避けることを学習する。たとえば、ハエを容器に入れ、最初に一つの匂い（匂い１）を嗅がせ、その後で別の匂い（匂い２）を嗅がせる。つぎに、匂い１の存在下で、それらのハエに電気ショックをあたえる。その後で、そのハエたちを、両端に空間のある容器の中央部分に入れる（**図３－12**）。

両端の空間には、それぞれ異なった匂い物質が入っている。正常なハエは、匂い１、すなわち電気ショックと組み合わされた匂いを避け、電気ショックと関係のない匂い２の空間へと逃げ込むようになる。ベンザーの弟子は数千匹のハエを選別し、匂い１とショックを記憶できない個体を見つけ出そうとした。このような方法で、彼らは記憶に影響する遺伝子に突然変異のあるハエを見つけた。このような記憶変異体は、匂い１を含む容器を避けることはなく、二つの容器の間で均等に分布する。これらの変異体の中から、ベンザーの大学院生であったダンカン・バイヤーズとロナルド・デーヴィスは、短期記憶の貯蔵に障害のある最初の変異種ハエである *dunce*（のろま）を単離した。驚くべきことに、このハエはｃＡＭＰを分解するための酵素をコードする遺伝子に変異があった。その結果、このハエは、過剰のｃＡＭＰを蓄積し、シナプスがｃＡＭＰで飽和して、正しく機能することができなくなっていたのだ。

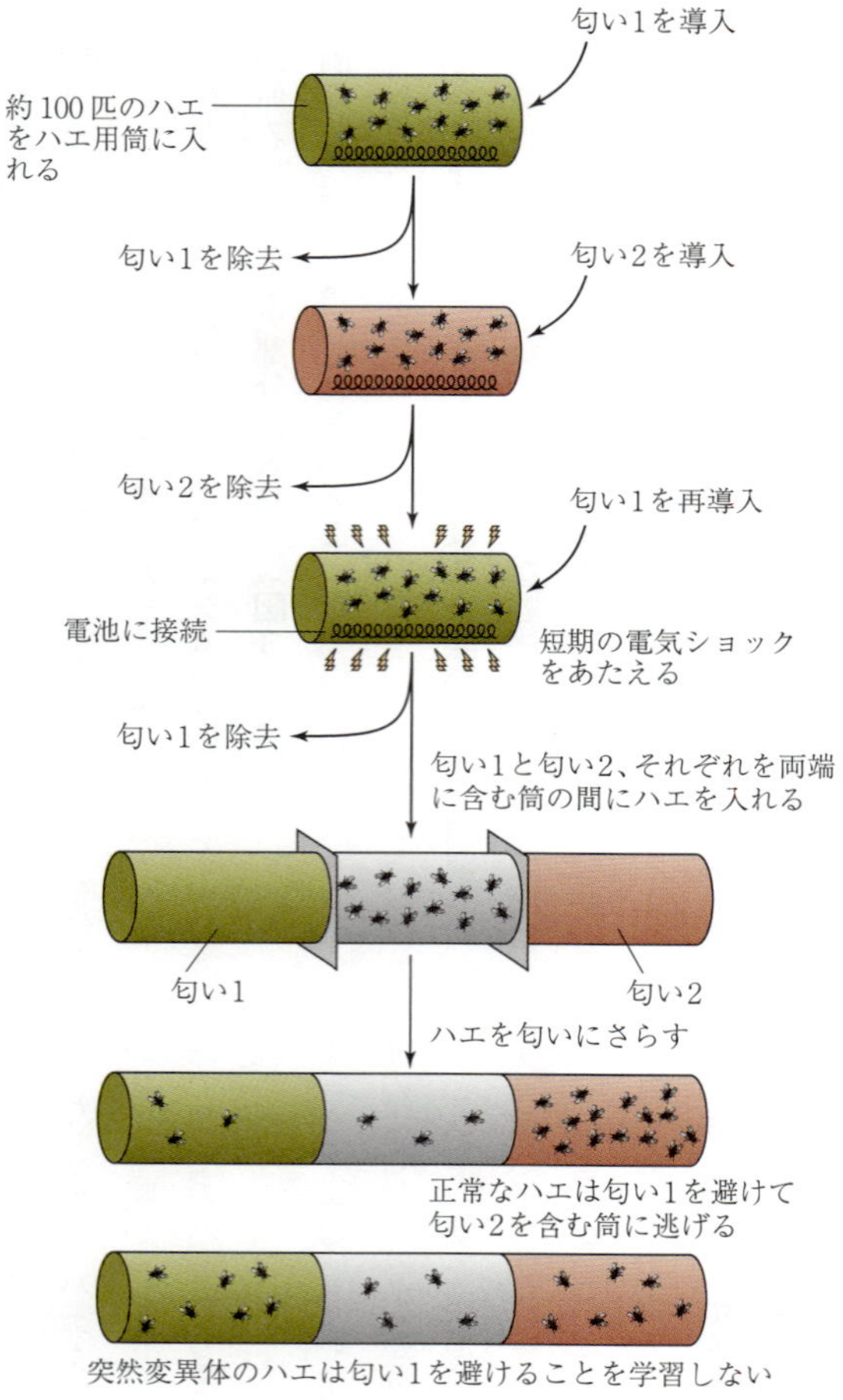

図3-12　ハエの学習と記憶を試験する。正常なハエは、どの匂いがショックと組み合わされたかを記憶して、その匂いを回避する。学習の突然変異を持つハエは、その匂いから逃げないで、チューブの両端に均等に分布するようになる。

わかってきた非陳述記憶の貯蔵メカニズム

クイン、マーガレット・リヴィングストンとデーヴィスは、学習欠損のある別のハエの探索を続け、新しい変異記憶遺伝子を見つけた。この遺伝子もまたｃＡＭＰ経路、すなわちアメフラシで明らかにされたのと同じ経路に関与することを発見した。たとえば、*rutabaga* と名づけた記憶変異体は、ＡＴＰからｃＡＭＰを合成する酵素であるアデニル酸シクラーゼを欠損していた。*amnesiac* と名づけられた記憶変異体は、アデニル酸シクラーゼを刺激するペプチド性伝達物質の遺伝子に欠損が、*DCO*と呼ばれる別の変異体はＰＫＡの触媒サブユニットに欠陥があった。

これらの発見によって、非陳述記憶の生化学的メカニズムは、かなり普遍的であることが明らかになった。それは、多数の異なるかたちの学習に関与し、さらにはアメフラシおよびショウジョウバエにも適用される。この発見により、さまざまな種類の非陳述記憶に重要な役割をはたす中心的なシグナル経路の要素としてＰＫＡに注目が集まるようになった。

これまで見てきたように、酵素ＰＫＡは、イオンチャネルや伝達物質放出のための分子装置を含む細胞内のさまざまなタンパク質の活性を変化させる。クインはＰＫＡ活性を停止させる遺伝子をハエに発現させ、匂い試験でこのキナーゼがないと記憶貯蔵が妨害されることを発見した。

学習と記憶に関する初期の研究で、クインはネガティブに強化された嗅覚分別試験、すなわち嫌悪刺激によって学習が誘発される課題に着目した。ｃＡＭＰカスケード（シグナル伝達機構）

が別の種類の学習にも重要であるかどうかを調べるために、クインは、ハエが違った感覚に頼らなければならない多くの学習課題を開発した。

たとえば、彼はハエに匂いの代わりに筋肉の位置（状態）について学習させ、電気ショックの代わりに、強化としておいしいショ糖に反応させるか、特定の方向へ移動する代わりに姿勢を変えることによって反応するように学習させた。このようにして、これら新しい学習課題によって正常および変異種のハエを試験した。この方法で、クインは変異種ハエの欠損（失敗すること）が普遍的であることを見出した。つまり、一つの学習課題で失敗するハエは、すべての学習課題でも失敗するのである。この理由として、クインが変異させたcAMP経路の構成要素は、多くの種類の学習を支える生化学的装置として重要な要素となっていたということだ。デーヴィス、クインおよびドイツのマーチン・ハイゼンベルクらの研究の結果として、たくさんの種類の学習がショウジョウバエで同定されてきたが、それらのすべてはcAMP経路を必要としていた。

アメフラシの細胞的研究およびショウジョウバエの遺伝的研究は共に、ある種の基本的な様式の短期的・非陳述的な記憶の貯蔵にcAMPカスケードが重要であることを示している。しかし、第6章で学ぶように、このセカンドメッセンジャー系だけがシナプス可塑性に重要であるわけではない。他の学習の例や鋭敏化、古典的条件づけの変異型においても、他のセカンドメッセンジャー系が関与している例もある。

無脊椎動物の研究から、いくつかの異なる種類の学習や短期記憶の貯蔵に用いられている細胞および分子装置の一つを突き止めたのは驚くべきことである。これらの研究は、さまざまな非陳述記憶のプロセスに関する基本的な性質が、それぞれのシナプス結合が示す性質と結びついていることを示している。したがって、つぎに陳述的な様式の記憶、つまり事実や出来事についての我々の記憶について考え、より複雑な様式の記憶が、単純なシナプス機構の観点からどの程度まで説明できるかを考えることは、概念的および技術的な両面から興味深いであろう。このような還元主義的な説明、つまりシナプス可塑性の基本的なアルファベットを組み合わせることによって、人、場所および対象物に対する陳述記憶に関与するより複雑な貯蔵プロセスがどの程度まで生み出されるかを探ることは興味がある。

第4章 陳述記憶

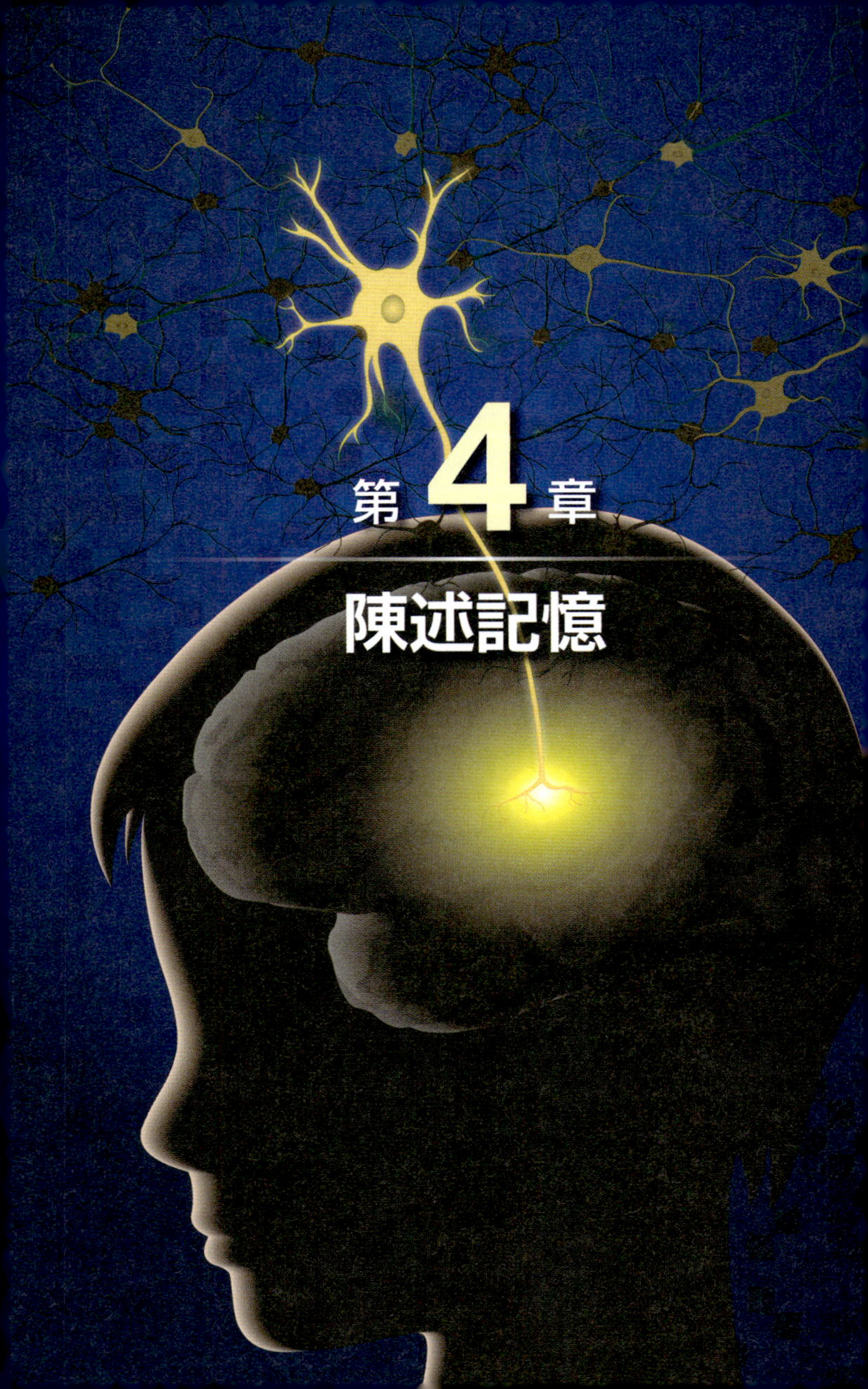

陳述記憶とは

仲の良かった友人（高校のクラスメートや大学のルームメート）の名前をちょっと思い出してみよう。その人の顔を心に浮かべ、もしできるならば、その声や話しぶりも思い出してみよう。つぎに、この友人についての特別なエピソード（重要な会話や出来事、旅行など）を思い起こしてみよう。そのエピソードを心に再現してみよう。心の中で、それが起きた時刻と場所に行ってみよう。ひとたび、状況が再構成されたならば、その情景を思い起こし、何が起こったかを思い起こすのは驚くほど容易であろう。こうして、持続する回想に浸ることができ、ときには、強い感情が湧き起こり、そして、その思い出に特別な親近感を感じざるを得ない。興味深いことには、このような回想をするには、過去を振り返る特別の能力や、指導や指示を必要としない。過去を生き生きと思い出すことは、誰にでもできることであり、大した努力なしに毎日おこなっていることである。

友人についてであれ、あるいは、その日の朝の小さな出来事であれ、「過去の出来事を心に描く」というとき、それはもっとも普通の、もっとも身近な意味での「記憶」のことを意味している。それは、意識的に思い出すという意味での記憶、すなわち、「陳述記憶」である。第1章において、基本的に二つの主要な記憶の種類（陳述記憶と非陳述記憶）があり、これらは異なる脳内システムに依存しているということを述べた。第2章、第3章では、非陳述記憶の簡単な例（馴化、鋭敏化、古典的条件づけ）を取り上げた。この章では、陳述記憶に焦点を当て、そのはたらき――コーディング（符号化）、貯蔵、想起、忘却――について述べる。

陳述記憶について探究するに当たり、はじめは、細胞や分子ではなく、我々自身の行動の中に直接観察することができる陳述記憶の様相を見ていこう。我々が情報を符号化し、貯蔵し、想起し、忘れるやり方から、陳述記憶とは何であり、それがどのようにはたらくかを知る手がかりが得られる。これは、陳述記憶が脳の中でどのように組織化されているのかを理解することにつながる。

陳述記憶は他の種類の記憶から孤立して起こるものではないということを心に留めておくことは有用である。したがって、同一の経験が異なった記憶を生み出すということが起こりうる。単純な出会い（街の通りでイヌに出会う）について考えてみよう。後日、その場面をはっきりとした陳述記憶として想起するかもしれない。しかし、あるタイプの非陳述記憶としてこの出来事が思い出されることによって別の後遺症のようなことも経験するかもしれない。たとえば、二回目に出会ったとき、初回のときよりも速やかにその動物をイヌであると確認するかもしれない。また、出会いのときに何が起こったかに依存して、イヌを怖がるようになったり、好きになったりするかもしれない。これは、起こったことをいかによく覚えているかどうかにはほとんど依存しない。

言葉で表現できる記憶

陳述記憶は、出来事、事実、言葉、音楽など、我々が生涯に経験し学習した知識のさまざまな断片の記憶である（図4－1）。その知識は、陳述できるもの、すなわち言葉で表現できるものとして、あるいはイメージとして心に浮かべることのできる知識である。陳述記憶のことを明白に述べられた記憶とか意識的な記憶と呼ぶこともある。哲学者で心理学者のウィリアム・ジェームズは、一八九〇年に、この種の記憶についてつぎのように述べている。

「すでに一度意識から落ちた後に過去の状態となった心についての知識、あるいは出来事や事実に関する知識である。それはずっと考え続けているというものではなく、過去に考えたことがあるか、経験したことがあると意識している知識である」

一度の出会いで、我々は、新しい名前と新しい顔を関連づけることができ、友人が話した物語を学習し、裏庭の止まり木で見た小鳥の姿を記憶することができる。ときには、何の努力もなしに長期間覚えていることもある。しかしながら、このような学習や記憶は、努力なしにできるように見えても、受動的あるいは自動的に起こるわけではない。感知したことを後で思い出すかどうかは、多数の要因によって決まる。もっとも重要なものは、学習の時点ではたらく因子である。たとえば、その出来事や事実が何回繰り返されたか、それはどの程度重要か、我々はそれらをどの程度組織化することができるか、あるいは、我々がすでに持っている知識に関連づけられるか、

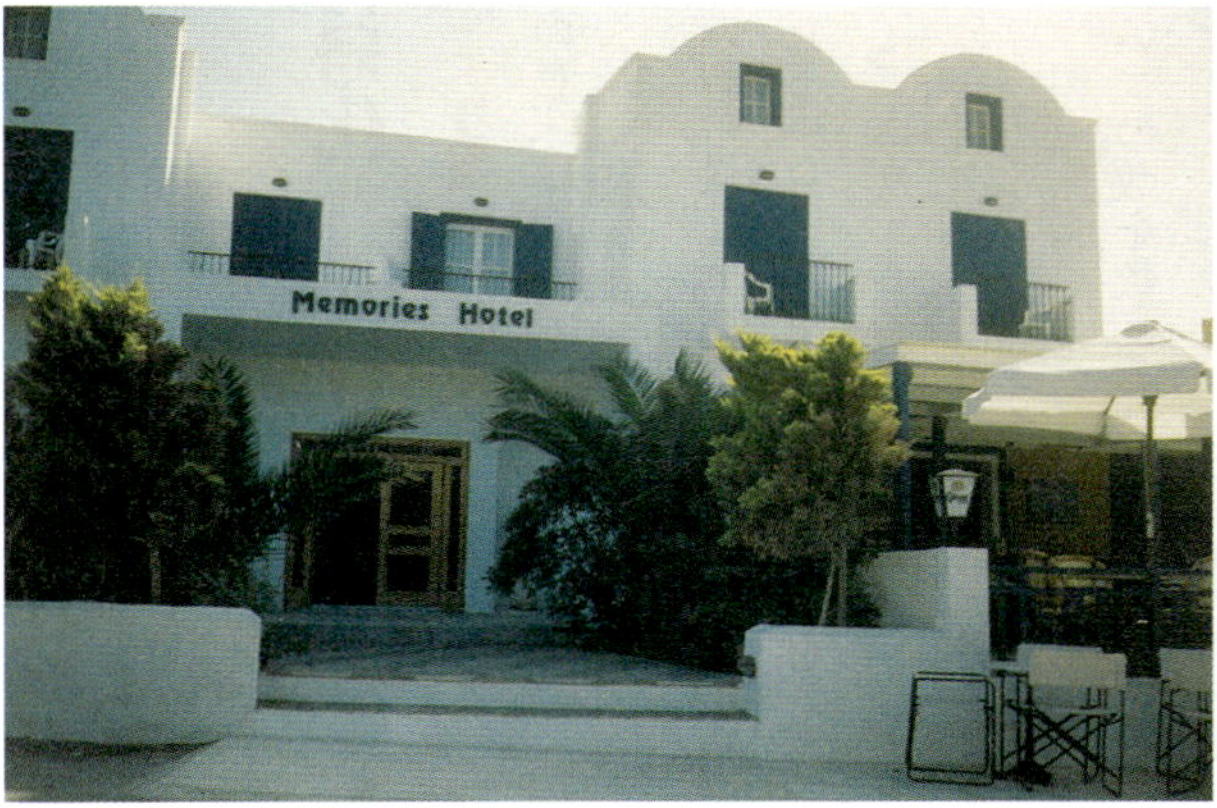

図 4−1　Memories Hotel という変わった名前が示すとおり、ギリシャのサントリーニ島にあるこのホテルは郷愁と追憶を誘うようだ。ここに泊まった人は永続的な記憶や昔の記憶を呼び覚ますことを期待するかもしれない。記憶は個人的なもので、情動と深い関係がある。また、記憶は我々に、自分が誰であるのかという感覚をあたえてくれる。

最初に見せられてからどの程度繰り返し心に刻んだか。これらの要因のすべてが、最初に学習するときの符号化の性質と強度に影響をあたえる。つまり、新しい出来事や事実が脳内神経システムにどれだけ有効な変化を引き起こすかによるのだ。

陳述記憶の符号化

記憶は興味と好みにより強化される

符号化の字義通りの意味は、情報を符号（code、暗号）に変換することである。心理学でいう「符号化」という言葉は、それと同じ意味であり、我々が出会った対象物について、対応し、処理し、記憶として貯蔵する準備の過程を意味する。符号化が精巧で深くおこなわれれば、符号化が限定的で浅薄におこなわれる場合にくらべて、記憶はよりよく保存される。このことは、つぎのようにして容易に実証することができる。

二つのグループに分かれた人たちに、八〜一二の簡単な単語を印刷したリストを渡し、一方のグループには、「単語の中で、直線だけでできている文字（たとえば、A、E、Hなどであり、C、R、Sの文字は該当しない）の数を数える」ように指示する。他方のグループには、「個々の単語の意味を調べ、各単語をどの程度好きかを五段階で評価する」ように指示する。数分後、両方のグループに覚えている単語をできるだけ多く書き出すように指示する。すると単語の意味を調べるように指示されたグループは、文字の形に注目させたグループよりも二〜三倍多くの単語を記憶することができるのだ。同様の結果が、絵画や音楽の一節を対象とした場合にも得られている。

ある意味では、この結果は自明であるといえよう。単語の意味に注目する方が個々の文字に注目するよりも、想起テストに備えるにはより効率的な方法であるのは明らかであろう。この実験は、学習について広く当てはまる基本的な法則を示すものである。対象をよりよく処理すればするほど、よりよく記憶できる。勉強する理由があればあるほど、勉強している事柄が好きであればあるほど、学習の瞬間に全力をあげて集中すればするほど、記憶はより強化される。学習が努力なしになされるように見える場合（たとえば、卒業式の日のことや、好きな映画など簡単に思い出すことができる場合）でも、学習は自動的になされるわけではない。特定の描写、場面、瞬間をよく覚えているのは、それらに興味を引かれたからである。これらの場合には、深くて入念な符号化が自然に起こっているのだ。また、繰り返し練習（リハーサル）も自然になされる。つまり、心の中でその出来事を何回も繰り返し思い出しているのだ。

この処理の原理がはたらいている例が、ウラジーミル・ナボコフの自伝『記憶よ、語れ（Speak Memory）』にある。ナボコフは小説家、詩人としてよく知られているが、彼はまた熱心なチョウの研究家としても有名であり、新種をいくつか発見している。チョウ・ガに対する情熱のおかげで、いくつかの出来事を記録に残している。

「ついに、肌寒い、霜さえ降りそうな秋の夜がきて、木の幹に糖蜜にビールとラム酒の混ぜたものを塗った。これで、ガをおびき寄せるのだ。漆黒の闇の中、ランタンで照らされて、樹皮のくぼみが、ねばねばとした糖蜜で輝いている。そして二、三匹のガが蜜を吸っている。その羽は、チョウのように神経質に半開きになっている。『ベニシタバ（*Catocala adultera*）だ！』と、私は家の明かりのついた窓の方角に向かって勝ち誇って叫んだ。私は獲物を父に見せたくて、転がるように家に向かって駆けていった」

これとは対照的にナボコフのようにはチョウ類に興味を持たない者にとっては、そのような瞬間の記憶がないばかりか、もともとチョウ類そのものが符号化されないのである。ナボコフはさらに書いている……。

「驚くべきことに、普通の人はチョウ類にほとんど気づかない。私のこの言葉を信じない連れのために、カミュを入れたリュックサックを背負った、たくましいスイス人のハイカーに対して、私は、『登山道を下りてくるときにチョウを見なかったか』と意図的に訊いてみた。彼は、静かに『いえ、全然』と答えた。その登山道は、その少し前に、我々がチョウの群れを見て狂喜したばかりのところであったのだ」

後々のために経験したことを覚えておこうと努力しない限り、我々の興味と好みが我々の注意を支配し、さらには符号化の質と程度を決めるのである。したがって、我々の興味と好みが記憶の性質と強さに大きく影響するのだ。

陳述記憶の符号化は努力によっても強化される

前節で述べたことと対照的に、記憶しようと望んだときや、偶発的ではなく意図的に学習するときには、強くて長期間持続する記憶を保持する可能性が増す。この場合、学習課題に対して、念入りな符号化がなされる。我々はただ一回ではなく、学習エピソードを何回も繰り返すことにより、また何度も反復して復習することにより、その事柄を我がものとすることができる。

念入りな符号化の過程を取り入れ、さらには記憶しようと意識して努力することが重要である。そのような念入りな符号化過程は、その後におこなわれる記憶がどのようにテストされるかという試験方法に結びついている場合のみ、有効にはたらくことになる。論文形式のテストには、概念（コンセプト）に焦点を当てるのが最善の対策である。多選択肢テストでは、細部に集中するのが最善である。ワシントン大学のマーク・マクダニエルとコルビーカレッジのアイナ・トーマスは、大学生に対してつぎのようなテストをおこなった。学生たちは、それぞれ三〇〇語からなる六つの説明文をあたえられ、何が書かれているか、概念的あるいは細部についての質問を受け

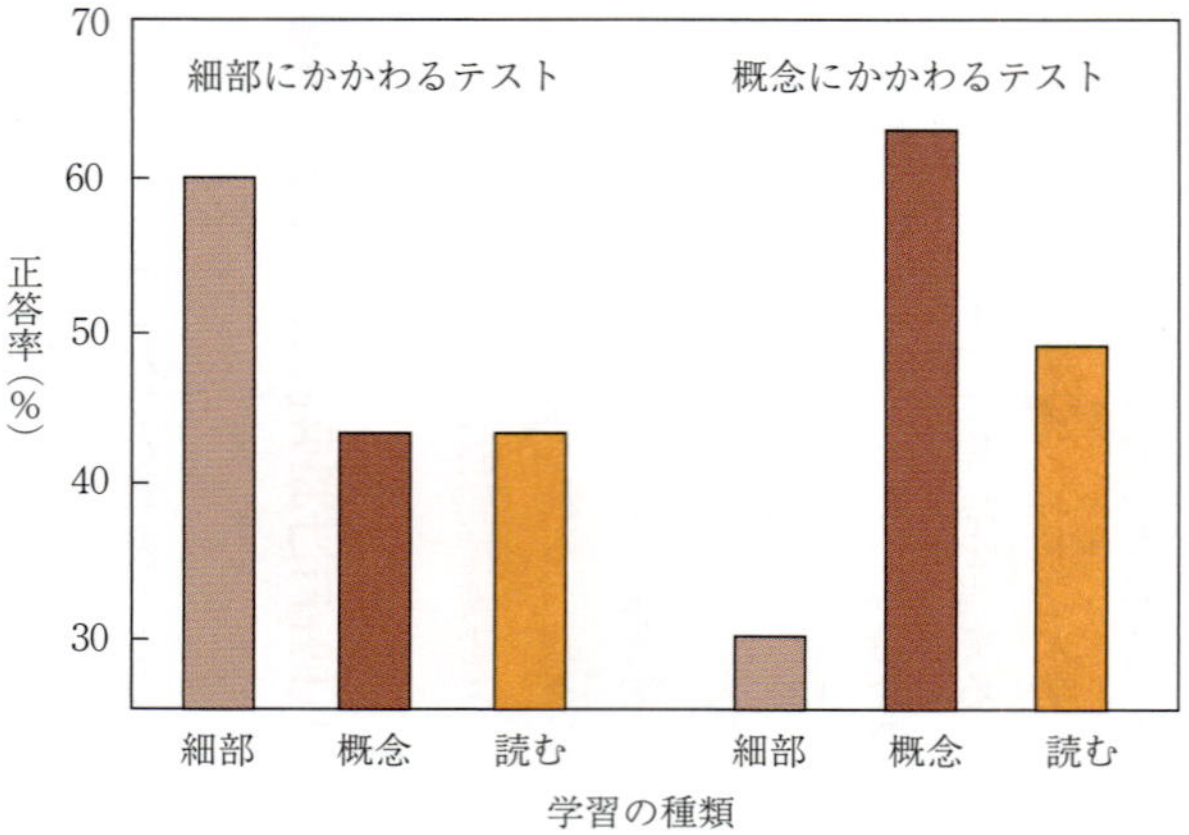

図4-2　無傷の文を読むだけの学生（Read群）、特定の文中の特定の事柄に注意を集中させた学生（Detail群）、多数の文にわたるテーマ的な情報に注意を集中させた学生（Concept群）の3群に対するテストの結果。細部（Detail）にかかわるテストの正答率はDetail群が良く、概念（Concept）にかかわるテストの正答率はConcept群が良かったが、良い結果が得られたのは、あらかじめそのようなテストがおこなわれることを予告して、注意をそこに集中させたときのみであった。

た。説明文の二つについては、たんに読み通すように指示された。他の二つは、文字の一五パーセントが削除されていて、その穴埋めをして、筋の通った説明文にするようにと指示された。さらに残りの二つは、いくつかの文の順序が入れ替えられていて、意味が通るように正しい順序に並べ直すようにと指示された。

結果は、穴埋め文、順序乱れ文を読んだ方が、無傷の文を読んだときよりも記憶が良かった（**図4-2**）。ただし、無傷の文で良い結果が得られたのは、後で試験をするので、それに集中するようにとあらかじめ指示をしたときのみであった。穴埋め文は個々の文の細部に注意を集中させ、順序乱れ文は、多数の文にわたって、意味論的・概念的情報に注意を集中させ、概念にかかわる記憶テストの成績を向上させた。これらの知見は、教育の現場と明らかに関連しており、教師はどのように教えればよいか、学生はどのようにテストに備えればよいか、という問題と関係している。

教育に関係した、もう一つの記憶の特徴は、テストは記憶を判定するためのものというだけでなく、学習過程を促進するはたらきも持っていることである。最近学習した事柄についての記憶テストは、学習を追加するよりも、記憶の保持を改善する。ワシントン大学のヘンリー・ロディガーとジェフリー・カーピックは、学生に二五〇〜三〇〇語の文を読むように指示し、さらに七分間読み返すように指示した場合（再読群）、あるいは覚えている限りの文を書き出すように指示した場合（試験群）で比較した。結果は、歴然だった。つまり、繰り返し読む再読群よりも、文章を書き出させた試験群の方が、長期記憶の保持が強化されたのだ。この結果は、再読する方が書き出す（試験群）よりも記憶する成績が良くなると確信している学生の場合にも成立した。

陳述記憶の貯蔵

記憶には多くの脳領域が関与している

長期記憶の容量は無限であるように見える。何千もの事実、概念、パターンを終生保持することができる。符号化された情報はどのようにして、記憶として保持されるのであろうか？　知覚から記憶までの連続した過程は視覚の場合にもっともよく解明されている。視覚は、ヒトおよびその他の霊長目の感覚のうちでもっとも主要なものである。実際、大脳皮質の半分近くが視覚情報処理に使われている。三〇以上の異なる脳領域が視覚情報の処理に参加しており、それぞれの領域は、対象物の色、形、動き、方向、存在場所の解析と貯蔵といった、情報処理の特定の側面に関与している。

対象物が知覚されると、多くの異なる領域で同時に神経活動が活発になる。このように、広い領域で同時に神経活動が高まるという現象は、対象物の視覚認知の基盤であると考えられている。するとつぎのような疑問が生じる。対象物の認知が広がった部位でおこなわれ、大脳皮質の広がった領域内での協調した活動に依存するのであれば、その物体についての記憶は究極的にはどこに蓄えられるのであろうか？　その答えは、驚くほどわかりやすいものである。

すべての記憶が永久に保存される単一の記憶センターといったものは存在しないのだ。きわめて多くの証拠が示すところでは、個々の情報は記憶として、最初に情報を知覚し、記憶すべきことを処理するために用いられたのと同じ分散した脳構造に蓄えられるようである。哺乳類の脳内のどこに記憶があるかを正確に示す手法はまだないし、ある特定の対象物の記憶が蓄えられている場所も特定できていない。それにもかかわらず、脳に損傷を受けた患者、あるいは健常志願者に対する機能的イメージング法（ヒトの脳の現在活動している領域をイメージングする技術）による研究の両方が一致して、重要な事実を明らかにした。それは、色、大きさ、形など対象物の特性を認識し、処理する大脳皮質内の領域に近い領域（完全に同一でないかもしれない）が、その物体を記憶するのに重要な脳部位であるということである。

たとえ単一の記憶貯蔵庫はないとしても、記憶は神経系全体に均等に広がっているというわけではない。単一の出来事を表象する場合であっても、多数の脳領域が関与しているけれども、各領域の寄与は同じではないことは真実である。ある経験を最初に符号化し、つぎにその経験の記録を構成することで生じた脳内変化の全体を「記憶痕跡」と呼んでいる。

チェスの選手と記憶力

陳述記憶の痕跡は複数の脳領域に分布しており、それらの領域各々は、特定の認知と情報処理に特化しているということが原理となっている。この原理は、特定の分野のエキスパートが普通では考えられないことをやってのけていることを説明している。チェスの超大家（グランドマスター）は、ずっと昔の試合の駒の位置を覚えている（図4－3）。プロの運動選手は、長時間にわたる試合の中で起こった特定のプレーの詳細を論じることができる。スクラブル（単語を構成して得点を競うボードゲーム）の選手は、試合後に各単語の出てきた順番を含めて盤面全体を再構成することができるという。しかしながら、これらのエキスパートの能力は、記憶力全般が優れていることに依るのではなく、経験を通じて獲得した、特定の種類の情報を符号化し組織化するという高度に特化された能力に依るものである。このような能力のおかげで、エキスパートは、膨大な数のパターンを速やかに認知する能力を持つのである。

カーネギー・メロン大学のウィリアム・チェイスとハーバート・サイモンがおこなった有名な一連の研究では、チェスの異なる能力の選手たちに、定石的な駒の配置（三二個の駒中二八個を使用）をした盤面を見てもらった。選手たちは、五秒間盤面を見せられ、その後、駒を置いていない盤面上にそれを再現するように要請された。大家（マスター）と超大家（グランドマスター）は、約一六個の駒を正しく配置することができたが、初心者は約四個だけであった。つぎに、彼らの研究のもっとも重要なところであるが、駒をチェス盤上にランダムに配置し（したがって、現実の試合のいずれとも一致しない駒の配置である）、その配置を再現するように要請された。この条件下では、エキスパートと初心者の差はほとんどなくなり、どの選手も三個か四個の駒を正し

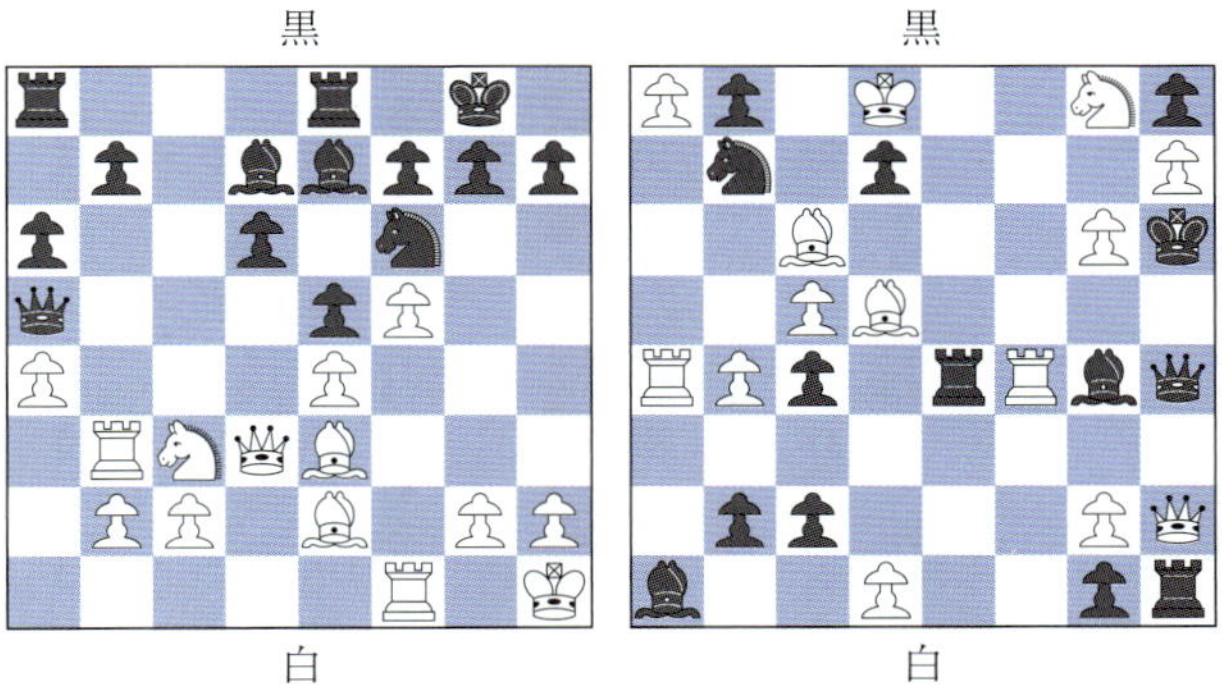

図 4-3　チェスの達人はチェスの駒の配置に対して非常に優れた記憶を持っている。
左図：モスクワでカルポフ（白）とカスパロフ（黒）との間でおこなわれた 1985 年の世界チェス選手権における、10 ゲーム目の白 21 手目のあとのチェスの駒の配置。
右図：同じ 28 個のチェスの駒を用いたランダムな配置。実際のゲームでの駒の配置を一瞬見た後、大家（マスター）は弱い競技者より正確に記憶から駒の配置を再現することができる。しかし駒がランダムに配置されたものを見た場合は、大家（マスター）と初心者は同程度しか記憶できなかった。

く配置することができただけであった。エキスパートは、専門知識から見て意味のないことを細かく記憶する特別の天分を持っているわけではないのである。

また、一般的な記憶力増強訓練は、素人をチェスの駒の配置を記憶する芸当のできる人間に変えるわけではない。専門分野内の修練を積むことこそが、有効な訓練となるのである。チェスの専門家は何千もの駒の位置とそれらの盤上の展開配置を記憶しており、それらの再現に必要な処置を容易におこなうことができる。どの分野の専門家も、専門的知識と関連する状況の認知と分析を促進するような特別の脳内変化を蓄積している。チェスの駒の配置を認知し分析する優れた能力がチェスのエキスパートにあるということから、専門家はその専門知識に関連する状況に関する記憶力が優れているということがいえる。何年にもわたる訓練の結果、彼らの脳に変化が生じ、彼らの脳は、関連する事物を素人よりも完全に、そしてより詳細に符号化し処理することができるようになるのである。

想起は記憶の再構成の過程

最近出会った対象物（たとえば、スポーツカー）を記憶するという課題を考えてみよう。記憶から対象物を想起するには、大脳皮質のいろいろな場所に分布している異なる種類の情報を集めて、首尾一貫した全体像へと再統合することが必要である。しかしながら、記憶の想起は、たんにさまざまな脳の領域に断片として分布している記憶痕跡を再活性化するだけではない。利用できる手がかりやヒントによって、記憶痕跡のわずかな断片だけが活性化されるであろう。手がかりが弱くて曖昧なときには、再活性化されたものが、貯蔵されたものと違っていることも起こるだろう。たとえば、再活性化された断片が同一のスポーツカーにまつわる異なるエピソードに属するものであったり、あるいは、全く異なる車に属するものであったりもするだろう。また、手がかりによって直接引き起こされる考えや連想した事柄と、手がかりによって想起される実際に貯蔵された記憶の内容とを混同することもあり得るだろう。このように、想起するということは、一種の再構成の過程であり、過去を文字通り再生するものではない。結局のところ人は、想起した経験を、それが過去の事柄の正確な再生ではないが近似であるときでも、的確であり主観的に説得力のあるものとして受け入れるのである。

トロント大学のエンデル・タルヴィングとハーヴァード大学のダニエル・シャクター（ともに心理学者）は、想起の手がかりの重要性を強調している。貯蔵のときに強く記憶したからといって、その記憶を後になってうまく想起できるとは限らない。うまく想起するためには、想起の指示や手がかりが記憶を生き返らせることができなくてはならない。もっとも有効な手がかりは、思い出そうとしている出来事のもっともよく符号化された特徴を呼び起こすものである。

想起という行動は、その後の記憶を一般的には改善する。それは、情報を思い出そうとすることが、それを繰り返し練習するリハーサルの機会となるからである。しかし、ある場合には、思い出すこと（想起）がその後の記憶を損なうこともある。ヒトの記憶の驚くべき特徴の一つは、ある一つの手がかりに関連する情報を思い出すと、同じ手がかりに関連するその他の記憶を想起することができなくなるということである。

心の状態で記憶は左右される

オレゴン大学のマイケル・アンダーソンとカリフォルニア大学ロサンゼルス校（ＵＣＬＡ）のロバートおよびエリザベス・ビョーク夫妻はつぎのような研究をおこなった。

まず学生を被験者として、八種類の単語群（それぞれの単語群には六つの単語が含まれている）をランダムな順序で提示した。Fruit—Orange（果物—オレンジ）、Profession—Tailor（職業—洋裁師）、Trees—Palm（木—ヤシ）、Leather—Wallet（皮革—財布）、Fruit—Banana（果物—バナナ）、Profession—Grocer（職業—食料雑貨店主）、Trees—Willow（木—ヤナギ）、Leather—Saddle（皮革—鞍）といった合計四八の単語を学ばせた。つぎに学生たちは、半数（四つ）の群のそれぞれから、半数の単語（三つ）を思い出す機会を三回あたえられた。学生たちはたとえば、Fruit—Or____と Profession—Ta____を見せられた。すなわち、二文字の手がかりと残りの下線部の文字をふせて、彼らに提示した。さらに二〇分後に、学生たちに各群のラベル（たとえば Fruit や Profession など）を示して、各群についてできるだけ多数の単語を思い出して書き出すようにと指示した。

その結果、期待通りに、orange や tailor のようにラベルをつけて練習した単語は正確に思い出された（正答率は七三パーセントであった）。全く練習しなかった群に含まれていた単語（たとえば鞍 saddle、皮革 leather、ヤシ palm、ヤナギ willow など）は思い出す成績が悪かった（正答率は五〇パーセントであった）。ところが、驚くべきことに、練習した群のうちで、実際には練習に出てこなかった単語（たとえば、バナナ banana、食料雑貨店主 grocer）の成績はもっとも悪かった（正答率は三八パーセントであった）。すなわち、練習した群中で練習に出てこなかった単語は、全くリハーサルしなかった群中の単語よりも想起されることが少なかったのだ。明らかに、一つの手がかりに関連した事柄を想起すると、同じ手がかりに関連した他の事柄の想起が阻害されることが見てとれる。ある事柄を思い出すと、それに関連した記憶が忘却されることになる。この現象は、想起によって引き起こされる忘却（想起誘導型忘却）と呼ばれているが、これは通常の記憶過程における順応としてはたらいていると考えられる。なぜならば、このような順応は、正解を想起することを妨害する可能性のある事柄をできるだけ抑制できるからである。

たとえば、Pという文字ではじまる川の名前を速やかに考えつくためには、他の文字ではじまる川の名前についての考えを阻害する方が有利である。しかし、そのようなメカニズムの欠点は、Pではじまる川の名前を思い出した後には、Rではじまる川の名前を思い出すのに少し長い時間を要するということであろう。この想起誘導型忘却がもっと重大な結果を引き起こす例を考えてみよう。医師が患者を診察して診断を下すとき、その経過を特定の視点からのみ選択的に質問すると、患者は質問されなかった他の関連事項を思い起こすのが困難になるかもしれない。しかしながら、少なくともいくつかの場合には、想起誘導型忘却は一時的なものであるようだ。記憶は、部分的に想起することにより永遠に失われるというわけではない。

気分や心の状態もまた、何をどれだけ思い出すかを左右する。心理学者のゴードン・バウアー（スタンフォード大学）によると、学生の被験者に悲しい気分になるような言葉を提示すると、その学生はネガティブな経験をよく思い出す傾向を示したのだ。反対に、幸せな気分を誘起させると、ポジティブな経験を思い出す傾向にあった。このように、想起はある程度、心の状態に依存して起こるのである。心の状態（想起されるときの総合的なコンテクスト）は、それと類似の精神状態や類似のコンテクストの状況で符号化された出来事の想起を促進させる。マリファナを吸ったり、一酸化二窒素（笑気《しょうき》）を吸入したりした後に学習した場合、覚めた後には何を学習したのかほとんど思い出せない。しかしながら、想起の前に、再び薬物をあたえられると、よりよく思い出すことができるようになる。もっとも、全く薬物を使用しない場合ほどよいわけではないが……。

記憶はそのコンテクストに影響される

記憶がコンテクストにいかに依存するかを示す興味深い例として、イギリス、ケンブリッジ大学のアラン・バデリーとダンカン・ゴッデンによる深海潜水士に関する実験がある。潜水士たちは、あるグループは浜辺に立った状態で、別のグループは水深三メートルの水中で、四〇の互いに無関係な単語を聞かされた。次いで、二つの状況のうちどちらかでテストされ、できる限りたくさんの単語を思い出すようにと要請された。水中で学習した単語は水中でもっともよく思い出すことができ、浜辺で学習した単語は浜辺でもっともよく思い出すことができた。総合的に見て、潜水士たちは符号化と想起の状況が同一の場合に、そうでない場合に比べて、一五パーセントも多く単語を思い出すことができた。

これらの状態依存的効果は興味深いが、過大視すべきではない。符号化に対して、想起が気分（幸せか淋しいか）、精神状態（薬物の影響の有無）、状況（浜辺か水中か）によって違いが生まれるとはいえ、結局のところ、南北戦争に関する本を読んだときに、その本に書かれた事実を思い出すために、その本を読んだ部屋にかならず戻らなければならないといったことはないのである。しかしながら、以上の知見は、想起の手がかりの潜在的効果を明確に示している。全体として、ある事物について学習したときに存在した状況や手がかりが、後に想起しようとするときに存在する状況や手がかりと同一である場合に、想起はもっともよく成功する。この原理は、日常的な経験に応用すると有用である。たとえば、口頭試問の受験を準備するときに、資料を自分一人で、たんに黙読するよりも、他の人に対して声に出して説明する方がより効果がある。

陳述記憶の忘却

もし忘却がなかったら

生命にかかわるような重大なニュースを聞いたときや、事故を目撃したときに形成される記憶のように稀な場合を除けば、最初のうちは明確で詳細まで完全だった記憶も、時間が経つにつれてだんだん薄れていく。時間とともに詳細は脱落し、過去に起きたことの要点や主要な意味は残るが、かつては目に浮かんださまざまな印象は失われてしまう。映画を観た翌日には、我々は話の筋や俳優の動作をある程度は詳しく思い出して話すことができるであろう。しかし一年後には、話の大筋や雰囲気、そしておそらく数場面の断片しか思い出せなくなる。

時間が経つにつれて起こる記憶の喪失は、「忘却」としてよく知られている通常の現象である。一見したところでは、忘却とは不都合なことであり、不利益でさえある。しかし、我々がかつて一生懸命に勉強した事柄をすべて思い出すことができることは、望ましいことだろうか？　眼鏡または車のキーを決して置き忘れず、車を駐車した場所を決して忘れず、また我々が重要と考えた出来事をすべて記憶し続けることは、はたして良いことだろうか？　実際、もし我々がすべてのことを簡単に記憶できるとすると、それはより良いことかどうか、全く判然としない。驚異的な記憶力を持つ特異な人に関するつぎの物語を考えてみよう。

ロシアの神経心理学者であるアレキサンダー・ルリアは、後にステージメモリスト（舞台上で凄い記憶力を見せる芸人）となったD・C・シェレシェフスキーという名前の新聞記者について詳細な研究をおこなった。ルリアは、一九二〇年代の中頃から約三〇年間、幼いときから本質的に無限の記憶容量を持ったこの男性の非凡な記憶能力を詳細に記録した。シェレシェフスキーは単語や数字、さらには無意味な音節であっても、それらの長いリストを聞いて、聞いている間にそれぞれの項目を心に思い描くために三、四秒間の時間があれば、そのあと間違えずに全リストを復唱することができた。あるときに、一連の文字と数字を、三〇ぐらいの要素を含む数学の公式としてあたえたところ、彼はその場でその公式を正しく再現し、そしてそれから一五年後に正しくそれを再現したというのだ。

シェレシェフスキーが、すべての知覚的印象に応答して不随意的に生じる強力な心的イメージを利用することによって、驚くべき記憶能力を発揮することを、ルリアは発見した。たとえば、言葉が視覚的印象を呼び起こしたり、またときには、味覚や触覚をも呼び起こしたりした。シェレシェフスキーが稀にリストからひとつの項目を抜かす場合、それは、記憶に失敗したからではなく、認識や集中力の不足によるものであった。たとえば、ある場合に、シェレシェフスキーはなぜリストから鉛筆（pencil）と卵（egg）という単語を抜かしてしまったかという理由を述べている。彼が用いているテクニックは、心の中で、いくつかのよく知っている通り道に沿ってそれぞれのイメージを配置し、そしてその道に沿って再び歩くことでイメージを回復するというものである。

「私はフェンスの近くに鉛筆（pencil）のイメージを置いた……。しかし、そのイメージとフェンスのイメージが融合してしまったので、通り過ぎてしまった……。同様のことが卵（egg）にも起こった。私は卵を白い壁の前に置いたところ、卵と壁が混じり合ってしまった……。どのようにして、白い壁の前で白い卵を見つけられようか？

今は、私はイメージをもっと大きくするようにしている。卵（egg）という単語を考えてみよう……。今、私はそれをより大きいイメージとし、建物の壁の前に置いて記憶するとき、その場所が、すぐ近くに街灯を置くことによって、照らされるように取り計らう」

忘れることで概念ができる

彼は驚異的な記憶力という利点を持っているにもかかわらず、多くの深刻な欠点があった。シェレシェフスキーの知覚した出来事の印象の一つ一つがとても鮮明で豊かであったため、出来事間の共通点を抽出することや、一般的な概念を把握して全体像を形成することは困難だった。かなり速いペースで物語を読み聞かされたとき、不随意的に生じるイメージによって妨害される中で、意味を確定しようと苦労するのである。異なるコンテクスト（文脈）や異なる意味を有する言葉や節（たとえば、“case”“blind”や“weigh one's words”）が出てくる場合には、ときに難しい。暗喩や詩も、彼には理解できない。彼の記憶は、枝葉末節的な細部の山であり、個々のイメージがきわめて強いので、いくつかの互いに関連する経験に共通する規則性に焦点を当てるための組織化をおこなうことができなかった。

「私は電話がかかってきても、声で相手が誰かを認識できない。なぜなら人は一日のうち二〇回から三〇回声が変わるからである」

普通の人の記憶は全く異なる。我々は、ある特定の出来事を文字通りの記録として覚えるのは苦手だが、多くの知識を法則化したり抽象化したり、まとめたりすることは得意だ。我々は特定のことを忘れるが、この忘却によって、抽象化したり、主要な点だけを覚えたりすることが可能となる。記憶が、経験の一瞬一瞬にかかわる、個々の微細な情報で一杯になるということはない。我々は詳細を忘れることができ、そのおかげで、異なる種類の経験から教訓を加えていって、概念を形成したり徐々に知識を吸収したりすることができるようになる。アルツハイマー病のような神経変性が起こった状態では、物忘れが深刻になるのは本当である。しかし健康な人に起こるようなある程度の物忘れは、記憶を正常に機能させるために重要かつ必要な一部である。

忘れる量を制御する

我々は、学習した題材に意識的な制御を加えて、記憶を保持できるように影響をあたえることができる。我々は何度もリハーサル（繰り返し復唱）することによって忘れる量を減らせるだけでなく、意図的に復唱しないことで学習した情報を抑制できる。マイケル・アンダーソンらは被験者に三六の単語のペア（Ordeal—Roach や Steam—Train）を覚えるよう指示し、次いで、二つの異なる課題のうちの一つをおこなっているときの脳のようすを機能的磁気共鳴画像法（ｆＭＲＩ）で調べた。一つ目の課題では、被験者は、ある手がかりの単語（たとえば Ordeal）に対して、それと関連した応答（Roach）について、単語が示されている四秒間ずっと考え続けるように指示された。二つ目の課題では被験者は、別の手がかりの単語（たとえば Steam）に関連した応答（Train）を思い出さないように指示された。その後におこなわれた記憶テストの結果は、ずっと思い続けていた単語はとてもうまく思い出せたが（正答率約九九パーセント）、逆にわざとずっと抑制された単語はあまりうまく思い出せなかった（正答率約八八パーセント）。重要なことは、抑制された単語が、ｆＭＲＩ測定中に再び提示されることのなかった他の（ベースラインの）単語よりも正答率が低かったということである。ベースラインの単語の正答率は約九八パーセントであった。このように、望ましくない記憶は、能動的かつ意識的に抑制することによって弱くなった。

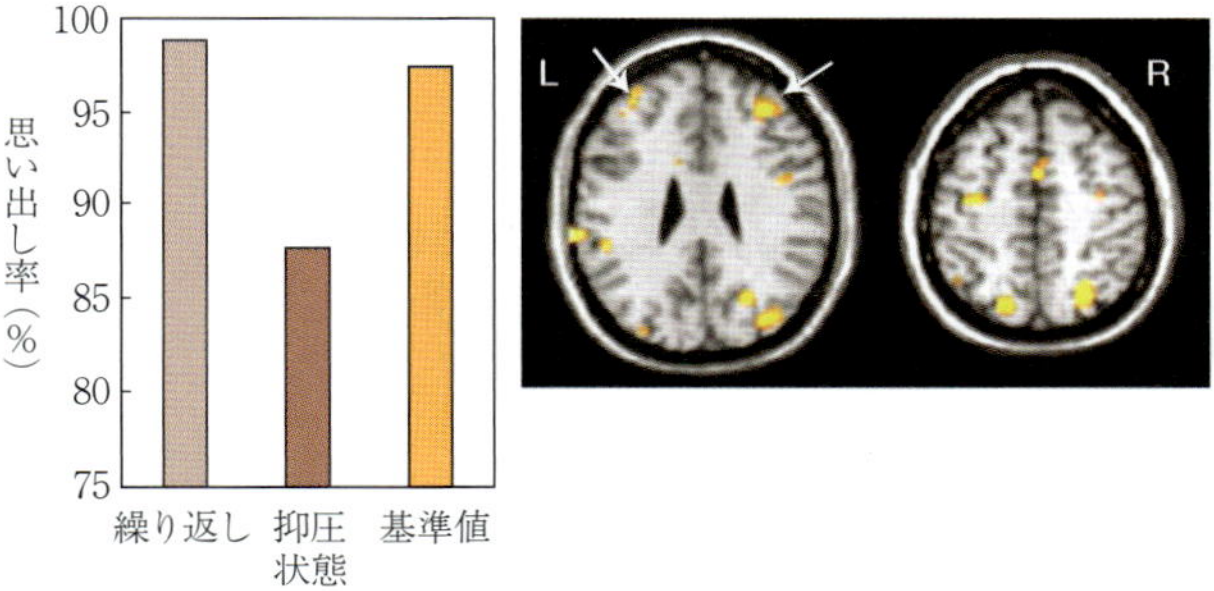

図４-４　以前に学習したことを意識しないようにすると、記憶を弱めることができる。
左図：ボランティアの被験者は、最近学習した事柄に対する手がかりとなる単語を見せられ、それらの事柄を思い出し、繰り返し復唱するか、あるいはその事柄を心に浮かべないように努める。その後のテストで、抑圧された事柄は、再び提示されることのなかったベースラインとなる（すなわち敢えて思い出すことも思い出さないこともしていない）事柄と比較しても、思い出せる成功率が悪かった。
右図：人間の脳のMRI画像（水平断面図）。色がついた部分は、記憶の抑圧に成功したときに活動が増大した領域を示す。右の画像は、左の画像よりも高い（頭頂部方向）部分の水平断面である。白い矢印は前頭前野の背側外側部を示している。

脳のｆＭＲＩにより、記憶の抑圧に関与する神経系が同定された。前頭前野の背側外側部（dorsolateral）および腹側外側部（ventrolateral）、および前頭葉の一部の活動度の増大は、記憶の抑圧と相関する。加えて、この抑圧条件は記憶の構成において重要な構造である海馬の活動度の減少と相関がある。忘却における抑圧の効果がこれほどはっきりと示された例は他にない。ただ、その効果が長時間持続するかどうかは、まだ明らかではない（**図４－４**）。

忘却は記憶の消去か、あるいは想起の抑圧か

実際に忘却の過程で何が起こるのか、長い間議論が繰り返されてきた。我々は本当に忘れるのか、それとも、まだ脳に存在している記憶を想起する能力を失っているだけなのであろうか？もし、後者であるならば、何らかの方法で記憶を取り出すことができるかもしれない。一九六〇年代後半に、心理学者であるワシントン大学のエリザベスとジェフリー・ロフタス夫妻は、一般の人と大学院で心理学を専攻した人、合計一六九人に、どのように記憶がはたらくかを説明したつぎの二つの説のうちのどちらかを選ぶように頼んだ。

（1）学んだすべてのことは心に永遠に保存される。そして、通常の状況下では、特定の詳細なことは想起できないが、催眠術やその他の特別な技術を使えば、究極的には回復可能である。

（2）学んだことの詳細は永久に記憶から失われ、たとえ催眠術や他の特別な技術の助けをかりても回復しない。なぜなら情報がもはや存在しないからである。

結果は、心理学者の八四パーセントと一般の人の六九パーセントが（1）を選んだ。一九九六年に、スチュアート・ゾラとラリー・スクワイアは、記憶に関する講習会（workshop）に出席したヘルスケアの専門家（看護師、社会福祉指導員、臨床心理学者）六四五人に対して、同一の質問をした。すると、六二パーセントの人たちが最初の説を支持した。記憶は永遠であるという考えが広く信じられるようになったのは、恐らく、催眠術や心理学の成果だけでなく、我々が、

過去の一見忘れた詳細なことを、しばしばうまく思い出すことができるという身近な経験に由来するものと思われる。実際、この考えは、抑制が一般的な記憶の喪失の主な原因であるというフロイトの説と同じである。フロイトは忘却の大部分は心理的なものであると考えていたが、彼はまた文字通りの生物学的な忘却の可能性も認識していた。

「普通の過程か例外的な過程かはわからないが、心の中で、古くなったいくつかのことが、どんな手段を使っても元の状態に戻したりよみがえらせたりすることができない程度まで、進む（「展退」と呼ぶ）または吸収されることは常に起こっている。また、一般に記憶の保存は、ある種の好都合な心的状態に依存しているということも常に考えうることである。しかし、我々はそれについて何も知らない」

新しい情報で記憶は変えられる

もちろん、世論調査や議論は忘却の本質を確立するものではない。脳で記憶を記録した細胞やシナプスの変化が時間とともに消失するかしないかなど、確かな生物学的事実を明らかにしなければならない。この点に関して、現時点でわかっていることの大部分は、比較的単純な神経系を持つ動物の研究に由来する。それらの情報によれば、数時間後または何日も経ってから起こる忘却のいずれも、情報の一部欠損が実際に起こり、そして学習の時点で起こったいくつかのシナプスの変化は後退していることが確認されている。現代の科学者は文字通りの忘却が起こるという考えを認めているようである。一九九六年にゾラとスクワイアは、生物学、神経科学および実験心理学において博士の学位を持つ六七人の研究者に、上述の二つの説のどちらかを選ぶように頼んだ。彼らの八七パーセントが二番目の意見を選び、忘却のうちのいくらかは実際に情報の欠損をともなうという考えを支持した。

もっともありそうなシナリオは、新しい情報（新しいエピソードの貯蔵）がそれまでに存在する表象を絶えず変えていくというものである。古いものが新しいものによって消し去られ、さらに時間の経過が記憶の内容を変化させるというものである。このように、忘却は常に起こっており、過去に学習したことは弱められ変えられる。しかし、ある出来事の陳述記憶が徐々に消失するということは、その出来事の痕跡が脳内に全くなくなることを意味しない。今は忘れている出来事の結果として形成された気質や好みなど、非陳述記憶が残存しているかもしれない。しかし、これらは陳述記憶を支えた脳領域とは異なる領域でのシナプス変化によって支えられているのである。

比較的よく学習された事柄については、忘却が長年にわたってかなりゆっくりと起こるのもまた事実である。数十年後でさえかなりの量の記憶がまだ残っているかもしれない。高校の同級生の名前など正確な記憶が少なくとも数十年続き、一生涯続くことさえある。また、過去に、一シー

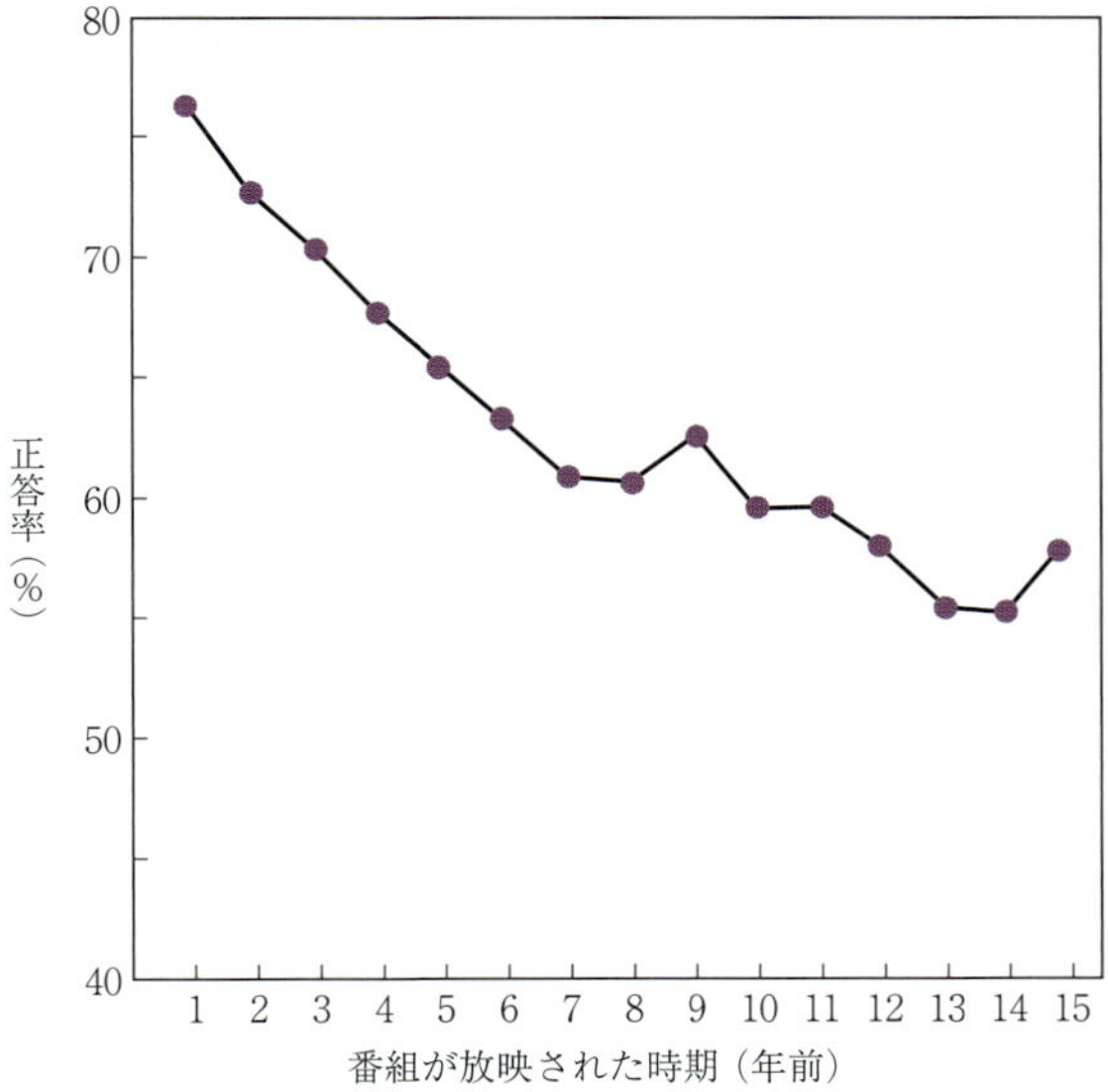

図 4-5　1978年から1986年までの9年間、毎年異なる被験者グループに対して、1年前から15年前に1シーズン放送されたテレビ番組の記憶についてテストをおこなった。被験者は最近の1年または2年のうちに放送された番組をよく覚えていたが、彼らはそれにもかかわらず15年前の番組の約60パーセントを正確に特定できた。このテストでは、当てずっぽうでも25パーセントの正答率である。

ズンだけ放送されたテレビ番組の名前のような重要とは思えない情報でも、同様なことがあり得る（図４－５）。

陳述記憶の不完全性

記憶は出来事を忠実に保存できない

我々はしばしば予想に反してうまく思い出せないことがある。記憶はもろいということは万人が経験するところである。我々はある出来事を覚えようとしたにもかかわらず、完全に忘れることがある。また、我々は、ある出来事を初めに正確に把握し、よく理解したと確信しているにもかかわらず、不正確にしか記憶していないこともある。ひとたび時が経つと、何が起こったかという記憶はぼやけたり不正確になったりする。このような記憶の不完全性は、記憶がどのようにはたらくか、また、記憶はどんな仕事に向いているのかを考えることによってもっともよく理解できる。

記憶は後の閲覧のために忠実に出来事を保存するテープレコーダーやビデオカメラのようにはたらくものではない。そうではなくて、想起は先に述べたように、利用できる断片から筋の通った全体像を組み立てるものである。たとえば、人々はある物語を思い出そうとするとき、でっち上げたり、いくつかの部分を削除したり、別の部分を織り込んだりする。そして、意味が通るように情報を再構成しようとする。一般に、記憶は我々が遭遇したことについて、文字通りの記録を保持するのではなく、その意味を引き出すようにはたらく。ミネソタ大学のジョン・ブランスフォードとジェフリー・フランクスによっておこなわれた実験では、被験者は以下の文のセットを読んだ。

1. アリはテーブルの上の甘いゼリーを食べた。
2. 岩は山を転がり落ち、小さい小屋を粉々にした。
3. 台所にいたアリはゼリーを食べた。
4. 岩は山を転がり落ち、森のそばの小屋を粉々にした。
5. 台所にいたアリはテーブルの上にあったゼリーを食べた。
6. 小さな小屋は森のそばにあった。
7. ゼリーは甘かった。

それから被験者はいくつかのテスト文を読み、それぞれ、それと全く同一の文をすでに読んでいたかどうか答えてもらった。たとえば、彼らはつぎの文を読んだ。

1. 台所にいたアリはテーブルの上にあったゼリーを食べた。
2. アリは甘いゼリーを食べた。
3. アリは森のそばにあったゼリーを食べた。

被験者は三番目のテスト文を新しいものと容易に認識した。しかし、最初の二つの文を同じように以前に読んだものだと判断した。実際には一番目の文だけが以前に読んだものであるが、被験者はどうやら読んだ文の意味を抽出し、同じように正しい考えを表現した文を区別することができなかったと思われる。

いったん記憶が確立し、出来事の意味が知覚的詳細よりも正確に記録された後にも記憶の内容が変化する機会がある。記憶として貯蔵されたことは、記憶を妨害する新しい情報の取得によって、あるいは、後の復唱（リハーサル）や想起のときの出来事によって修飾される。記憶がどのように想起されるかによって、記憶は修飾されたり歪曲されたりする可能性がある。

エリザベス・ロフタスらによる研究では、人々は自動車が激突する短い映画を鑑賞させられる。その後、何人かの被験者につぎのような質問がされた。「車がお互いに当たった（hit）とき、どのくらいの速さでしたか」。他の人には動詞を当たった（hit）から粉砕した（smashed）、衝突した（collided）、ドンとぶつかった（bumped）、接触した（contacted）と変えて同じ質問をした。結果は、平均速度の推測はどのように質問されたかに関係するというものであった。

smashed（四〇・八マイル／時）、collided（三九・三マイル／時）、bumped（三八・一マイル／時）、hit（三四・〇マイル／時）、contacted（三一・八マイル／時）。

曖昧なイメージ

実際、誤りはいかなる時点においても、記憶に取り込まれる可能性がある——符号化や貯蔵や想起の間のどこででも。ライス大学のヘンリー・ロディガーとキャスリーン・マクダーモットは志願者に単語のリスト（キャンディ（candy）、酸っぱい（sour）、砂糖（sugar）、歯（tooth）、ハート（heart）、味（taste）、デザート（dessert）、塩（salt）、スナック（snack）、シロップ（syrup）、食べる（eat）、風味（flavor））を聞かせた。数分後、被験者はリストにあったできるだけたくさんの単語を書き出すように指示された。その後、彼らはより長い単語リストから聞いたことのある単語を選ぶように言われ、そして、それぞれの場合においてその単語が聞いたものであるかについてどの程度自信があるかを示すように言われた。

被験者の四〇パーセントが、sweetという単語はリストになかったにもかかわらず、書き出した。さらに驚くべきことに、リストからの単語が他の単語とともに提示されたとき、八四パーセントの被験者が以前に聞いたことがある単語としてsweetを認識し、彼らのほとんどは単語がリストに実際にあったと自信に満ちて答えた。比較すると、実際にリストにあった単語は八六パーセント正確に認識された。このように、被験者はリストに実際にあった単語と、実際にはなかったがリストの単語に関係がある単語（sweet）とを正しく区別することができなかった。この実験は、一度も起こったことがない何かを覚えているということが可能であることを示している。この実推定上、学んだリストにある単語（すべて、sweetという単語に密接に関係している単語）は、学んだときあるいは記憶テストのどちらかで、sweetという単語を思い起こし、そして被験者はたんに思い起こした単語を実際に聞いたものだと勘違いしたのだ。この注目すべき結果が示すのは、実際の出来事の記憶とイメージされただけの何かとを区別するのは、ときには難しいということである。

陳述記憶の不完全性——記憶は歪曲されやすい

子供はつくり話の天才

子供は特にこの種の影響を受けやすい。コーネル大学のスティーヴン・セシらによる有名な一連の研究がある。三歳から六歳の未就学児が週に一回大人からインタビューを受ける（図4－6）。その前に、子供の両親は、子供の生活においてこの一年の間に起こったポジティブな出来事とネガティブな出来事の例を提供した（たとえば、休み中の旅行、新しい家への引っ越し、何針か縫

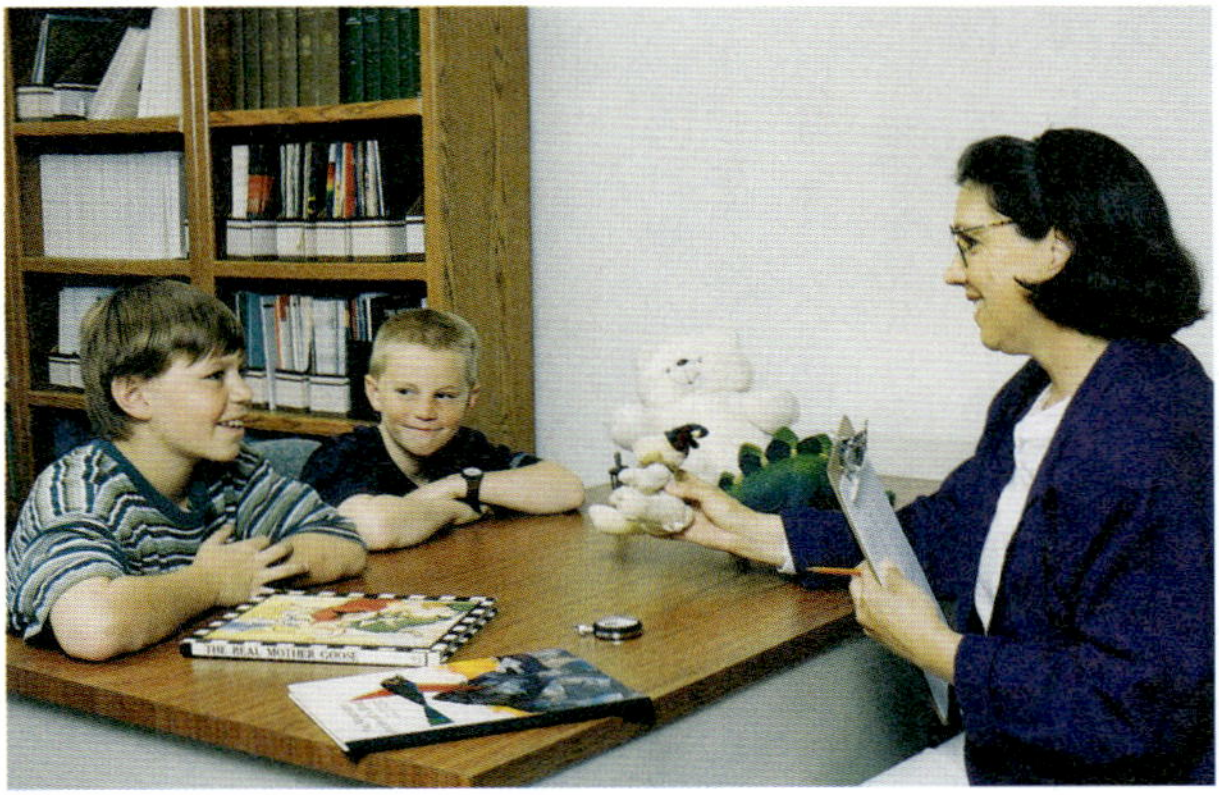

図4-6　実験において、子供は以前に起こったかもしれない出来事について質問された。子供は記憶の歪曲や間違いが起こりやすい。特に、誘導的な質問や誤った示唆があたえられるとそうなる。

う程度のけが）。インタビューでは、両親からの情報に基づいて、いくつかの本当の出来事と決して起こらなかったことについて、考えるようにと頼んだ。特に、それぞれの出来事が持ち出されたときに「それが本当に起こったかどうか思い出すようにしなさい」と言った。

一〇週目の終わりに、子供は別の大人によるインタビューを受けた。インタビュアーはそれぞれ実際の出来事と架空の出来事を順に指摘し、「これがあなたに今までに起こったかどうか話してください」と頼んだ。返答によっては、インタビュアーはさらに詳しいことを質問した。主な発見は、半分以上の子供が、「クラスメートといっしょに熱気球に乗りに行った」とか「指がネズミ取りに挟まれ、はずすために病院に行った」といったような架空の出来事に関する嘘の体験談を少なくとも一つはつくり出したということだった。全体的に見て、約三五パーセントの場合に架空の出来事が起こったと子供は同意した。彼らの返答は確かに出来事が実際に起こったと、たんに断言しただけではなかった。それどころか、関連することをたくさん含めた物語を話し、そのときの顔の表情や感情は物語に適切なものであった。以下は四歳の子供の嘘の体験談の一つである。

「僕の兄のColinは僕からBlow-torch（アクションフィギュア）を奪おうとしたけど、僕はそうはさせなかった。だから、兄は積み上げた薪の中へ僕を突き飛ばした。そこには、ネズミ取りが仕掛けてあったので、僕はそれに挟まれてしまった。それで、病院に行った。病院は遠かったので、パパとママと兄とでバンに乗って行った。そしてお医者さんは僕の指に包帯を巻いたんだ（指を差しながら）」

児童心理学の専門家が物語を話している子供のビデオテープを見たとき、本当の出来事と架空の出来事を見分けることができなかった。子供はいくつかの架空の出来事を実際に経験したと信じているので、物語はもっともらしく思える。実験終了後、一人の子供は、彼の手がネズミ取りに挟まれたということはなかったという母の発言に反抗して言った。「でも、それは本当に起こったんだよ。僕はそれを覚えているんだ」。もしこれが典型的な例であるとするならば、子供は、人をあざむこうとして、嘘をつこうとしたのではなく、実際に起こった出来事と考えて、そう振る舞ったものと思われる。

同じ研究者によるもう一つの研究では、サム・ストーンとして紹介された見知らぬ人が二分間幼稚園の教室を訪問した。彼は教室内を歩き回り、子供に挨拶をして、立ち去った。一つの実験条件下では、子供たちに、事前に、サム・ストーンについて、彼はとても不器用な人であるというネガティブなイメージがあたえられた。加えて、彼の訪問後に四回のインタビューがおこなわれたが、その間に、二つの架空の出来事について連想させる質問が子供たちにあたえられた。「サム・ストーンがクマのぬいぐるみを汚したとき、彼は何を塗りつけたのですか」「サム・ストーンが本を破ったとき、彼は怒っていたからそうしたのか、それとも誤ってしてしまったのですか」。子供が新しいインタビュアーによって最後に質問されたとき、三歳と四歳の子供の七二パーセントがサム・ストーンが悪いおこないの一つもしくは両方ともしたと断言し、彼らの四四パーセントがこれらのことをするのを実際に見たと言ったのだ。子供が実際に悪いおこないが起こっていたと信じたかどうか、またインタビュアーの期待どおりに答えようとしたのかどうかを知ることは難しい。どの場合においても、体験談は精密で、自発的で、細部にわたっていた。最後のインタビューのビデオテープを見た専門家は、またもや、どの子供がサム・ストーンの訪問について正確に述べているか見分けられなかった。

視覚に忠実な記憶

ここで描かれた記憶における歪曲と正確さは、記憶がどのようにはたらくかをよく特徴づけているが、記憶は非常に正確であることもまた事実である。たとえばサム・ストーンの場合において、子供が固定概念をあたえられなかったとき、あるいは、インタビューが誤解を招くものではなく中立的だったとき、ほとんどの子供（九〇パーセント）はサム・ストーンが本やテディベアには何もしていないと答えた。被験者が誘導尋問や架空の示唆によって影響されないとき、また、起こったことの、詳細ではなく、主旨や要点についてテストされたとき、記憶はもっとも正確である。

また記憶は、特に意味のある視覚的題材に忠実であることが示された。カナダのビショップス大学のライオネル・スタンディングは、被験者にさまざまなシーンや題材を描写した一万枚のカラー写真のスライドを見せた。それぞれの写真を一度だけ五秒間見せ、二〇〇〇枚ごとに休憩した。一日に二〇〇〇枚の写真が五日間にわたって見せられた。そして、五日目の終わりに、一万枚の中から一六〇枚のサンプルがランダムに選ばれ、記憶テストがおこなわれた。それぞれそれまでに見せられた写真と新規の写真とのペアが提示され、被験者はそれぞれのペアから以前に見たことがある写真を選ぶように要請された。注目すべきことには、被験者の七三パーセントが正確に答えた。いくつかは、推測によるものであるという事実に対して補正をすると、被験者は一万枚のスライドのうち約四六〇〇枚記憶することができたと計算できる。これらの題材がどのくらい長く記憶され得るかはわかっていないが……。

この章では、符号化、貯蔵、想起、および忘却にわたって、陳述記憶の特性について考察した。陳述記憶は間違いや歪曲に弱く、不完全である。しかし、それは、特に一般的な知識の貯蔵庫として、そして主旨・概要・要点の記録として、忠実でもある。つぎの章では、脳がどのようにして、陳述記憶を成し遂げるかという議論をはじめる。短期間の記憶や長期間の記憶はどこに貯蔵されるのだろうか？　どのような脳のシステムが陳述記憶の符号化、貯蔵、想起に関与し、それらはどのようなはたらきをするのだろうか？

第5章
陳述記憶のための脳システム

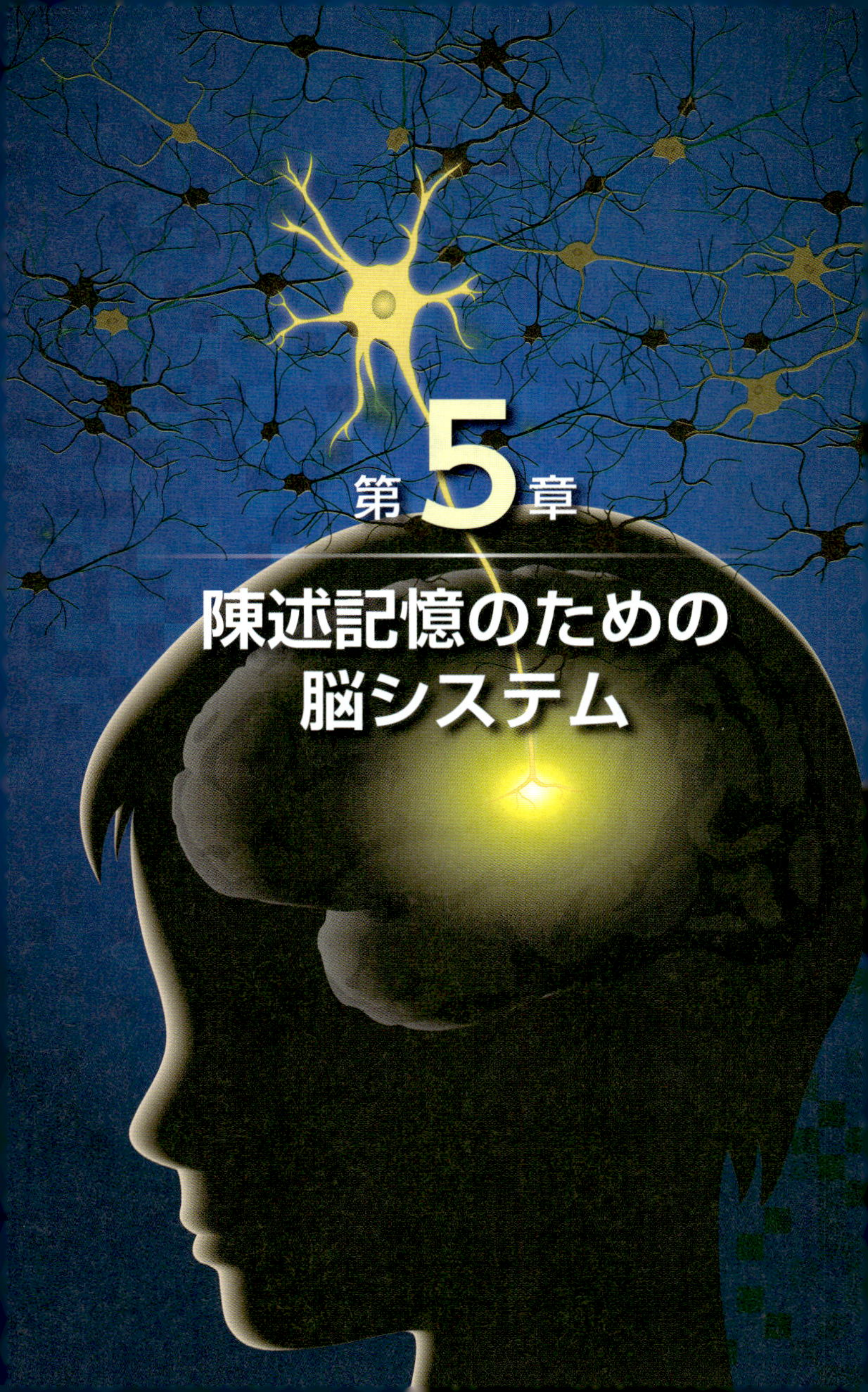

記憶の安定化

第4章では陳述記憶について認知科学的視点から見てきたが、本章ではこのはたらきを支えている脳のシステムに目を向けてみよう。このレベルの分析では、認知心理学とシステム生物学（訳注：生命現象をシステムとして理解しようとする学問分野で、システム工学の考え方や解析手法を取り入れている）が特に重要で、相互作用しながら脳システムの解明に貢献してきた。記憶（たとえば、美しい庭の記憶）は、ごく短い期間であれ、長年にわたる長期間であれ、記憶されている限り、皮質の広い領域にわたって分散している。短期記憶、あるいは、長期記憶のいずれにおいても、同じ皮質領域が貯蔵庫としてはたらいているようである。

しかし、非陳述記憶とは異なって、短期陳述記憶から長期陳述記憶への変換は、これらの領域においてシナプス結合が強くなるというだけの問題ではない。内側側頭葉という全く新たな脳のシステムが関与してくる。このシステムは、陳述記憶の長期的な貯蔵に不可欠である。それは学習のときに必要であり、また、最終的な長期表象が皮質に確立されるまでの長い期間にわたる再編成と安定化の過程においても重要になる。

短期記憶は即時記憶と作業記憶に分けられる

即時記憶とは

一般に、「短期記憶」という言葉は、忘れるか、あるいは、より安定した長期記憶（永久に忘れないこともあり得る）として確立するまでの、一時的に情報を保持する記憶プロセスを意味する。認知心理学の分野では、多くの場合、短期記憶（short-term memory）を即時記憶（immediate memory）と作業記憶（working memory）という二つに分類している。即時記憶は、情報を受け取った瞬間にはじまって、心の中に能動的に保持されたものを指す。即時記憶は、今まさに何に注目しているのかを示す情報であり、また、現在の思考の流れを決める情報である。即時記憶の容量は大変小さい（およそ七つの事柄を保持することができるのみである）。また、もしその内容を繰り返し復唱しなければ、通常三〇秒未満で消失する。ウィリアム・ジェームズ（**図5－1**）は、即時記憶（彼は一次記憶と呼んだが）の本質を捉えていた。彼はつぎのように述べている。

「この種の記憶は決して失われることはない。なぜなら、それは、意識的には、今この瞬間に属するものであるからだ。実際、それは記憶といっても時間区分的には『過去』に属するものではなく、『現在』のうちの『過去』に接続する部分に属するものである」

本章では、ウィリアム・ジェームズが考えたような即時記憶の概念は、脳がどのように陳述記憶を支えるのかを理解する上できわめて重要であることを示す。通常、一片の情報は、数秒以内に意識から消え去る。しかし、即時記憶は、能動的に繰り返し復唱すれば、記憶の時間を延ばすことができ、その内容を数分間にわたって保持することもできる。この延長された即時記憶は、作業記憶（アラン・バデリーによって初めて用いられた言葉）と呼ばれる。物体または事実は、最初は即時記憶中に表現され、その表現は作業記憶中に保持することができ、それから、最終的に、長期記憶として永続的に維持することができる。

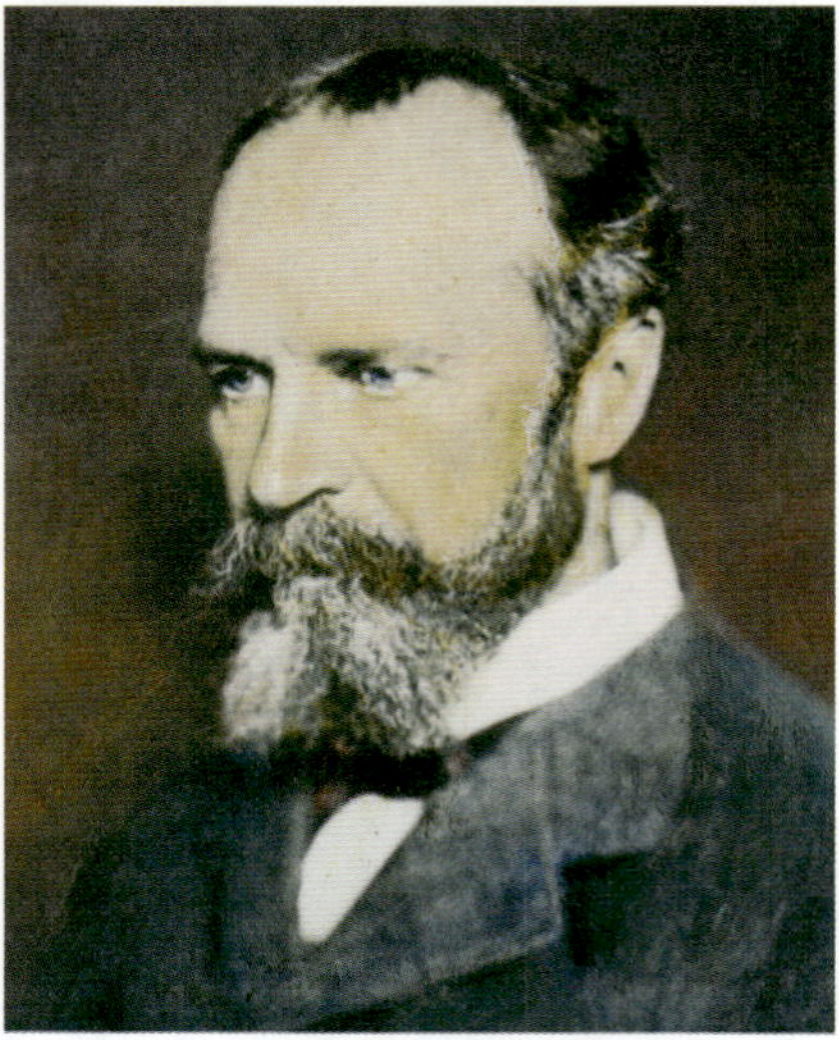

図 5-1 ウィリアム・ジェームズ（1842-1910）。アメリカの心理学者。

この章では、正確性に欠ける術語である「短期記憶」よりも「即時記憶」と「作業記憶」という術語を用いる。実際、「短期記憶」は、「容量の小さい即時記憶」と「作業記憶という復唱系」を意味するだけではない。短期記憶は、安定した長期記憶が確立される（細胞レベルおよび分子レベルの出来事としては、シナプス変化が起こることを意味する）までの、さらに後期の記憶成分をも意味する。この意味で、短期記憶は、情報が心の中に能動的に保持されている時点を越えて、数分（あるいは恐らく一時間以上）持続するものである。短期記憶から安定した長期記憶へと至る細胞レベルおよび分子レベルの過程については第7章で述べる。

作業記憶の得意わざ

バデリーが主張したとおり、すべての情報が長期記憶へと変換されるまでの単一の一時的記憶の貯蔵庫といったものはない。一時的記憶の貯蔵庫は多数あり、これらが並行してはたらくと考えるのがよい。即時記憶および作業記憶は、これら一時的記憶の貯蔵庫の集合体である。「音韻ループ」と呼ばれる作業記憶の一種は言語に関係しており、会話および意味のある音を一時的に貯蔵する。このシステムは、たとえば、電話番号のダイヤルの準備をする際に、心の中に電話番号を保持する能力を支える。また、通常の文を話したり理解したりする際に、心の中に言葉を保持する能力を支える。「視空間スケッチパッド」と呼ばれる別の種類の作業記憶は、顔や空間的レイアウトのような視覚的なイメージを貯蔵する。音韻ループや視空間スケッチパッドは一時的に使用するための情報を維持するシステムとしてはたらく。

作業記憶に関するどのようなテストをおこなっても、意識の容量や記憶貯蔵庫全体の容量を見積もることはできない。たとえば、聞いた数字をどれだけ多く心の中に保持することができるか、そして、どれだけ多くの数字を復唱することができるか、というテストは、ただ一種類の作業記憶（音韻ループ）の容量を測っているだけである。他の情報処理システムはそれぞれ固有の作業記憶容量を持っている。作業記憶は一時的な容量しかない多くの種類の貯蔵庫からなっており、それぞれの貯蔵庫の容量は、特殊に分化した脳の多くの情報処理システムごとに決まっている。

作業記憶に対応する神経細胞活動

まずはサルの神経生理学的研究を通じて、脳がどのように一時記憶機能を組織するかについて、解明がはじまった。もっとも初期の研究は、カリフォルニア大学ロサンゼルス校（ＵＣＬＡ）のホアキン・フスターらによるものだ。彼らはサルに一つの色（見本色）を記憶するように訓練し、約一六秒の遅延期間後にテストした。これは、遅延期間後に二つ以上の色を見せて、動物が元の色（見本色）を選択するとフルーツジュースの報酬があたえられるという学習課題で、遅延見本合わせ（delayed matching-to-sample）と呼ばれる（**図5－2**）。実験の間に、フスターはＴＥ野（側頭葉の中の高次視覚野で、視覚対象の認識に重要であると考えられる領域）から単一ニューロンの活動を記録した。彼は、見本色が最初に提示されたとき、ＴＥ野の中の多くのニューロンが反応することを見出した。これは、この領域が持っている視覚認識分析における役割と一致する。

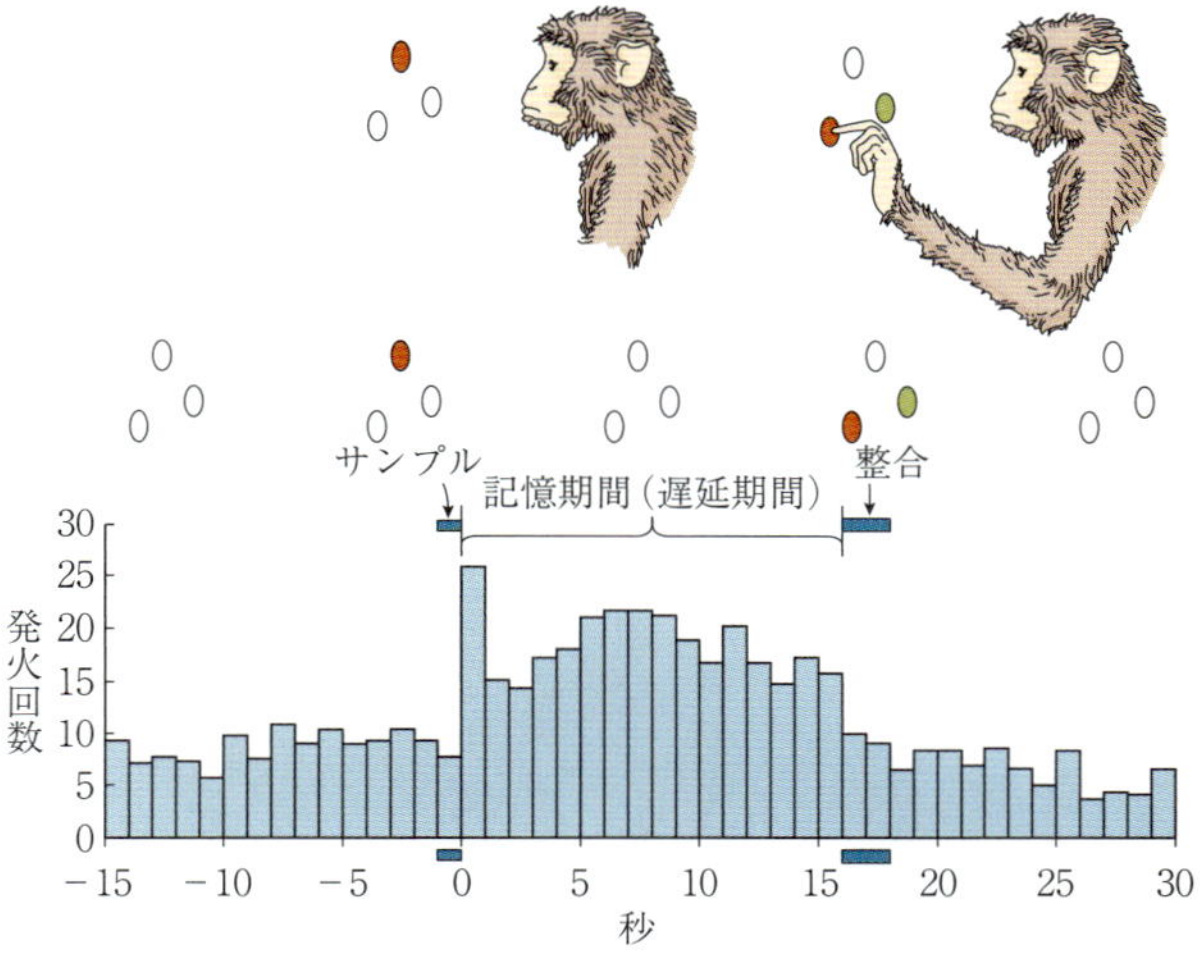

図５−２　神経活動と作業記憶。遅延見本合わせにおいて、サルは試行の最後に色の適切な整合と選択をするために、遅延期間（記憶期間）を通してサンプルの色（この図では赤）を覚えていなければならない。グラフは皮質領域 TE 野における16 秒の記憶期間での発火の上昇を示している。記憶期間の終わりに、２つの色の選択肢（赤と緑）が示される。サルはもう赤の色を記憶にとどめておく必要はない。よって細胞の活動は試行前のベースラインのレベルまで下がる。

しかしながら、特に興味深かったのは、多くのニューロンが一六秒間にわたる遅延期間の間、ずっと反応し続けたことである。それは、この持続している神経活動があたかも記憶されるべき刺激を表現しているかのようであった。動物が一時記憶の中に知覚情報を保持している間、持続的活性を示す（というタイプの）ニューロンが、視覚皮質、聴覚皮質および感覚運動皮質でも見つかった。これらのニューロンは、それぞれ、視覚的刺激、音および能動接触を含む課題の間、持続的活性を示したのだ。

これらの皮質領域のいずれにおいても、このように持続した神経活動がみられれば、その領域がより大きなネットワークの一員として関与していることを示している。そのような記憶課題の間中、活性化している数多くの領域の中で、重要な領域の一つが前頭葉である。フスターは、今まさに起ころうとしている行動のために、心の中に情報を保持する必要があるような課題の遂行に、前頭葉が不可欠であることを示した。また、前頭葉は、ある応答をするための記憶情報を想起するためにも必須であることを示した。エール大学のパトリシア・ゴールドマン-ラキッチは、この前頭葉の保持機能が、認知心理学者が「作業記憶」という言葉で表現したものに相当すると考えた。彼女は、前頭葉が、作業記憶中に保持した情報によって、進行中の行動および認知をガイドすると主張した。

前頭葉の司令的役割

前頭皮質（前頭葉の皮質）は、TE野を含む脳の視覚野の大半と相反的な接続を持っている（訳注：視覚野から前頭皮質へ、および、前頭皮質から視覚野へと双方向の投射があるという意味で「相反的」な接続と呼ばれる）。サルの実験では、遅延見本合わせ課題（側頭葉のTE野でニューロン活動が起こる）

の遅延期間中に、前頭皮質の一つの領域のニューロンでも連続的な活動が観測された。さらに、ロバート・デシモン（現在、マサチューセッツ工科大学）は、前頭皮質で観察された遅延（期間中の）活動と側頭葉での遅延（期間中の）活動の間に、重要な差異があることに気がついた。すなわち、遅延期間の間にさらなる視覚刺激をあたえることによって側頭葉での（遅延）活動を中断させることはできるが、一方、前頭皮質のニューロン活動は、中断されることなく持続するのだ。このように、前頭皮質の遅延（期間中の）活動は、注意をそらされたときにも作業記憶に情報を保持し続けるために特に重要であると思われる。実際に、サルの前頭皮質を損傷すると、作業記憶に依存する課題のパフォーマンスは障害される。したがって、TE野または他の感覚野のニューロン活動は、いついかなる瞬間においても、受容しつつある感覚情報の存在を示すシグナルであると考えられる。その後に起こる前頭皮質からの「トップダウン」フィードバックは、遅延期間における感覚野のニューロン活動を持続させ、進行中の行動に重要な、作業記憶として保持されるべき刺激（情報）に感覚野が対処するようにしむけるものと考えられる。このように、前頭皮質と感覚野は協働して、情報を認識し、当面の使用のための作業記憶を保持する神経系としてはたらくのである。

前頭葉は、作業記憶の概念からわかってきた役割以上のことを、行動の管理においてはたしている。すなわち、背側外側や腹側外側の前頭皮質領域は、執行機能と呼ばれる役割（将来の目標に向かって行動を指示する役割）を担っているのだ。この認知制御機能は記憶の取り出しを戦略的におこなうことを可能にする。それは複数の行動指示原理を協調的に活用して、現在の目的に関連した知識を呼び出し、柔軟に使用することを可能にする。もし前頭皮質のこれらの領域がなかったとすれば、人は刺激に振り回され、瞬間的な感覚がもたらす環境に反応することしかできないであろう。

長期記憶

視覚情報を例として

対象を見て、それを長期記憶として保存するという問題を考えてみよう（**図5-3**）。霊長類の視覚系のしくみでは、網膜からの情報は、最初に脳の後部のV1野に到達する。アメリカ国立衛生研究所（NIH）のレズリー・アンガーライダーとモーティマー・ミシュキンによると、視覚のつぎの過程はV1野から前部への移行で、主要経路としては、脳の下方の部分を通過する「腹側」経路と、上方の部分を通過する「背側」経路の二つがある。一つのルートは腹側経路を通って側頭葉に達し、最終的に下側頭皮質（TE野）に到達する。TE野は、高次視覚野で、対象の形と質を解析することにとりわけ関与している。二つ目の視覚情報過程の経路はV1野から頭頂部の皮

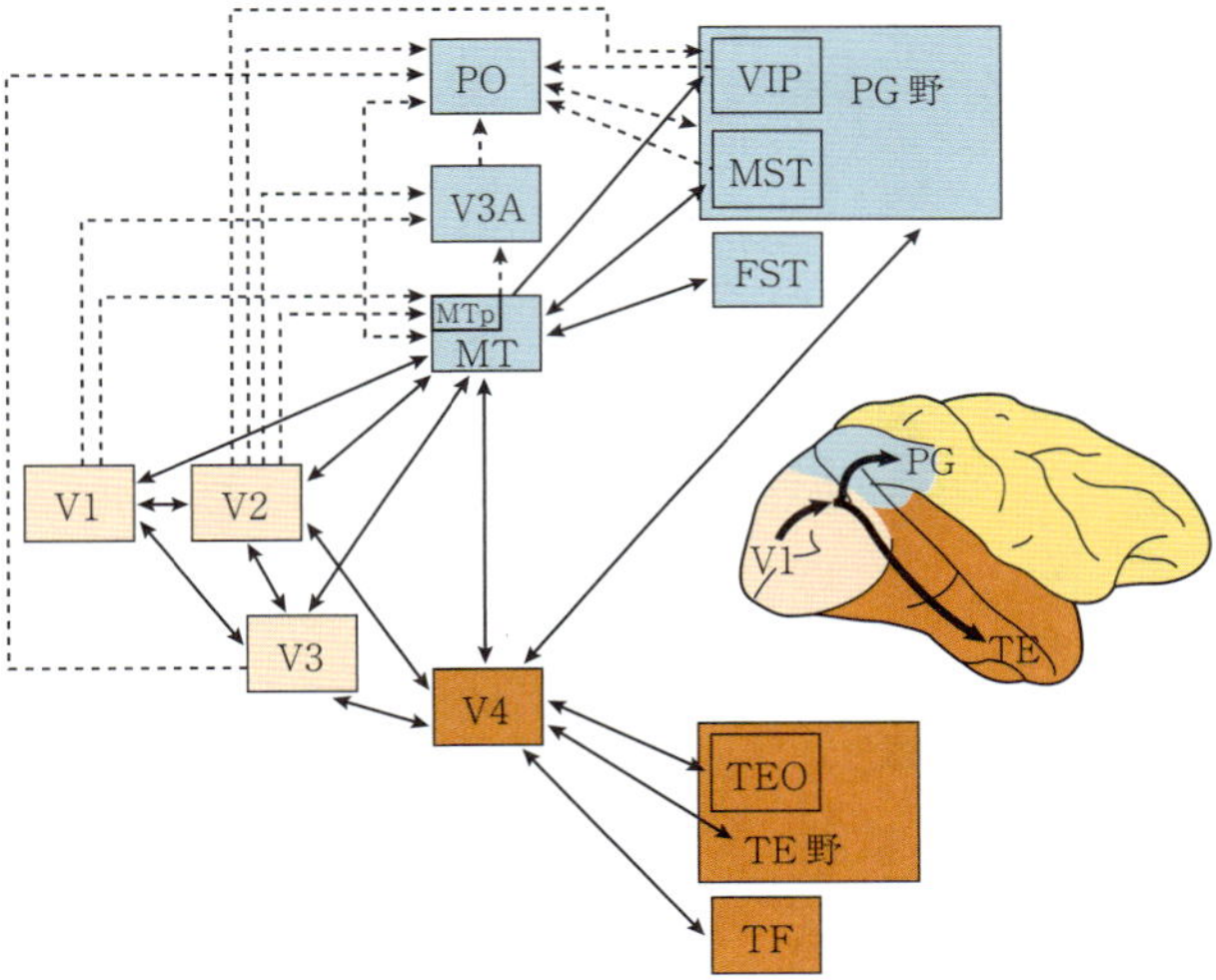

凡例
FST＝fundus of superior temporal area（上側頭野底）
MST＝medial superior temporal area（内側上側頭野）
MT＝middle temporal area（視覚野）
PO＝parieto-occipital area（頭頂後頭野）
VIP＝ ventral intraparietal area（腹側頭頂間野）
TFは内側側頭葉内の海馬傍回の一部である

図５-３　皮質視覚野とそれらに接続する領域の概要図。第V1野から２つの主要経路が出ている。視覚における物体の形と質を解析するための情報処理の流れは腹側経路を通って、V4野を経由して側頭葉に入る。物体の位置を解析するための情報処理の流れは背側経路を通って、MT野を経由して頭頂葉に入る。実線は中枢と末梢の両方からの入力があることを示す。破線は末梢の情報に限られていることを示す。

質（ＰＧ野）に進む背側のルートである。ＰＧ野は対象物の空間的位置、物体間の空間的関係、および空間内の特定の位置の確定に到達するために必要な計算に関与する。腹側経路と背側経路に沿ったそれぞれの領域は視覚認識に必要な情報処理に、それぞれ特有の方法で寄与していると考えられる。ある領域は色を解析し、別のある領域は運動の方向を解析し、さらに別の領域は奥行きあるいは方向定位を解析する。より前方の領域ほど、物体のような知覚対象全体の解析により強く関与しているようである。我々が空間における物体を知覚したとき、このような腹側と背側の両経路に沿って分散している領域が、一斉に活性化される。これらの領域が、前頭皮質の活動と協調して、持続的に活性化されるとき、知覚されたものは作業記憶として持続的に保持される。

これと同じ情報が、長期記憶になる。長期記憶へと変換される過程は、側頭葉の内側の構造（内側側頭葉）に強く依存するが、内側側頭葉は最終的な記憶の長期貯蔵所ではない（詳しくは後述）。最近出くわした物事に関する作業記憶は、側頭葉のＴＥ野や頭頂葉のＰＧ野、およびその他の領域内に分散して形成される。これらの分散した領域が記憶されるべきものを知覚し、処理し、解析するが、長期記憶も同じ部位に蓄えられる。すなわち、これらの関連した領域それぞれにおいて、ニューロン間の接続の強さが永続的に変化すると考えられている。その結果として、学習後には、ニューロンが学習前とは異なった反応をする。変化したニューロンの集合体が知覚されたものの長期記憶を形成するようになる。

視覚認識と長期記憶の脳領域は同一？

サルを用いた研究によって、視覚認識や即時記憶に用いられるのと同じ脳領域が長期記憶にも用いられるらしいということが明らかになった。東京大学の酒井邦嘉と宮下保司は、サルを訓練して、一二対のカラー・パターンを学習させる実験をおこなった。訓練の開始時に、二四個のパターンを任意に選んで、一二の対をつくる。そして、サルにパターンの対が1と1′、2と2′、……12と12′といった組み合わせであることを覚えさせる。サルがすべての組み合わせを覚えた後、二四個のパターンのうちの一つが手がかり（たとえば、2あるいは10′）として単独で提示される。そして数秒後、その対になるもの（2′あるいは10）と他のパターンの一つとが同時に提示され、サルは二者のうち、手がかりパターンの対（2′あるいは10）を選ぶというテストを受けた。サルが課題を実行している間、下側頭皮質からの神経活動が記録されたことから、サルがほとんどの組み合わせを「記憶している」ということが示されたのである（**図5-4**）。

これらのニューロンが記憶の貯蔵に関与しているという証拠は、二四パターンの中の一つが手がかりとしてあたえられたとき、サルがどのように反応するかを、二四パターンのそれぞれについて観察した結果から得られる。訓練された動物と訓練されていない動物の両者とも、ニューロ

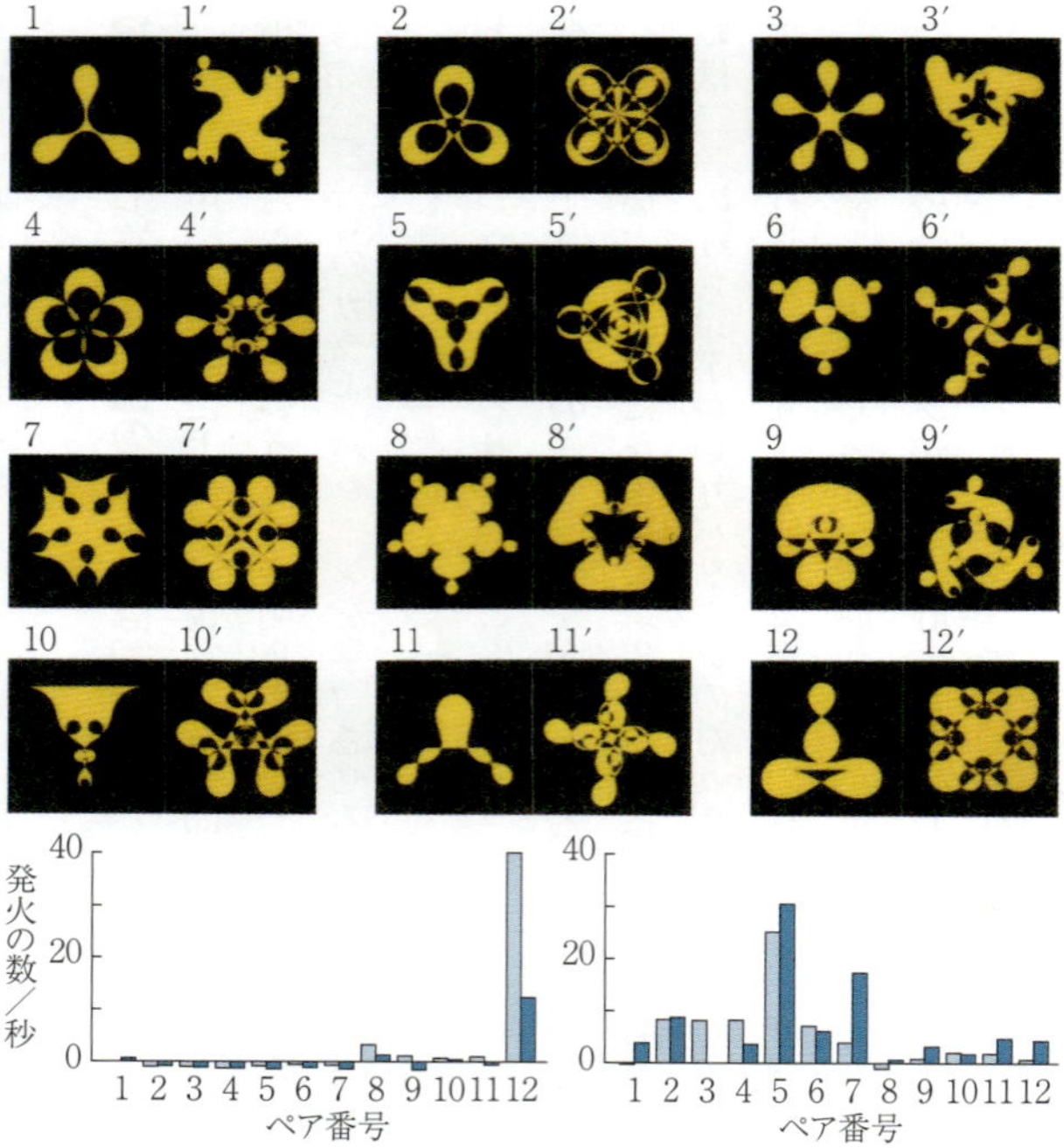

図 5-4　神経活動と長期記憶。
上図 ： 12 対の視覚パターン(1 と 1′、2 と 2′など)を、サルの長期記憶テストのための「ペア連合課題」に用いた。サルは、1 つの手がかりパターンと対になっているパターンを選ぶという課題を学習する。
下図 ： 2 つの図は、単一のニューロンが 24 のパターンのそれぞれにどのように応答したかを示す。薄青色のバーは12 の手がかりパターン(1～12) に対するニューロンの発火頻度(1 秒間の発火の数)を示す。青色のバーは、その対のパターン (1′～12′) に対する応答(発火頻度)を示す。左のパネルのニューロンはパターン12と12′の両方に応答する。右のパネルのニューロンはパターン 5 と 5′の両方に反応する。ペアの組み合わせは任意であるから、これらの結果は、ニューロンがペアリングを学習することを示している。

ンは、一つあるいは二つだけのパターンに反応する。すなわち、一つのニューロンは、特定のパターンが提示されたときに、もっとも強く反応する。しかしながら、訓練を受けたサルでは、訓練前には多くのニューロンが対のうち一方だけによく反応していたのが、訓練後にはそれらのニューロンは対を形成するいずれのパターンにも反応した。

ソーク研究所のアダム・メッシンガーとトーマス・オルブライトは、酒井らの研究と関連した研究をおこなった。彼らの研究は、これらのニューロンの応答の変化が訓練中に起こること、しかも、行動レベルの学習に並行した時間経過で起こることを示した。このように、いくつかのニューロンは新しい安定な応答特性を獲得するが、これは連合の学習（対の組み合わせを学習すること）の長期記憶を反映したものなのである。これらのニューロンはトレーニングの結果変化し、この変化したニューロン群が、互いに対になったパターンの組み合わせの長期記憶を担うのである。

長期記憶の貯蔵場所

脳を損傷した患者の研究によって、長期記憶がどこに存在するかがわかってきた。まず、それらの研究により、大脳皮質の内部が驚くほど高度に分化していることがわかった。これは、異なった脳領域は異なった種類（カテゴリー）の記憶に関与しているという考えと合致する。イギリス、ロンドンのクイーンズ・スクウェア病院のエリザベス・ウォリントンとロザリーン・マッカーシーは、ヒト脳の左側頭部・頭頂部あるいは左前頭部・頭頂部を損傷すると、カテゴリーに特異的な知識の記憶を選択的に損なうということを初めて観察した。たとえば、患者は一つのカテゴリー（例：小さくて生命のないもの―ほうき、スプーン、椅子）についての知識を失うが、他のカテゴリー（例：生きているものや他の大きなもの―子犬、車、雲）についての知識は保持する。これに対し、腹側側頭葉や側頭葉前部の損傷（頭頂皮質は保存）は、正反対の症状を引き起こす。

これらの発見により、ウォリントンとマッカーシーはつぎのように考えた。世界について学ぶときに使われる特定の感覚や運動のシステムが、脳のどこに最終的に記憶を形成するかに大きく影響をあたえる。この考えによれば、脳に損傷を受けた患者から得られた驚くべき発見を説明できる。たとえば、ヒトは、生き物や屋外の大きいものについての知識を、主として視覚を通して学習する。そして、形や色、および視覚認識を処理する脳のシステムのほとんどは側頭葉内部に存在する。対照的に、道具や家具のような生命のないものについての知識を、ヒトは手で触った感触を通じて、また、対象物の機能の理解に関与する処理システムを通じて学ぶが、手で触った感触と機能の理解に関与する処理システムは、頭頂葉と前頭皮質にある。

アメリカ国立精神衛生研究所のアレックス・マーチンらは、機能的磁気共鳴画像法（ｆＭＲＩ）を使って、カテゴリーに特異的な知識が脳のどこに蓄えられているかを研究した。彼らは、ある

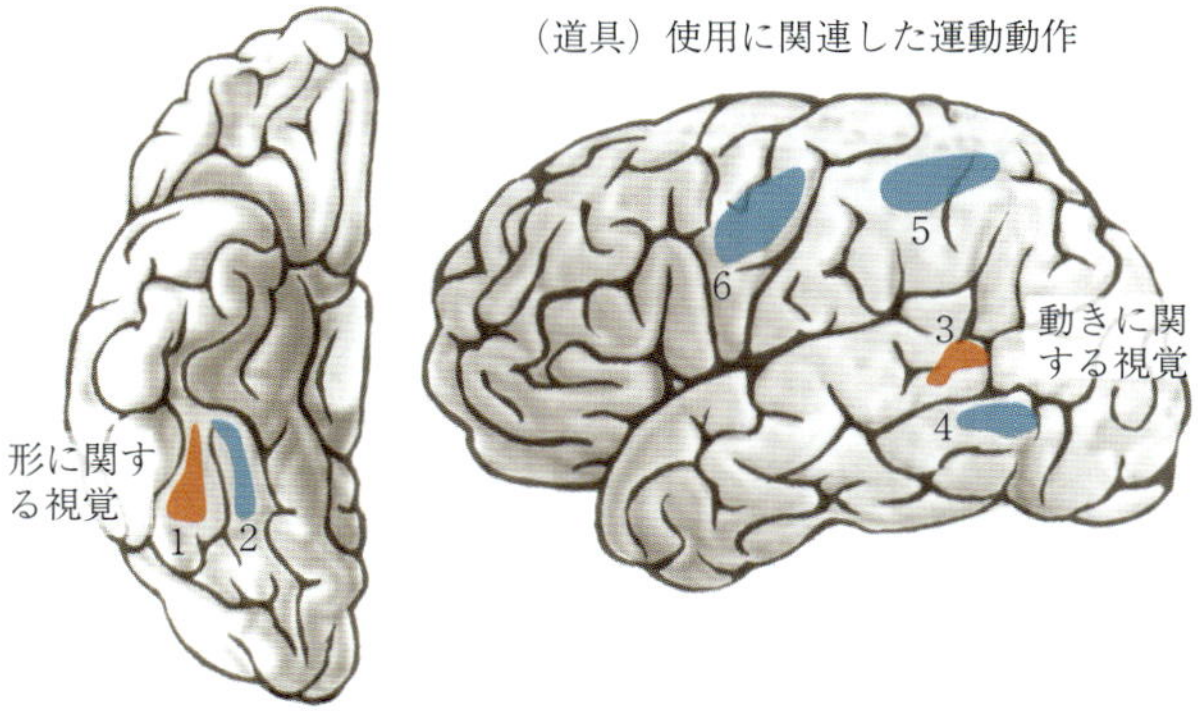

図５−５　カテゴリー特異的に活動する領域の模式図。赤は生き物に特異的、青は道具に特異的に活動する領域を示す。この異なる活動に対する大事な決定因子は刺激の物理的な見た目ではなく、刺激がどのように解釈されるかである。たとえば、動物として認識されるのか、道具として認識されるかだ。左図は、右半球を腹側から見たものである。右図は、左半球を側面から見たものである。(1) 外側紡錘状回、(2) 内側紡錘状回、(3) 後側上側頭回、(4) 後側中側頭回、(5) 後側頭頂皮質、(6) 腹側運動前皮質。

脳領域は、道具の名前を告げるときよりも動物の名前を告げるときの方がより高い活性を示し、また、他のある領域は、動物の名前を告げるときよりも道具の名前を告げるときの方が高い活性を示すことを見出した（**図５−５**）。動物の名前で活性化される領域は、側頭葉、特に、右大脳半球の側頭葉にある。この領域は、色や肌理《きめ》の視覚情報、そして、動きの柔軟なパターン（生物学的運動と呼ばれる）についての情報を表す。道具の名前で活性化されるニューロンは、左半球に位置し、特に、側頭葉や頭頂皮質、および腹側運動前皮質において活動的である。これらの領域は、操作可能な物体に関連した運動の厳密なパターンや視覚的な形に関する情報、およびその物体がどのような目的に使用されるのかという情報を表現する。これらの結果から、物体の性質と、それらがどのように認識され使用されるのかという情報によって、その物体の同定に関する長期の表象が脳のどの領域に貯蔵されるかが決まるというのだ。この結果は、脳に損傷を受けた患者に関するウォリントンとマッカーシーの研究結果とも一致する。

ペンシルヴァニア大学のショーン・ポリンとプリンストン大学のケネス・ノーマンらは、これらのカテゴリーごとに特化した皮質領域が知覚の間のみ活性化されるのではないということを発見した。これらの領域は被験者が特定のカテゴリー（たとえば、有名な顔、ありふれた物、有名な場所）のモノを学習する間にもまた活性化される。興味深いのは、被験者が後にそのモノを想起したとき、同じ領域が再び活性化されるということである。このように、患者が、最近学習したモノの記憶をたどるとき、彼らの脳の活動はそのカテゴリーのモノを学習したときに示した脳の活動に似てくるのだ。

即時記憶から長期記憶への移行

内側側頭葉のはたらき

長期記憶がどのようにして確立されるのか考えるために、233ページの図5－3と霊長類の脳の視覚の処理経路に再び話を戻す。視覚皮質における処理経路は、前頭皮質や内側側頭葉などの多数の領域にたどり着く。もし、視覚処理領域の一つが損傷を受けると、その結果として知覚障害が現れる。たとえば、ある領域の損傷では運動の認識が困難となり、別の領域の損傷では顔の認識が困難になる。このような視覚処理領域（たとえば外側側頭葉）の損傷の結果とは対照的に、内側側頭葉が損傷しても知覚を損なうことはない。

しかしながら、内側側頭葉の損傷では、すべての陳述記憶を損なうという衝撃的な事実がある。これまでに見てきたように、記憶は認識の正常な帰結であるが、内側側頭葉こそが、我々が「記憶」と呼ぶ「認識的経験の保持」を担っているのである。

視覚認識や即時記憶を長期陳述記憶に変換するために、脳の内側側頭葉は、生成しつつある記憶をまず保存し、ついで、認識と即時記憶をサポートする皮質領域と相互作用しなければならない。内側側頭葉がはたしている役割を正しく認識するための方法は、脳のこの領域が損傷されると記憶にどんなことが起こるかを厳密に調べることである。重要なことは、左右両側の内側側頭葉の損傷により、陳述記憶が選択的に障害されるということである。陳述記憶の喪失は、臨床的に健忘症と呼ばれる症候を引き起こす。

健忘症

内側側頭葉の損傷

いかなる場合にも、内側側頭葉（あるいは解剖学的に関連している領域）を損傷すれば、健忘症を生じる。認知障害は、外科的切除、頭部傷害、卒中、虚血、酸素欠乏、あるいは病気により起こり、それらが引き起こす症状はすべて似ている。記憶障害の程度は、損傷の程度に比例している。

アルツハイマー病は一般に記憶障害からはじまるが、その理由はこの病気に特有な脳の変性的変化が最初に内側側頭葉に現れるからである。慢性アルコール中毒もまた最後には健忘症に至る。長年にわたるアルコールの飲みすぎによって、内側側頭葉と解剖学的に接続している視床内側部や視床下部が損傷を受けるからである。

第1章で述べたように、記憶における内側側頭葉の重要性が最初に認識されたのは、健忘症患者H・Mの観察の結果による。H・Mの症例が一九五七年に最初に報告されて以降、両側の内側側頭葉損傷を受けた他の患者においても、同じ臨床像が繰り返し報告された。記憶障害の顕著な特徴は重度の物忘れである。記憶すべき情報が、名前、場所、顔、会話、図、匂い、物、音楽の一節であるかどうか、といったことは全く問題ではない。また、記憶すべき題材が、口頭で述べられたものか、患者が読んだものか、あるいは、触ったり匂いをかいだりして得られたものかどうかは全く問題ではない。

それらすべての場合において、患者は題材を正常に知覚し、即時記憶に保持することができる。しかしながら、その題材を長期記憶として維持することはできないのである。主な障害は新しい記憶の獲得の段階で起こるが、本章の後半で述べるように、すでに確立された記憶もまた影響を受ける。

新しい題材が提示されると、それは、視覚や他の感覚で知覚できる限り、利用可能な状態になっている。これが即時記憶である。さらに、繰り返し反芻している間、あるいは、作業記憶となっている間は、利用可能な状態に保たれる。しかし、いったん健忘症患者の注意が他のものに向くと、その題材は記憶から失われる。それは想起したり、元の形に復元されたりすることはない。それは全く忘れられたのである（訳注：working memory という場合、作業記憶という、分類された「記憶」の種類という意味の場合と、作業記憶貯蔵場所という意味とがある。これは、作業記憶に限らず、すべての種類の記憶について、そうである）。

記憶と脳は独立に機能している？

内側側頭葉の損傷は作業記憶には影響しない。というのは、初期の段階の記憶の形（即時記憶と作業記憶）は側頭葉以外の皮質領域に依存するためである。このため、内側側頭葉の重要な機能は、情報が提示された後しばらく時間が経たないと現れない。しかし、二、三秒程度というごく短い時間の後のある時点で、記憶はなくなる（たとえば、顔に関する記憶の場合がそうである。顔の記憶を効果的に練習することは一般に難しい）。一時的記憶がもはや復唱によって維持することができなくなった時点で、内側側頭葉は記憶の貯蔵と想起のためのはたらきをはじめる。

一九五〇年代に、内側側頭葉の損傷の影響が最初に報告されたとき、記憶のみが他の認知機能から全く切り離されて障害されるということを、多くの科学者は信じようとしなかった。記憶が損なわれるのは、うつ病、注意障害、あるいは、知的機能の広域な欠陥のような、他の認知機能の問題であると考える方がより自然であった。しかし、ブレンダ・ミルナーの研究とその後の研究により、記憶が脳の独立した機能であるということがはっきりしたのである。記憶障害のある患者でも、新しく学習する必要がない限り、通常の作業をこなすことができるのである。たとえば、記憶障害患者は、知覚能力に大きな負荷をかける試験も十分にやってのける。ヤエル・シュラガーとスクワイアらがおこなった研究では、海馬の損傷、あるいは、内側側頭葉の大きな損傷がある患者が、四種の難しい視覚識別テストで対照者と同じ成績を示した。刺激が、高度に曖昧な特徴（特徴のオーバーラップが相当程度ある）を含んでいた場合でも、対照者と同じ結果であった。

ある一つのテストでは、一〇〇の変形したイメージを用いる。これらのイメージは、ある一つの画像から異なる画像へと、一〇〇段階にわたって、徐々に変形させてつくったものである。たとえば、レモンをテニスボールへと徐々に変形させるといったものである。四八回の試行をおこなったが、それぞれの試行では、被験者にコンピューター・スクリーンの上部にテニスボールとレモンの中間の画像を見せる。さらにもう一つの画像が、スクリーンの下部に提示される。課題は、下部の画像をターゲットに一致するまで変形させることである。顔、風景、物体のいろいろなセットで実験した結果、対照者は平均して、最終画像とターゲット画像との差異が一二・二±一・一段階であった。これに対し、健忘症患者では、その差異が一〇・二±一・六段階と、対照者よりわずかに成績がよかった（図5−6）。

キャロリン・ケイヴとスクワイアによる別の実験から、即時記憶の容量が推定された。健忘症患者と健常な被験者に数の列（たとえば、四桁の数列、5−7−4−1）を読ませて、それからすぐにその列を復唱するように要請した。被験者が成功するたびにテストの数の桁は一ずつ増えていく（たとえば、6−8−2−4−7のように五桁にする）。ケイヴとスクワイアは、同じ長さの数列を二回間違えると、その前のうまく復唱できた数の桁を記録した。繰り返し実験した結

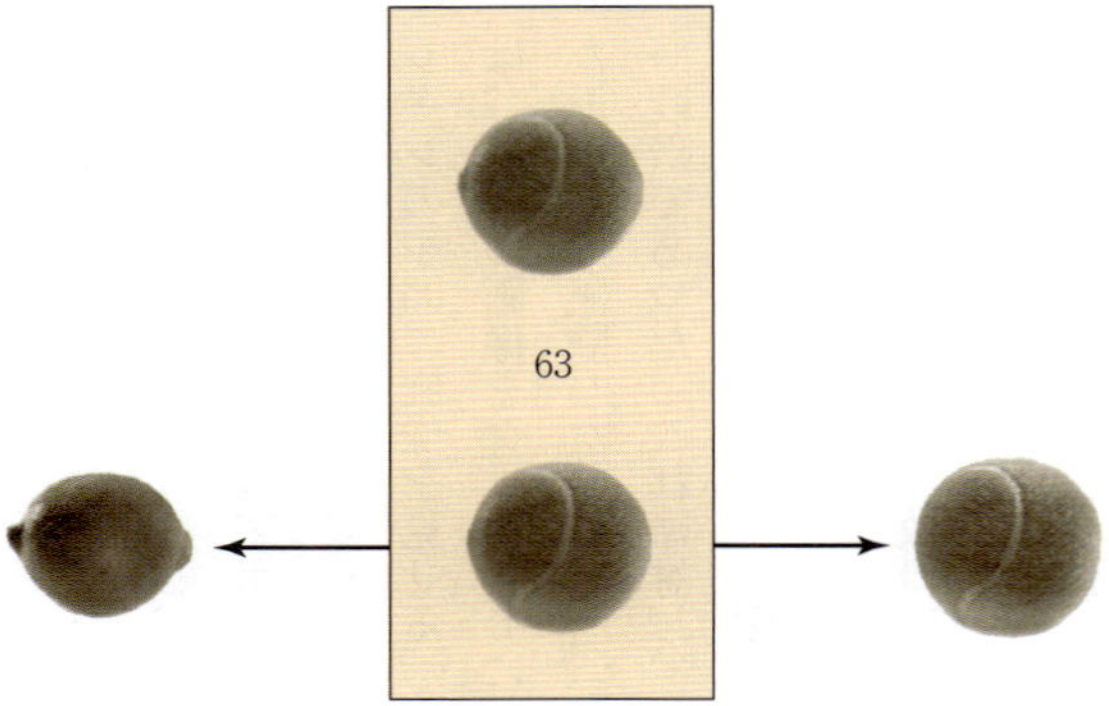

図 5-6　難しい視覚認識課題を健忘症患者が正常におこなうことができる例。各試行において、上部にターゲット画像が提示され、別の画像がその下に提示される（四角の枠内）。どちらの画像も、100 段階の一連の変形画像のうちの一つである。ここで示された例では、レモン（左、画像番号 01）が徐々にテニスボール（右、画像番号 100）へと変化する。ターゲット画像は、画像番号 63 であり、変形画像は下の 75 番である。被験者は、下部の図をターゲット画像にもっとも近い画像を得るまで一段階ずつ変えることができる。

果、記憶できる桁の精度は、小数点一桁以内に収まった。健忘症患者と健常者の両方とも平均六・八桁を復唱できた。

長期記憶が苦手な健忘症患者

健忘症患者は、知覚能力と即時記憶が無傷であるのとは対照的に、長期記憶の欠陥の程度は重い。この問題は、時間が経つにつれて出来事を保持するのが困難になるという状態をもっともよく説明している。社交的活動には、会話の間その内容を覚えていることや、前回の面談内容を覚えていることが必須であるが、健忘症患者ではこれらが難しいため、社交的活動は制限される。また、作業の正確な順番の記憶（仕事の段取り）が重要な活動は、記憶に大きい負担を強いるので、すべて困難となる。記憶障害は、被験者が最近出くわした事実や出来事を思い出すことを要求する通常の記憶テストによって判定される。テストは、直接被験者に題材を覚えさせ、後でそのことをどれだけ覚えているかきくという、明確な記憶テストという形でおこなう必要はない。被験者に事実を提示し（たとえば、エンゼルフォールはベネズエラにある）、そして、後に以前に学んだ経験に言及することなく、事実に基づく質問をする（たとえば、たんに「エンゼルフォールはどこにありますか？」と尋ねる）というやり方で、記憶障害を明らかにすることができる。

ここで論じている健忘症は神経学的損傷あるいは病気に起因する種類の健忘症であり、機能的な（あるいは心因性の）健忘症とは別種のものである。機能的健忘症はしばしば自己同一性（personal identity）の喪失であると言われる。この種の健忘症は文芸作品や映画（たとえば、ヒッチコックの映画『白い恐怖（原題 Spellbound）』）で広く知られるようになったが、脳損傷に起因する健忘症よりも非常にまれで、両者を区別するのは簡単である。機能的健忘症は一般的には新しく学習する能力を損なうことはない。患者は臨床医に最初に会った瞬間から以後の出来事の連続した記録を記憶として貯蔵できる。

機能的健忘症の主な症状は過去の記憶の喪失であるが、患者一人一人、その現れ方は千差万別である。マーク・クリチェフスキー、ジュディ・チャンとスクワイアは、一〇人の機能的健忘症患者を何年にもわたって研究した。ある患者は個人的・自伝的な記憶を失ったが、過去のニュースや世界の出来事に関する記憶はあった。他の患者は個人的な記憶を失い、場所の名前、有名人、事実についてのいくつかの情報もまた失っていた。さらに別の患者では、過去の生活のほとんどが失われ、さらに他の患者では、特定の期間の記憶のみが欠けていた。機能的健忘症では情動的な因子が、失われるものが何かを決定しているようである。ある場合には、機能的健忘症は消えて、失われた記憶が回復することがある。あるいは、失われた記憶は回復されず、過去の重要な部分を失ったまま生きていくこともある。

健忘症と脳の構造

内側側頭葉の損傷の大きさに依存する

内側側頭葉は、脳内の広い領域を占めており、扁桃核、海馬およびそれらの周辺の大脳皮質を含んでいる。H・Mはこの内側側頭葉のほとんどすべてを切除された（**図5-7**）。彼のような重度の記憶障害が起こるのはこの内側側頭葉全体が損傷されたためなのか、それとも比較的小さな領域の切除によって起こるのか、当時はわからなかった。

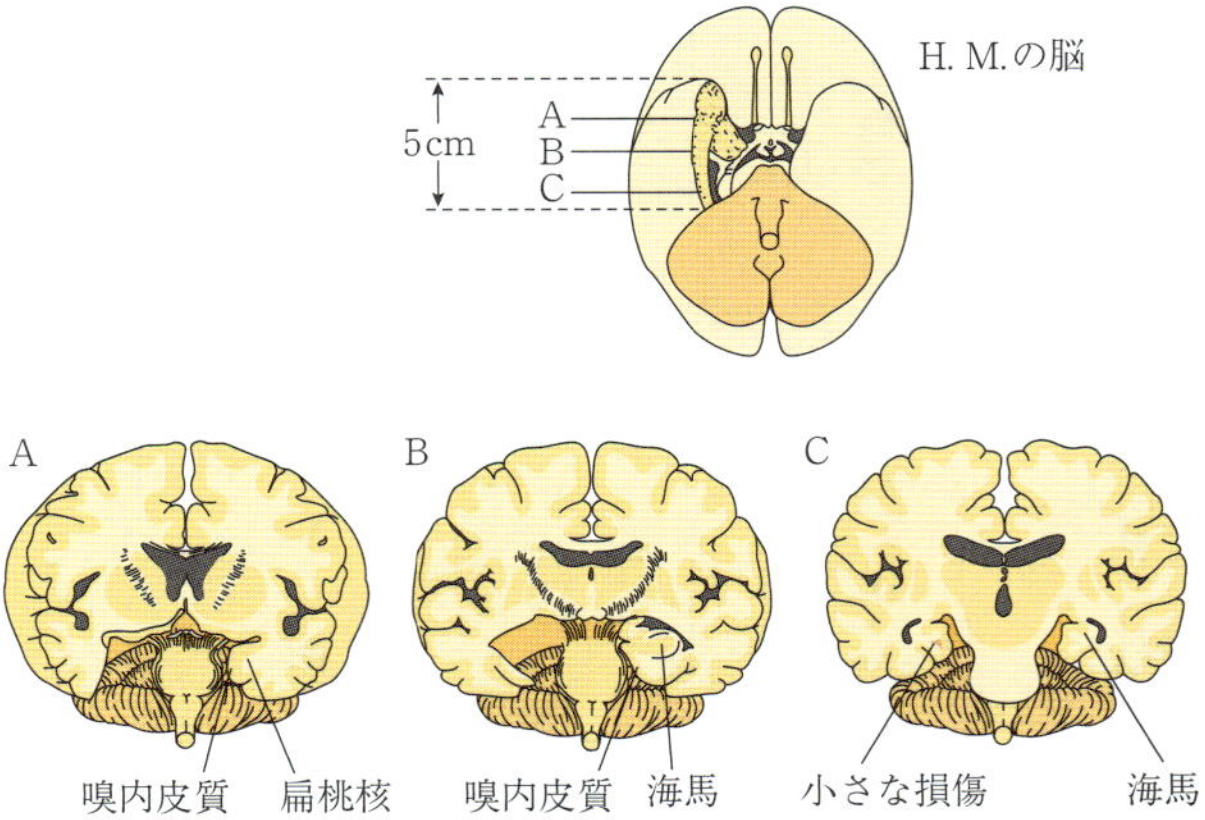

図５−７　磁気共鳴画像法（MRI）により、有名な健忘症患者 H. M. が手術によって切除された部分が明らかになった。上部の模式図は、ヒト脳を下から見たところで、切除された領域の縦方向（前後方向）の広がりがわかる。図 A 〜 C は、脳の切片の模式図（前部から後部へと配列）で、切除の程度を示す。切除は両側ともおこなわれたが、切除部位を示すため、右半球は無傷のままが描かれている。

初めてH・Mが世に知られて以来、さらに数人の患者について研究がおこなわれ、いくつかの有用な情報が得られたが、まだ患者数は少なかった。個々人の長年にわたる記憶機能についての詳細な記録、死後解剖の結果から脳の損傷についての詳しい状態がわかっている患者はほとんどいないからである。しかしそれでも、こういった数少ない患者の研究から、記憶に関する解剖学的に重要な事柄が確立されてきた。

スチュアート・ゾラ、スクワイア、デイヴィッド・アマラルらは、G・DとR・Bという二人の虚血発作に起因する健忘症患者について研究した。脳の虚血とは、心筋梗塞などで起こるのと同様に、一時的に血流が不足する状態である。これら二人の患者は、両側の海馬の中のCA1という限られた領域に損傷を持つことがわかっていた。

海馬の神経回路図から、CA1野の損傷は海馬が物事を記憶するはたらきをすべて阻害すると考えられていた。海馬のCA1野は小さいがこのように記憶に関して重要な領域であり、したがって、CA1野に限定された損傷であっても、臨床的に有意で重大な記憶障害を引き起こしたのである（**図5-8**）。ただ、これら二人の場合、記憶障害は中程度であり、H・Mほどの重症ではなかった（**図5-9**）。このことは、内側側頭葉のCA1以外の他の領域もまた記憶にとって重要であるということを示している。

ゾラ、スクワイア、アマラルはナンシー・レンペル-クロウアと協力して、さらに別の二人の患者、L・MとW・Hについても研究をおこなった。この二人は、G・DとR・Bよりも広い範囲にわたる海馬の損傷があり、ともにCA1と歯状回と呼ばれる部位を含む、海馬全体を損傷していた。さらに、W・Hは、海馬台と呼ばれる海馬の外縁の部位も損傷していた。また、海馬に隣接する嗅内皮質（entorhinal cortex）と呼ばれる部位でも、ある程度の細胞が失われていた。

このような解剖学的所見に対応して、L・MとW・Hの記憶障害は、G・DやR・Bよりも重度であったが、やはりH・Mほどではなかった。

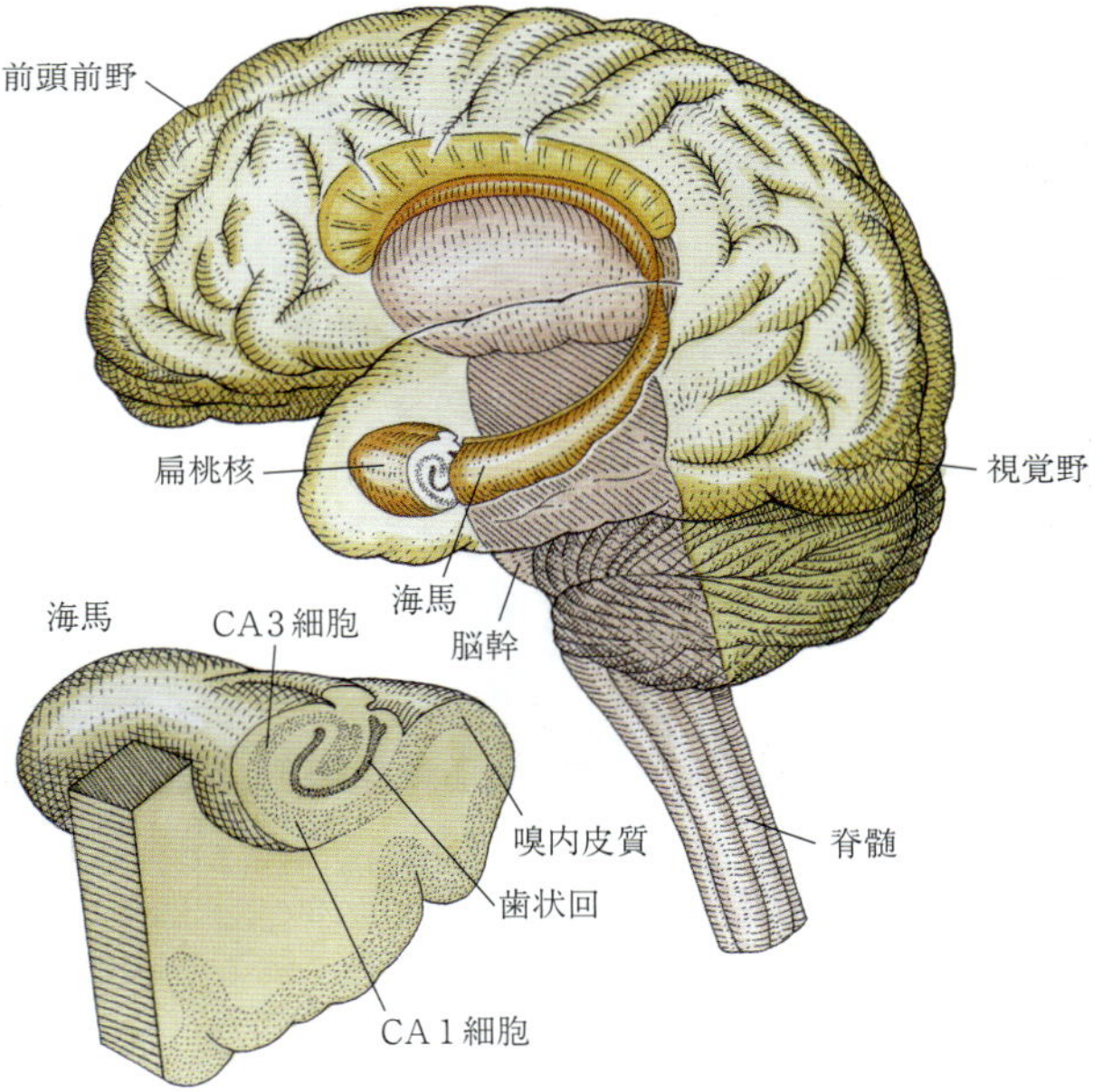

図 5-8　左の拡大図は海馬体（hippocampal formation）を示す。この領域は陳述記憶が長期記憶化されるために重要である。CA1野とCA3野の細胞は海馬固有のものである。

以上を考え合わせると、記憶障害は、内側側頭葉内で損傷が広がるほど、より重度になることがわかる。しかしながら、これらの患者の限られた証拠では、「どの構造が他の構造よりも重要か」、「どの特定の損傷が、H・Mにおいて観察された重度の記憶障害を引き起こすのか」まではわからない。たしかに、H・Mに関する研究が初めて報告されて

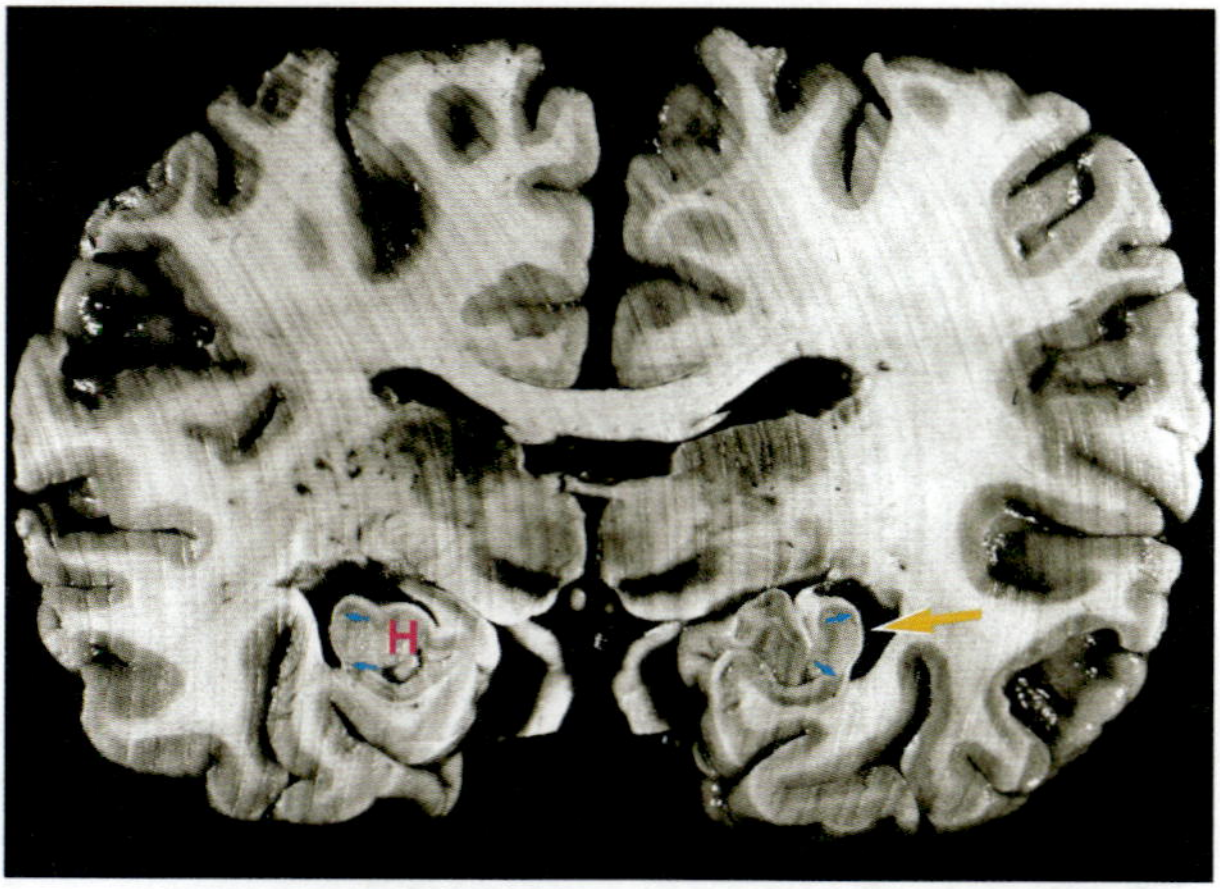

図 5-9　患者 R. B. の脳から作製された切片。側頭葉の内側に海馬（H）は位置する。海馬（右側では黄色の矢印で示す）は、CA1 野（2 本の小さい青色矢印の間）が薄くなっていることを除けば、比較的正常である。CA1 野では、実質的にすべてのニューロンが失われている。

から、科学者たちは、内側側頭葉の中の記憶に重要な構造およびその構造と他の領域との接続を確実に同定するためには、実験動物でヒトの健忘症のモデルを開発することが必須であると認識するようになった。

ヒトの健忘症の動物モデル

サルからの陳述記憶研究

実験動物を用いることにより、初めて、解剖学的に限局された特定の領域の損傷が記憶と認知にあたえる影響を体系的に研究することができる。

一九七〇年代後半、アメリカ国立精神衛生研究所（ＮＩＭＨ）のモーティマー・ミシュキンはサルを用いてヒトの健忘症モデルをつくることに初めて成功した。最初、健忘症患者Ｈ・Ｍの脳の損傷をまねて、サルの両側の内側側頭葉を大きく切除した。その後のいろいろな研究の結果、このような切除により、254ページの表５－１に列挙した、ヒト陳述記憶障害の多くの重要な性質をサルで再現できることが示された。動物モデルの確立により、約一〇年間で、陳述記憶に必須の海馬内の構造を同定することができ、ヒト健忘症患者の記憶についての研究を大きく発展させることができた（**表５－１**）。

ヒトの陳述記憶は、自覚的な記憶であると言える。したがって、我々は何を学習したか自覚している。しかしながら、このような自覚した記憶の研究をサルではできない。どのようにすれば、ヒトの陳述記憶に類似した記憶をサルで研究することができるだろうか？　実は、陳述記憶は、意識した記憶という性質の他にも多くの性質を持っており、それらはサルを用いて研究可能であ

1. 記憶障害はいくつかの課題において出現する。それらの課題には、健忘症患者がおこなうことのできない課題が含まれる。 2. 記憶障害は、保持時間を長くしたり、覚える材料の量を増やしたりすると強く現れる。 3. 記憶障害は、気を散らすと強く現れる。 4. 記憶障害は、1つの感覚器で受容された情報に限られるものではない。 5. 記憶障害は持続する。 6. 記憶障害が起こる前に覚えていた記憶も失われることがある(逆行性健忘)。 7. 技能に関連した記憶は損なわれない。 8. 即時記憶は損なわれない。

表5-1 サルで再現されたヒト健忘症の特性。

る。実際、いくつかの基準に基づいて記憶を分類することができる。たとえば、陳述記憶と非陳述記憶は、その動作特性、処理される情報の種類、その目的の違いによって、区別することができる。

サルの陳述記憶を研究するために多くの記憶課題が用いられているが、説明のため二つだけを取り上げる。ヒト健忘症患者にこの二つの課題をサルとまったく同じようにあたえると、どちらもできないことが確かめられている。一つ目の課題は「遅延非見本合わせ」と呼ばれ、「出会ったもの」を「(既に)知っているもの」と認知する能力の単純なテストである(**図5-10**)。この課題では、まず、研究者がサルに見本と呼ばれる一つの物体を提示する。たとえば、プラスチック製のカラーボックスや金属片などである。サルが見本物体を横にどけると、その下に置かれていた干しぶどうなどの報酬が得られる。

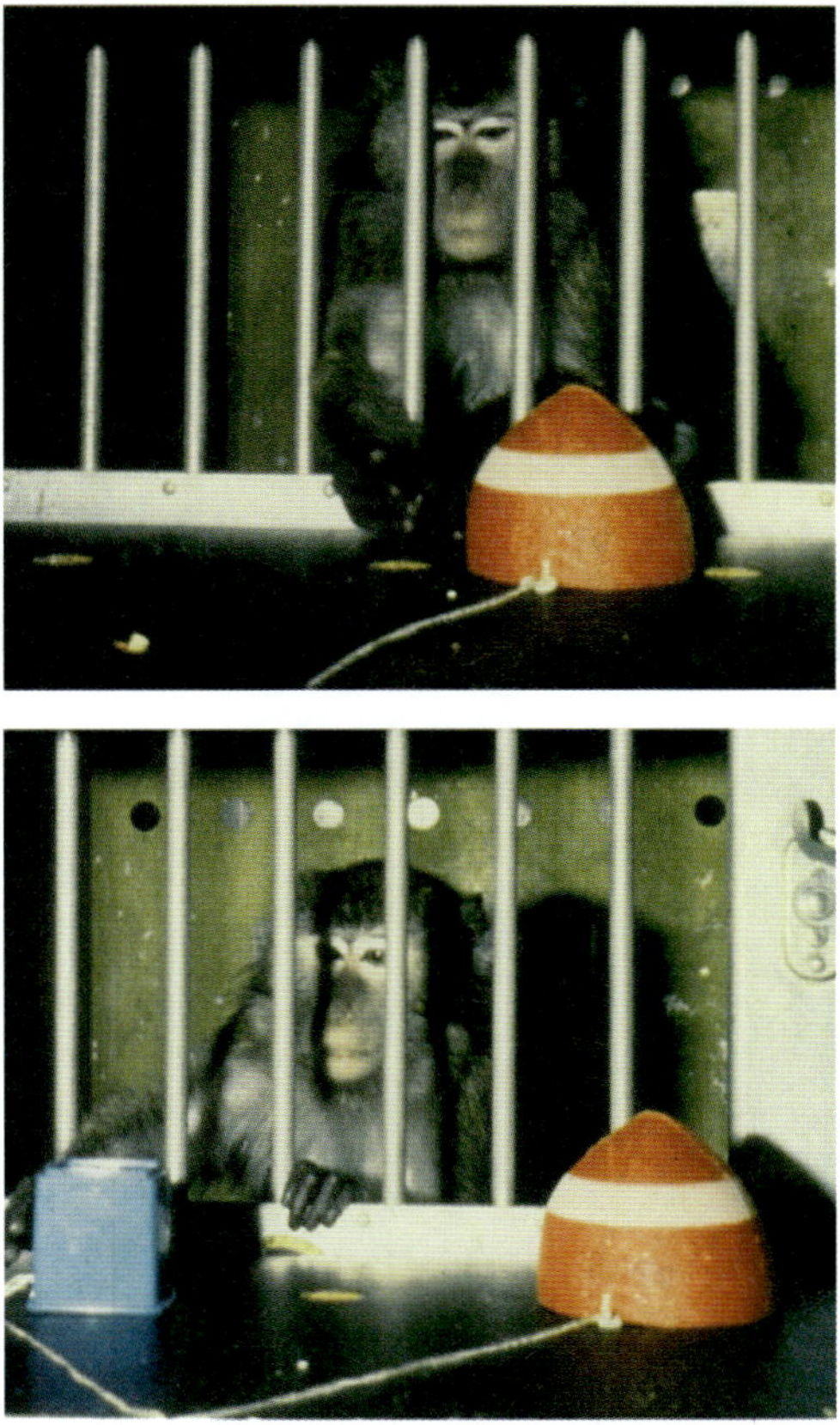

図５-10　遅延非見本合わせ課題（認知・記憶能力のテスト）をおこなうサル。
上図：サルに見本（赤と黄色の物体）が提示される。
下図：遅延期間（最大数分）の後に、サルに見本と新しい物体が提示される。テストではサルに新しい物体を選ばせる。すなわち、見本を認知しているかを調べる。

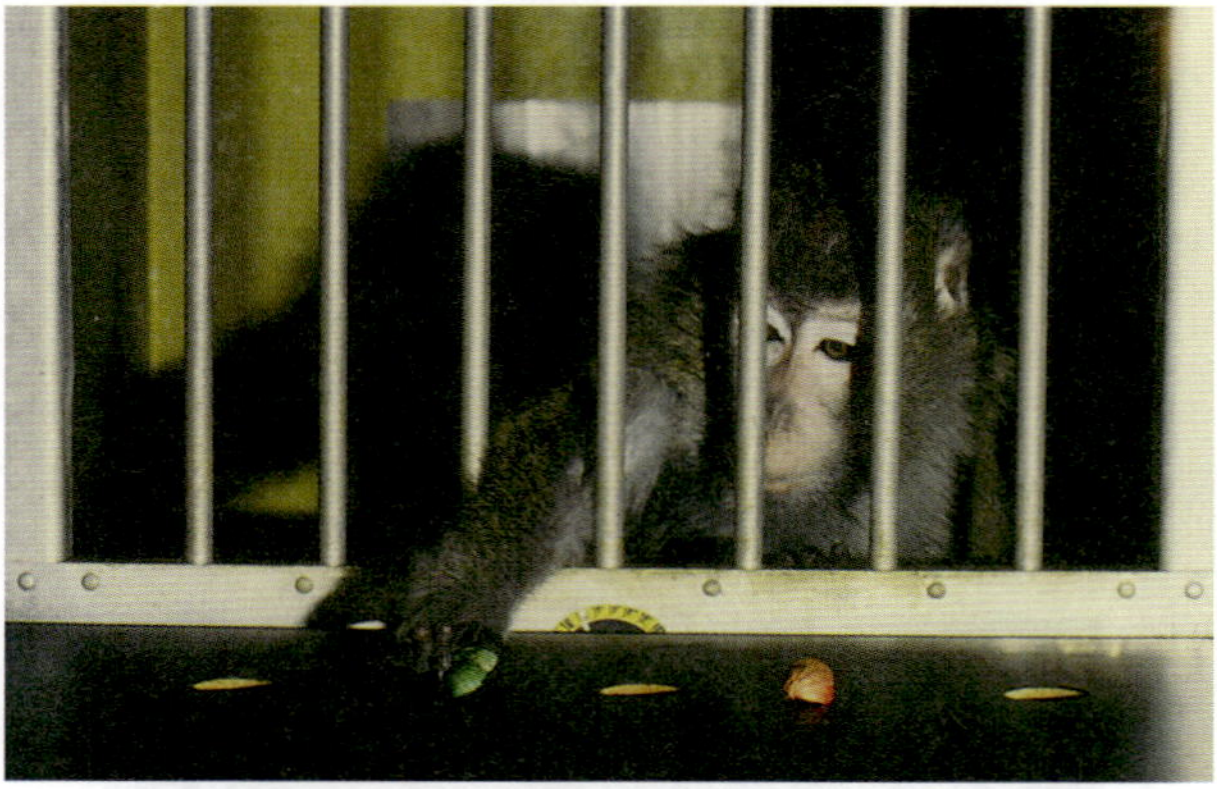

図 5-11　物体識別という単純な視覚的試験では、サルは2つの物体のうちどちらが正しいものかを覚えているのか、テストされる。

こうして、サルが確かに見本物体に注目したことが保証される。数秒の遅延期間の後に、動物は見本物体と新しい物体の二つを提示される（二つのうち一つを選ぶテスト）。

干しぶどうの報酬を得るためには、サルは新しい物体を選ばなければならない（原理的には、動物が新しい物体ではなく古い物体＝見本を選んだ場合に報酬をあたえるという課題〔遅延見本合わせ〕でもよい。どちらの場合でも、正しい選択は動物が見本の物体を以前に見たものであると認識していることを示す）。実験者は、見本提示と二者択一との間の遅延期間を数秒から数分に変化させることにより、サルが見本物体の記憶を保持できる時間を追跡することができる。また、一つの遅延期間で、同じ課題を繰り返す（新規物体は毎回変える）ことにより、見本物体の記憶がどの程度強固か、知ることができる。

二つ目の課題は、サルに二つの物体のうちのどちらが正しいものであるかを学習し記憶させるものである。この課題では、サルは、毎回の試行で、二つの容易に区別できる物体を提示される。一つはサルの左側に、もう一つは右側に置かれる。二つの物体のうち、一つが正しいものとし、サルが正しい方を選択すると報酬として干しぶどうが得られる（図５－11）。正しい物体を置く位置（サルの左側、あるいは右側）は毎回ランダムに変わるので、サルは二つの物体自体を比較して選択することを学習する。物体の空間的な配置は正解と無関係である。普通のサルは一〇回から二〇回の試行で、どちらの物体が正しいかを学習するようになる。

海馬は陳述記憶の要

ゾラとスクワイアによるサルを用いた研究から、内側側頭葉と記憶の関係について三つの重要な結論が得られた。一つ目は、両側の内側側頭葉が損傷を受けたとき、その損傷が海馬領域に限られていても、記憶は障害される。課題がたんに最近見た物を前に見たことがある物と認識するというものであれば、記憶障害の程度は軽い。こうして、サルの研究はヒトの研究と共に、海馬が陳述記憶システムの構成要素であるという結論を支持した。二つ目に、扁桃体は陳述記憶システムの構成要素ではない。扁桃体は情動および情動記憶に関して重要であるが（第８章で述べる)、陳述記憶には必須ではない。三つ目に、海馬と扁桃体を取り囲む皮質は陳述記憶に重要である。

このように、海馬と扁桃体を取り囲む皮質の境界と、この皮質とその他の部位との接続が徐々に解明されてきた。この皮質は嗅内皮質、嗅周皮質、海馬傍回皮質の三つに区分される。海馬に投射する主な神経は、嗅内皮質を起点とする。一方、嗅内皮質は皮質の他の部分からの投射を受けており、そのおよそ三分の二は、嗅内皮質に隣接する直近の嗅周皮質、海馬傍回皮質から来ている。これら三つの皮質はいずれも広範囲の皮質と情報の授受をおこなう。よって、これらの皮質は他の皮質でおこなわれる処理の多くにアクセスできる。しかし、海馬に隣接するこれらの皮質は、他の皮質からの情報を海馬に渡すだけのたんなるパイプというわけではない。嗅周皮質、あるいは、海馬傍回皮質の損傷は、海馬自体の損傷よりも重度の記憶障害を引き起こすのだ(**図5-12**)。

したがって、これらの皮質自体が陳述記憶に寄与しており、ある種の記憶の貯蔵には、情報が海馬まで到達する必要がないということになる。一般に、内側側頭葉がより大きく損傷を受けるほど、記憶障害は重症化する。しかしながら、これは、内側側頭葉が陳述記憶における一つの機能をはたしていて、内側側頭葉への損傷の程度が進むにつれて、徐々に機能しなくなるということではない。内側側頭葉の各部位はそれぞれ異なる機能をはたしている。したがって、傷害が進

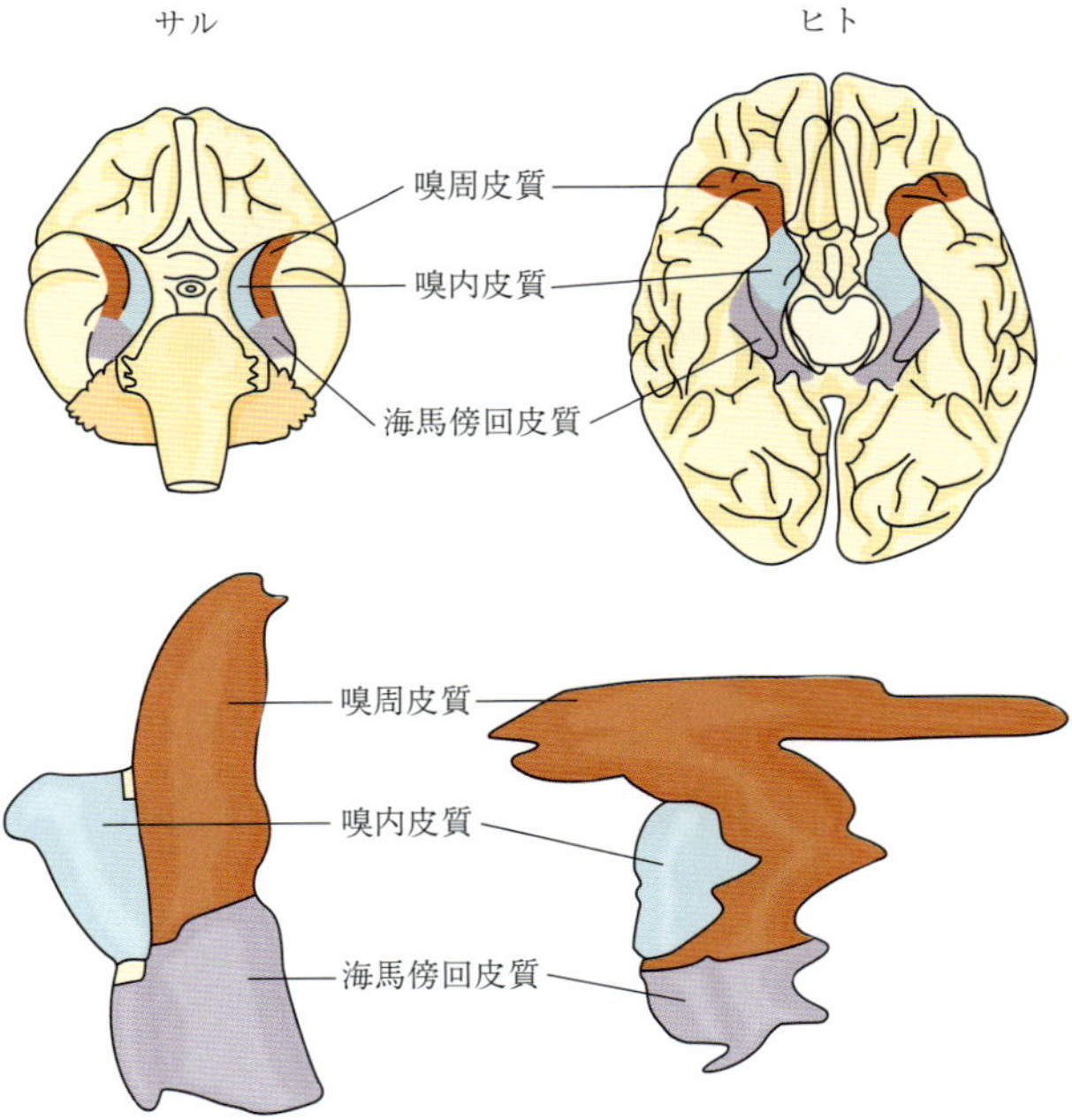

図５-12　内側側頭葉。上側の図は、サルおよびヒトの脳を下から見た図で、嗅内皮質、嗅周皮質（perirhinal cortex）、海馬傍回皮質（parahippocampal cortex、傍海馬皮質ともいう）の境界を示す。ヒトの脳でも、嗅周皮質が嗅内皮質に沿って伸びているが、溝（sulcus）の土手に埋もれていて見えない。下方の図は、これら３つの皮質領域を展開した２次元の地図。これらの皮質は、海馬、歯状回、および海馬台と共に、内側側頭葉記憶システム（陳述記憶を司る）を構成する。これらの図では、脳の各部分の相対的な大きさは実際とは異なる。

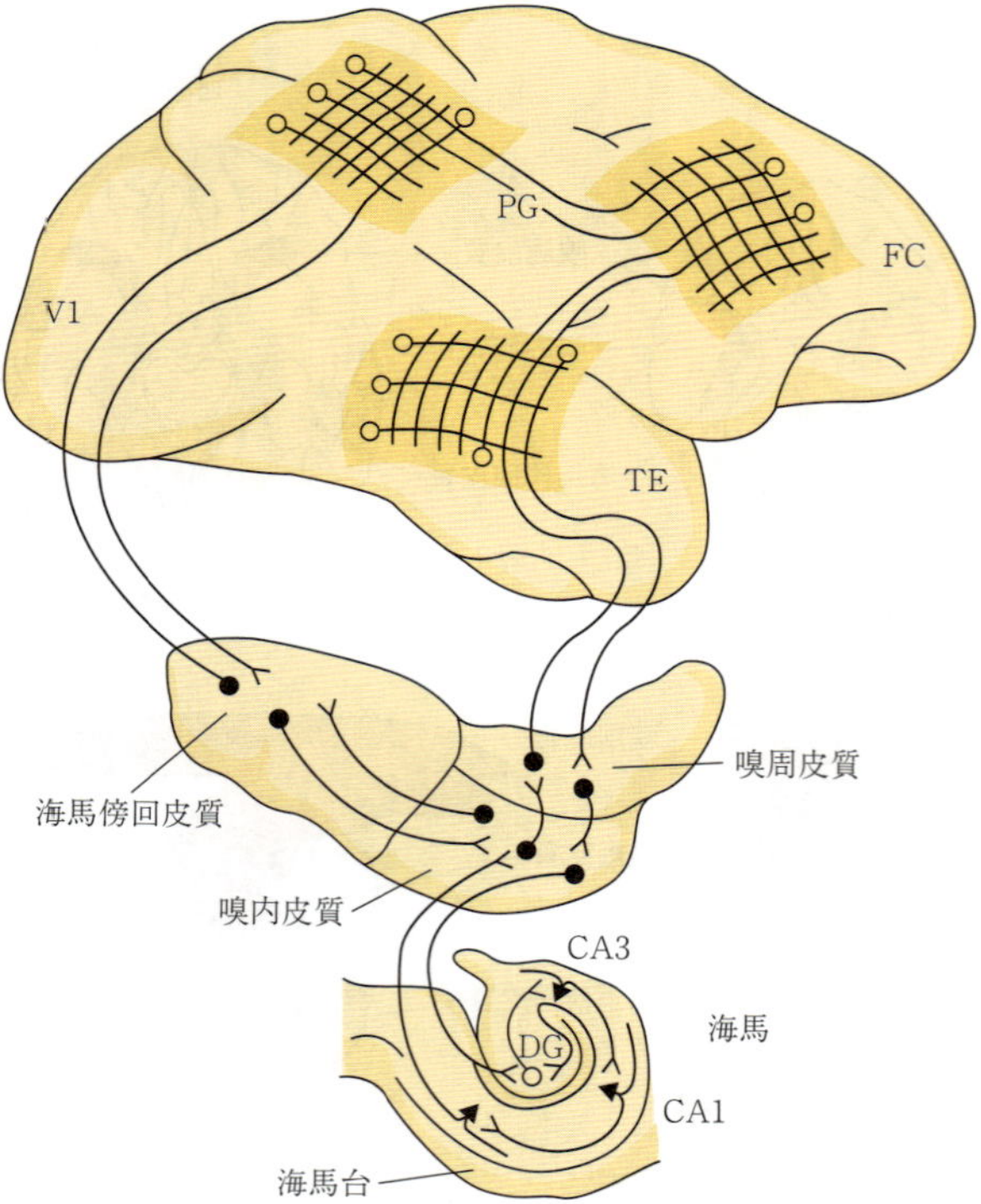

図 5-13　サルの内側側頭葉記憶システムへ出入りする経路。これらの経路は、知覚認識を記憶へと遷移させる上で、重要であると考えられている。TE 野と PG 野の活動（これらは、前頭皮質 FC の活動の影響を受ける）が安定な長期記憶へと発展するためには、学習の時点で、これらの領域から内側側頭葉への投射に沿って、神経活動が起こることが必要である。すなわち、最初に海馬傍回皮質へ、次いで嗅周皮質、嗅内皮質へ、そして海馬内部の数段階の投射を経る神経経路の神経活動が必須である。入力後このように処理された情報は、最終的には、海馬台と嗅内皮質を経た後、TE 野および PG 野に戻る。

行すると、記憶を貯蔵するために取り得る戦略が少なくなるのである（図５―13）。

陳述記憶の特性

空間学習、非空間学習

ラット、サル、ヒトなど、研究の進んだ哺乳類の種で得られた知見の間には、よい対応が見られる。これらのいずれの種においても海馬、あるいは、海馬と解剖学的に関係のある器官を損傷すると陳述記憶を形成する能力が阻害される。ヒトと動物の両方で、陳述記憶の特徴がより明らかになってきた。陳述記憶は任意の異なる二つの刺激の結合（あるいは連合）を形成する。ある種の陳述記憶は速やかに形成され、一回の試行で形成されることも多い。たとえば、ヒトは二つの無関係の単語（たとえば、庭―跳躍、あるいは、驚愕―チャイム）の関連づけを速やかに学習できる。一方、ヒトが物の長いリストを記憶する場合や、ラットが空間的位置を学習する場合のような、別の種類の陳述記憶は、徐々に獲得される。どちらの場合でも、陳述記憶は外界の物体や出来事を表現し、かつ、それらの関係を表現するようにできている。陳述記憶の重要な特徴は、結果として生じる表現が柔軟であるということである。動物は貯蔵されているものの間の関係を学習し、新しい状況下でこの関係に関する知識を表現し、利用する。

海馬損傷ラットは陳述記憶を獲得できない

陳述記憶が柔軟であるのに比べ、非陳述記憶が柔軟性に欠けるという事実は、ラットの空間学習・記憶に関する研究で見事に示された。ボストン大学のハワード・アイケンバウムらは、海馬損傷ラットと無傷のラットを用いて研究した（図5－14）。まず、濁った水を張った円形プールの縁からラットを入れ、水面下に隠れた台座まで泳ぐことを学習させる。ラットは台座に乗らないと泳ぎ続ける必要があるため、台座を見つけること自体が報酬となる。繰り返しの訓練で、いつもプールの円周の同じ地点からラットを入れると、どちらのラットも繰り返しによって台にたどり着くまでの時間と距離が短縮した。つまり、ラットは台座がどこにあるかを学習するのである。学習が進むと、ラットは台座に向かって真っ直ぐに泳ぐようになる。学習が完了した後、追加の実験をおこなった。

この実験によって、ラットが台座の位置に関してどのような情報を獲得したのかが明らかになるはずだ。まず、プールの円周の新たな地点からスタートする。正常なラットはどこからスタートしても台を素速く見つけ出すことができるが、これは空間認識が柔軟な性質の陳述記憶によっておこなわれていることを示している。特にこの場合、ラットはプールの外壁のいろいろな目印と台座の位置関係を学習する。これに対して、海馬損傷ラットはスタート地点を変えるとゴールへなかなかたどり着くことができず、また最初から試行錯誤をおこなうことになる。

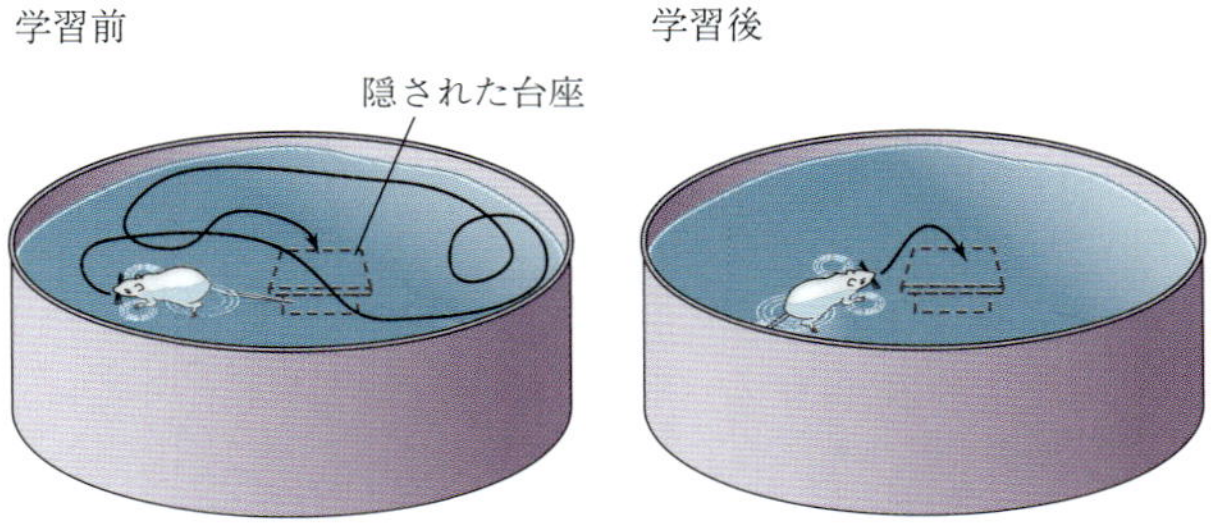

図5-14　モリスの水迷路。
左図：曲線は、ラット（マウスでも同様）を濁った水を張ったプールに初めて入れたときに、水面下に隠された台座を見つけるまでに辿った軌跡を示す。
右図：訓練の後、台座がどこにあるかがわかっているので、そこへ真っ直ぐに泳ぐようになる。

正常なラットは陳述記憶を獲得し、新しい環境下でもこの記憶を読み出すことにより、柔軟に行動することができる。これに対し、海馬損傷ラットは同じ課題を遂行するが、それは、ある特定の手がかりとそれに対する特異的な応答の関係を学習した結果にすぎない。これは刺激－応答の非陳述記憶であり、習慣学習と呼ばれるものである。これについては第9章で再び取り上げる。習慣学習に頼る動物は、毎回同じ経路を辿ることしかできない。

海馬は学習全体に関与する

第6章で述べるように、齧《げっ》歯《し》類《るい》の海馬とそれに隣接した嗅内皮質は、周辺環境をよく表現しており、これは認知地図とも呼ばれる。その結果、ラットの海馬は空間記憶（水迷路の実験でいえば、台座にたどり着くのに必要な記憶）に特化しているのかという議論が湧き起こった。エマ・ウッド、ポール・ダドチェンコ、およびアイケンバウムは、この問題を追究した。彼らは、空間内の異なる場所に置かれた異なる匂いを認識させる実験をおこなった。容器に入れた砂に匂い（シナモンかタイムの香り）をつけておき、ラットに、匂いの種類が直前に経験した匂いと違う（見本と不一致）なら砂を掘り返して報酬としての穀物を得るが、同じ（見本と一致）なら砂に触ることなく遠ざかることを学習させる（**図5-15**）。

この課題を遂行している間、ラットの海馬神経細胞の活動を電気生理学的に記録したところ、海馬はたんに空間情報だけでなく、課題のいろいろな側面に関与していることがわかった。記録できた一二七個の細胞のうち九一個の細胞の活動が課題と何らかの関連性を持っており、そのうち半数以上は課題の非空間的側面に関連していた。一四パーセントの細胞は匂いがその前の匂いと同じかそうでないかの判別に対応して発火した（すなわち、これらの神経細胞は認知に関係している）。二九パーセントの細胞は、匂いの種類と位置に関係なく、匂いを知覚すると発火した。さらに、一一パーセントの細胞は特定の匂いに対応して発火し、三四パーセントの細胞は容器の特異的な位置に対応して発火した。

これらの知見から、海馬はこの学習行動のほぼすべての側面に関係しており、特に、空間情報のみに強くかかわっているというわけではないとわかる。また、別の実験から、海馬を損傷する

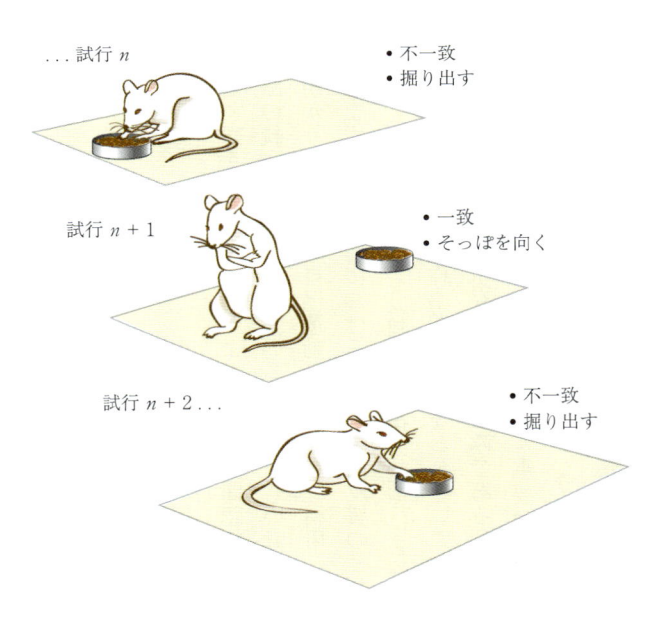

図 5-15　連続的な非見本合わせ課題。試行 n 回目は、器の中の匂いがその前の試行で提示された匂いとは異なる（不一致試行）場合の非見本合わせを示す。この場合、ラットは砂に埋められた報酬の食物を掘り出して獲得する。つぎの試行（$n+1$）回目では、同じ匂いが異なる場所に置かれている（一致試行）。この場合、報酬は得られないので、ラットはそっぽを向く。さらにつぎの試行（$n+2$）回目では、匂いは前回の匂いと異なる（不一致試行）。そこで、ラットは報酬を掘り出す。試行中のラットの海馬神経細胞からの活動記録は、この一連の行動のいろいろ異なる側面に対応した電気信号が存在することを示した。

と、ヒトでもラットでも、匂いが以前に経験したものか、あるいは初めての匂いであるのかを区別するための長期記憶が失われることがわかってきた。匂いの記憶は典型的な非空間的記憶であることから、海馬は空間記憶に限らず、一般的な記憶機能にかかわっていることになる。

経路の統合

また、齧歯類を用いた研究、および海馬と空間認知の関係についての議論から、海馬と嗅内皮質は「経路の統合」にかかわっているという新しい考えが生まれてきた。経路の統合とは運動時に内的手がかり（すなわち自己運動手がかり）を利用して目標の位置を常にフォローする能力を意味する。まず、陳述記憶における海馬と嗅内皮質の役割としては、位置を記憶するのに必要な構造であると考えられている（匂いや物体の記憶に必須であるのと同様である）。さらに、これらの構造が損傷を受けても作業記憶は損なわれないことから、位置に関する記憶が損なわれるのは、その課題が長期記憶に依存するときのみである。

他方、海馬と嗅内皮質が経路の統合に重要であるという考えは、経路統合中枢（path integrator）がこれらの構造内に存在するという考えを含んでいる。もしそうならば、内側側頭葉は、課題が作業記憶に依存するか、長期記憶に依存するかによらず、経路統合に必須のはずである（訳注：海馬と嗅内皮質は作業記憶には関与していないが、長期記憶に関与している。他方、経路統合中枢であるということは、作業記憶、あるいは、長期記憶に関与するかどうかによらず、経路統合に必須であるということを意味する）。

これらの考察から基本的な疑問が生じる。一つの見方では、経路統合の能力を含めて作業記憶が保持されている間に実行される課題は、内側側頭葉とは独立であり、内側側頭葉が損傷されても、障害されないはずである。しかしながら、別の見方では、経路統合中枢は内側側頭葉の損傷により機能不全に陥るはずであり、したがって、作業記憶が保持されている間に課題が実行されるかどうかにかかわらず、情報統合能力は障害されるはずである。

陳述記憶に海馬はなくてはならない

ヤエル・シュラガー、ブロック・カーワンとスクワイアは、作業記憶が保持されている間に実行できる経路統合課題を考案した。彼らは、目隠しした内側側頭葉損傷患者に、ある道筋に沿って歩いてもらった後、スタート地点の方向を指し示してもらうテストをおこなった（**図５－16**）。経路の全長は一五メートル以内、曲がるのは三回以内である。テストは室内、あるいは、屋外でおこなわれた。患者に経路を考え続けるように指示した場合には、いつも健常人と同じようにスタート地点の方向を正確に示すことができた。

長期記憶の必要性が増すにつれて、患者の成績は低下した。実際、テストから数分後には、もっ

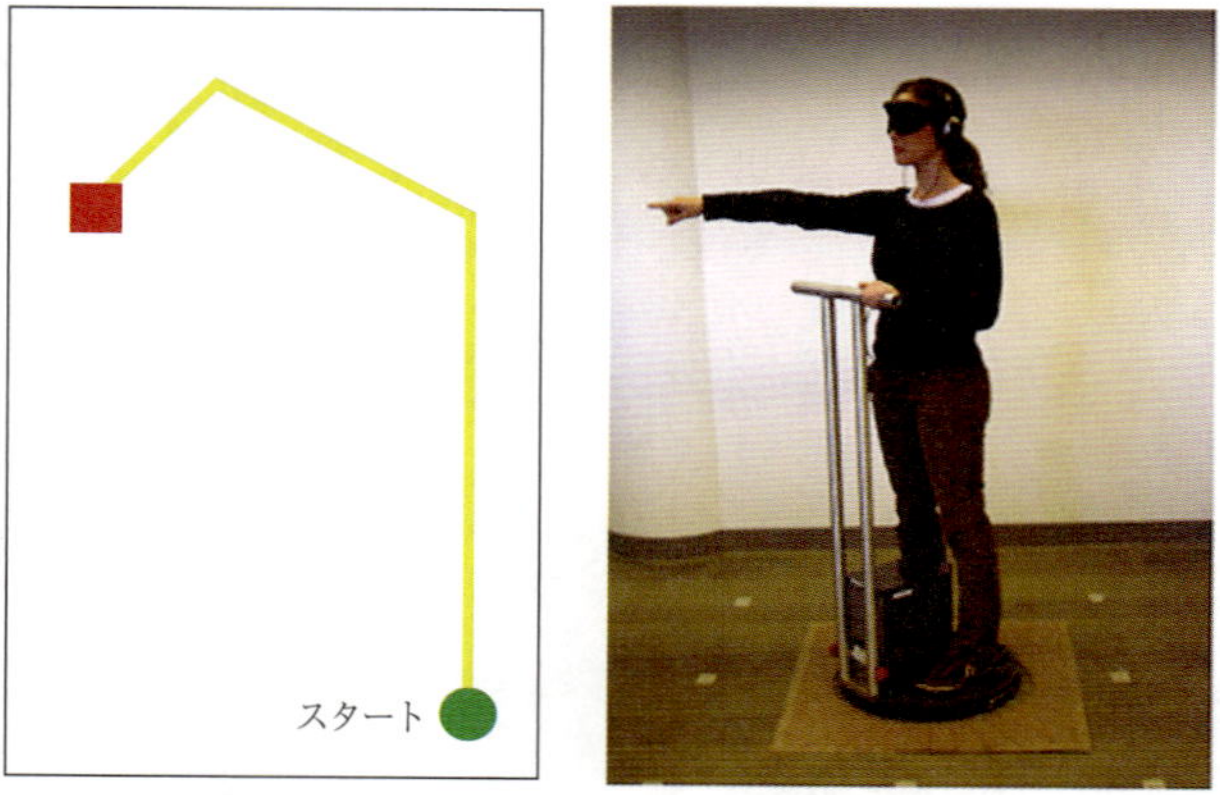

図 5-16　経路統合の能力を調べるために、目隠しをされた被験者が15メートルの距離を歩いた後（左図）、スタート地点を指すように指示された（右図）。内側側頭葉に重度の損傷のある健忘症患者は、経路に沿って移動中に、作業記憶をはたらかせ続けるように指示されたときのみ、健常人と同じく正確にスタート地点を指し示した。

とも重度の健忘症患者である二人（E・PとG・P）は、何をしようとしていたのかすら覚えていなかった。これらの知見は、内側側頭葉が長期記憶に必須であるという考えと一致する。彼らは、課題が空間学習を含んでいる場合でも、即時記憶と作業記憶は損なわれていなかったのだ。さらに、空間学習課題はより広い定義である陳述記憶の良い例であると見なすことができる。陳述記憶はすべて海馬を必要とし、また、作業記憶と長期記憶を区別していることになる。

内側側頭葉は最終的な長期記憶の貯蔵場所ではない

複雑なものから失われる

陳述記憶の特徴の一つは、海馬を損傷した後に新たに形成される記憶だけでなく、損傷以前に獲得された記憶も少しは損なわれるということである。このように過去の記憶を失う現象は逆行性健忘症と呼ばれ、一九世紀、フランスの精神科医で哲学者のテオデュール・リボーにより初めて研究された（**図5-17**）。彼は、脳の損傷や病気により記憶障害が起きるとき、古い記憶は最近の記憶よりも影響を受けにくいことを発見した。これは、「リボーの法則」と

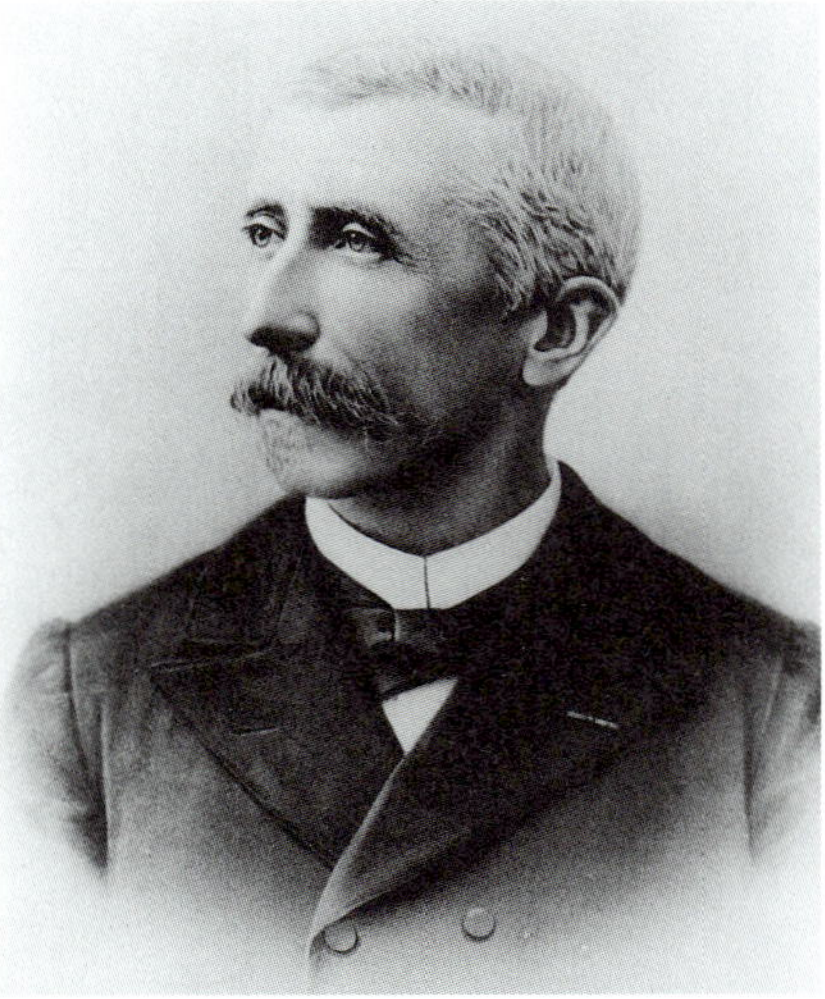

図5-17　テオデュール・リボー（1839-1916）。フランスの心理学者。脳に損傷を受けると古い記憶よりも最近の記憶がより強く障害されることを明らかにした。（アメリカ、オハイオ州アクロンのアクロン大学・アメリカ心理学歴史資料館）

して知られるようになった。

「この法則を、回帰または復帰の法則と名づけようと考えているが、私には、観察された事実から自然に導かれる自然な結論のように思える。記憶の喪失の程度は、出来事があった時点から脳に損傷が起こるまでに経過した時間の長さに反比例する。つまり、新しい出来事の方が古い出来事よりも先に失われる。さらに、複雑なものが単純なものよりも先に失われるのだ」

記憶は学習したときに固定されてしまうのではなく、相当長い時間をかけて、永続的な記憶へと発展していく。この記憶固定の過程はいくつかの段階からなり、ある段階で内側側頭葉に依存するようになる。記憶の固定化が完了するまでは、記憶は変化を受けやすい。特に記憶の固定化過程のうち、多くの段階は学習の二、三時間以内に起こる。しかし、記憶が最終的に安定するまでには、これよりもずっと長い時間を要し、その間に長期記憶自体の再編成も起こる。

記憶はゆっくりと安定化する

一九七〇年代にスクワイアがおこなった精神病患者に関する研究から、記憶の定着には数年かかるということがわかった（**図5−18**）。これらの患者はすべてうつ病で電気ショック療法（訳注：統合失調症やうつ病の患者に対して、両側の前頭葉上の皮膚に電極を当てて脳内に電流を流す治療法）を受けていた。

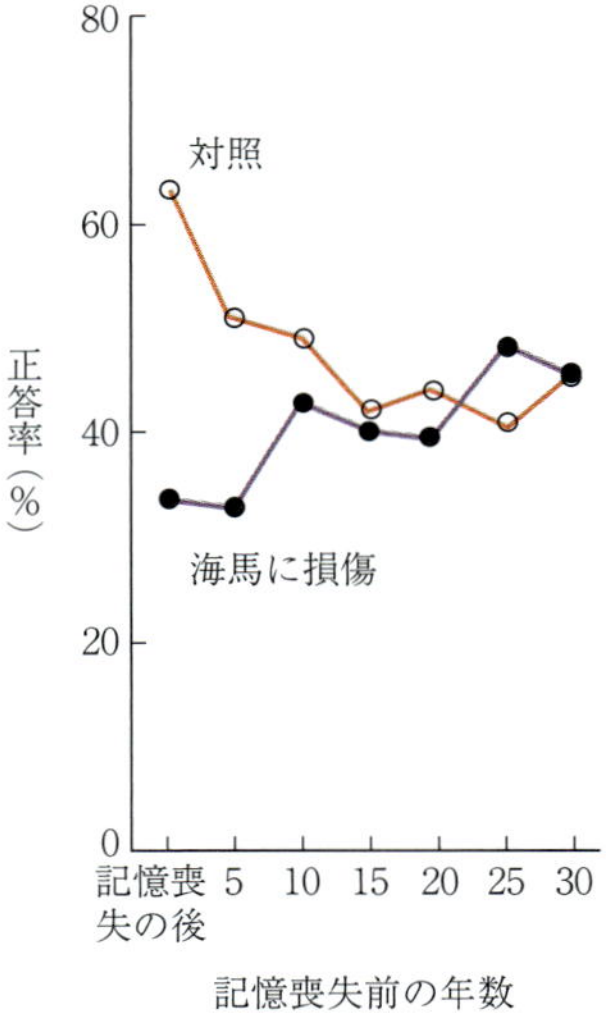

図 5-18　1951年から2005年に放映されたニュース279本のうちどれだけ覚えていたかをテストしたところ、海馬に損傷を受けた健忘症患者は、健忘症になった後のニュースをほとんど覚えていなかった。また、健忘症になる数年前までの最近のニュースもあまり覚えていなかった。これに対し、もっと以前に起こったことについては、健常者（対照）と同じ正確さで覚えていた。

スクワイアは、過去一六年間に一シーズンのみ放送されたことがあるテレビ番組に関する記憶を電気ショック処置の前後で調べた。処置の前には、患者は数年以上前に放映された古いものよりも最近放映された番組をよりよく記憶していた。つまり、健常者と同じように、昔のことよりも最近学んだことをよく記憶していた。

しかしながら、電気ショック処置を受けた後では、逆行性健忘症の症状が現れた。すなわち、患者は大昔の記憶は正常（健常者と同じ）で、過去三年までの最近の記憶は不鮮明（最近のことよりも昔のことほど記憶が鮮明）であった。その後、同じことがマウスを用いた実験によっても見出された。すなわち、マウスに一回試行学習をさせた後、いろいろな時間（一日から一〇週間まで）を置いて、電気ショックをあたえた。すると、マウスはおよそ三週間前までの過去の記憶を失う逆行性健忘になったのだ。これらの研究から、記憶が外からの影響を受けなくなるまでには、かなり長期間にわたる安定化の過程が必要であることがわかった。しかしながら、これらの研究では、記憶のゆっくりとした安定化において、脳のどの領域が重要であるかはわからないままである。

記憶の固定化に関与する脳内領域

脳イメージング法の進歩により、このゆっくりとした安定化過程に関与する脳の構造に関する情報が得られるようになった。まず、脳イメージング法を用いると、健忘症患者の中で、損傷が海馬に限局されている患者を特定できる。ジョゼフ・マンズとスクワイアらは、このような患者を対象に過去何年か分のニュースを用いた記憶テストをおこなって、時間的に依存して段階的に逆行性健忘症状を現すことを見出した。逆行性健忘の脳構造的情報に関して、特に有用なデータは実験動物を用いた実験で得られた。実験動物の場合には、過去の記憶を逆行して調べる（通常ヒトに関する研究はこの方法による）だけでなく、学習到達度があるレベル以上になるまで、あるいは、特定の時点まで到達した後に、記憶に影響をあたえるような処置を施すという計画を立てて実験することができる。

一九九〇年以降、マウス、ラット、ウサギ、サルを用いて多くの実験がおこなわれて、海馬と海馬に解剖学的に関連のある部位を切除した後にテストすると、学習と切除手術の時間間隔に依存して、逆行性健忘症が起こることが示された（**図5-19**）。図の左上のパネルは、ゾラとスクワイアがおこなった研究の結果を示したものである。この研究ではまずサルに一〇〇ペアの物体の組み合わせを覚えさせた後、海馬および海馬を覆う大脳皮質を除去した。

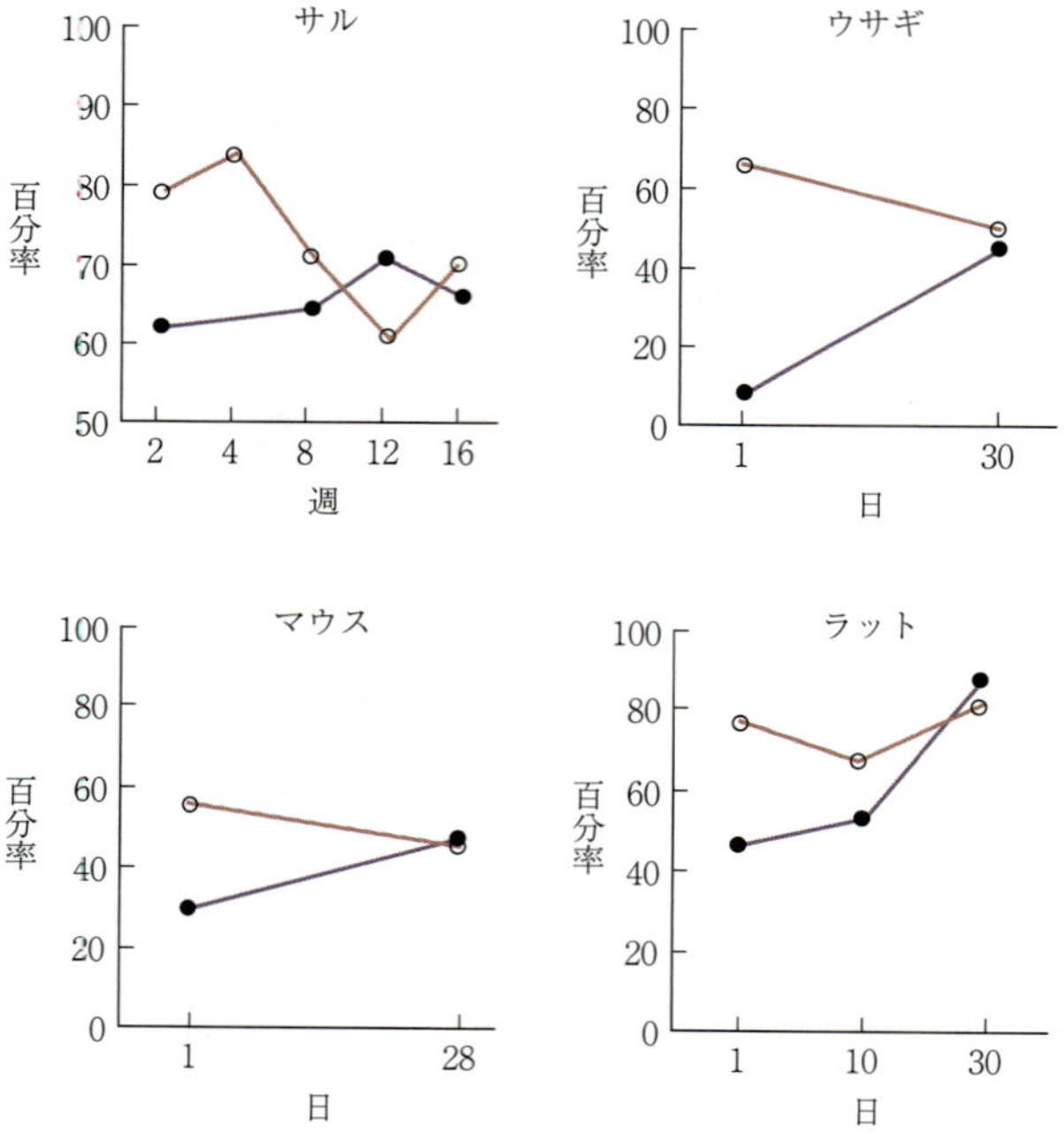

図 5-19　4 種の動物（サル、ウサギ、マウス、ラット）を用い、学習から海馬除去手術をするまでの期間を変えて、逆行性健忘の程度を調べた。どの動物種でも、最近獲得した情報の記憶は大きく損なわれ、ずっと昔に獲得した情報の記憶は損なわれなかった。横軸は、学習と手術との時間間隔、縦軸は記憶行動成績を示す。たとえば左下図はつぎの通りである。マウスにある学習をさせて、1 日後に手術により海馬を除去する（紫線）。そして、手術の 1 日前の記憶が残っているかどうかテストすると、対照のマウス（海馬除去手術をしていないマウス。橙線）よりも記憶が大きく失われていた。しかし、学習の 28 日後に海馬除去手術を受けたマウスでは、 対照マウスと同じ記憶を保持していた。

新しい記憶、古い記憶

まず、サルに各ペアのうち正しい方を選べば報酬の干しぶどうが得られることを学習させた。このような学習訓練を二〇ペアずつ、手術の一六週前、一二週前、八週前、四週前、あるいは二週前という、五つの時点において実施した。手術後、サルに一〇〇ペアすべてをランダムな順序で示して、正しい方を選ぶことができるかどうか、記憶テストをした。一ペアについてのテストを繰り返すと再学習が起こり、結果の解釈が難しくなることから、テストは一回のみにした。実験の結果、健常な動物では、期待通りに、最近学習したことの方が数週間以上前に学習したことよりもよく覚えていた。しかしながら、両側の海馬体（hippocampal formation）除去手術を受けたサルでは、正反対の結果となった。すなわち、昔の記憶は正常であったが、最近学習した物体を思い出すことはできなかったのだ。

これらの知見は、物体や事実についての記憶に当てはまるだけでなく、過去の自己に関する詳細な思い出の想起にも当てはまる。海馬を損傷した患者、あるいは、それよりも広範に内側側頭葉を損傷した患者は、昔の自分が体験したことの詳細を思い出すことができる。ブロック・カーワン、ピーター・ベイリーとスクワイアは、一つの思い出に関して五〇以上の詳細な点を思い出させるという方法で、感度の高い実験をおこなった。その結果、自己に関する記憶の中でも、最近の記憶は障害され、遠い過去は全く正常であった。自己に関するとても古い記憶については、その詳細や、時間と場所に関する情報までも含めて、大脳新皮質に貯蔵されており、内側側頭葉に依存しないと思われる。この考えと一致して、外側側頭皮質、あるいは、前頭皮質を損傷した患者では、自己に関する遠い過去の記憶が障害されることが数多くの研究により示されている。

記憶の安定化と海馬のはたらき

海馬が必須である期間は限られているようである。その期間は、動物種と記憶すべき内容によるが、数日から数年程度である。学習後の時間が経過するにつれて、記憶は再編され安定化される。この再編成の期間中に、海馬の役割は徐々に減少し、より永続的で安定な記憶が形成されるが、これは恐らく他の皮質領域でおこなわれ、海馬体とは独立している。一つの興味深い仮説として、記憶の固定化にかかわる皮質は、世界に関する事実や環境の特質などを表現するようになるまでに、ゆっくりと変化するのであろうと考えられる。皮質の変化はゆっくりとしか起こらないので、したがって、皮質による表象は、安定であり、外からの干渉による影響を受けにくくなる（**図5－20**）。

ポール・フランクランド（カナダ、トロント大学）とブルーノ・ボンテンピ（フランス、ボルドー大学）らは、マウスにおいて、最近の記憶、あるいは、昔の記憶を思い起こしたときに、神経活動依存的遺伝子であるc-Fosの発現がどのように変化するか追跡した。

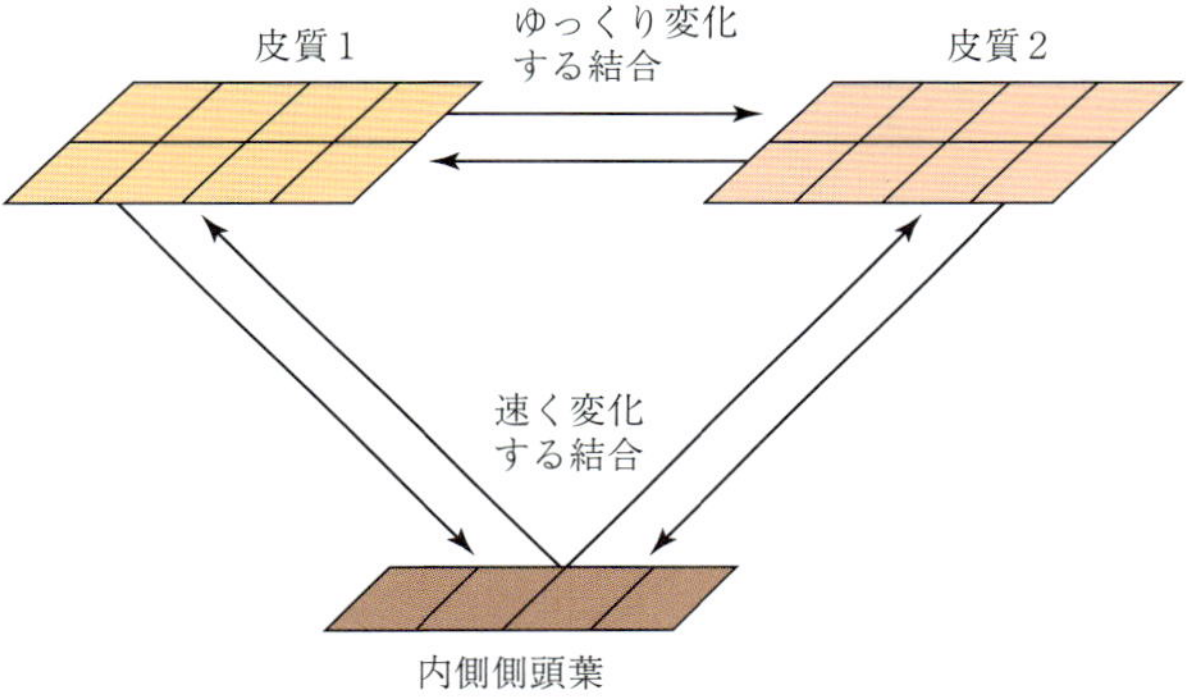

図5-20　長期記憶の貯蔵化モデル。各領域の各ユニット（内側側頭葉に4つのユニット、2つの皮質領域それぞれに8つのユニット）は、他の領域のユニットと相互に接続している。

海馬CA1野の活動度は、一日前（最近）の記憶の想起時には高かったが、三六日前（昔）の記憶の想起時には低かった。これに対し、多くの皮質（前頭皮質、側頭皮質、前帯状皮質）は逆のパターンを示した（**図5-21**）。すなわち、これらの皮質領域の活動度は一日前の記憶の想起時には低かったが、三六日前の記憶の想起時には高かったのである。

これらの知見は、学習後の時間経過と共に、皮質領域の重要性が増大することを示しており、記憶が海馬から新皮質へ文字通り移行するということではなく、新皮質における段階的な変化（新しいシナプスの形成を含む）が記憶の貯蔵の複雑さと分布を増大させ、皮質領域間の接続を強化するということになるのだ。

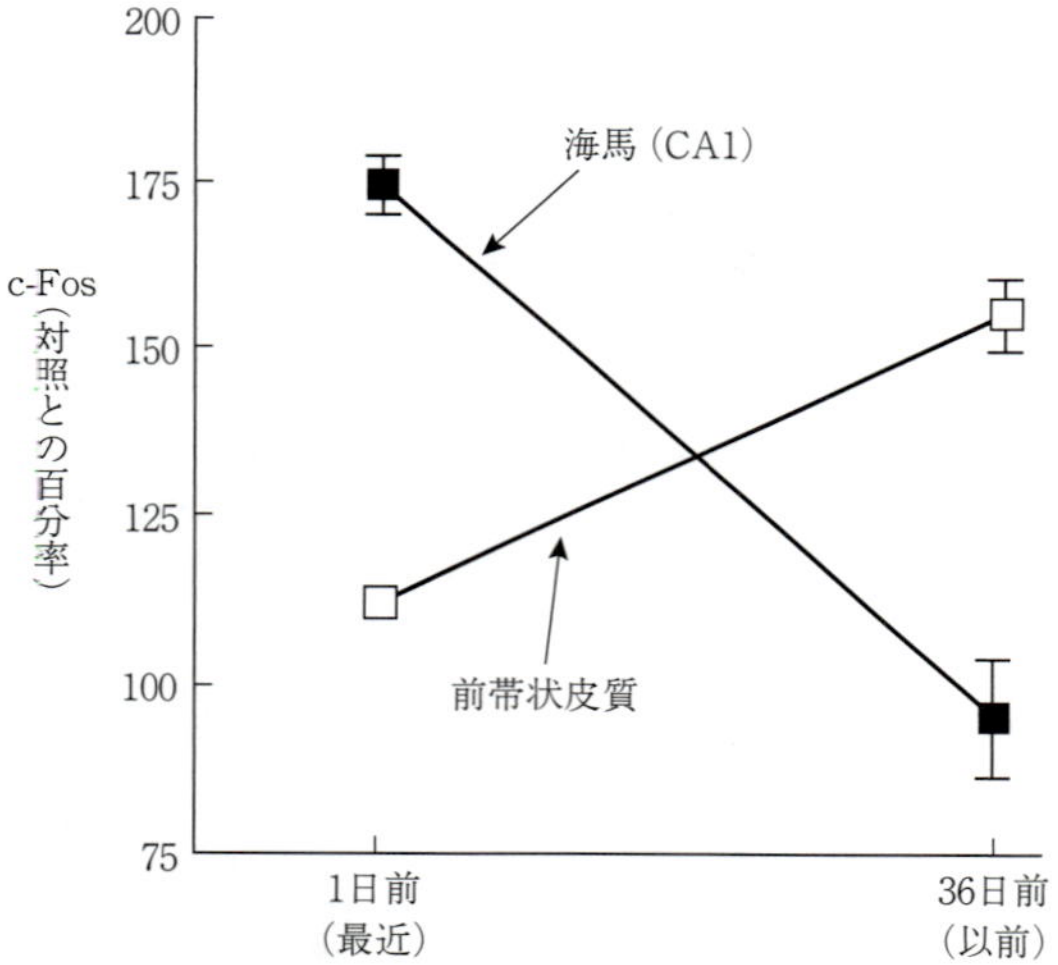

図 5-21 マウスにコンテクスト依存的恐怖条件づけを施し、最近の記憶、あるいはもっと古い記憶を想起したあとの神経活動依存的遺伝子 c-Fos の発現変化。発現量は、条件づけをおこなっていないマウスの値を100パーセントとし、それに対する相対値で表示した。海馬と前帯状皮質とを比較している。

空間記憶と海馬のはたらき

陳述記憶のすべてがこのような固定化の過程を経るのであろうか。先に述べたように、空間記憶は他にはない特性を持っているように見える。空間記憶における海馬の重要性は特に大きいので、場所の学習と想起には、ずっと昔の記憶であっても、海馬が必要なのではないかと考えられた。すなわち、この考えは、空間記憶は常に、どんなに古い記憶の場合であっても、海馬に依存するというものだ。しかしながら、実際には、空間記憶も他の陳述記憶と同じような時間経過を辿ることが示された。

エドモンド・テングとスクワイアは、海馬を完全に破壊しても、ずっと昔の空間記憶は影響を受けないことを見出した。彼らは、第1章で述べた患者Ｅ・Ｐについて研究した。Ｅ・Ｐは、両側の内側側頭葉を広範に損傷しており、新しい事実や出来事を記憶する能力が全くない。テングとスクワイアはＥ・Ｐに対して、五〇年以上訪れていない生まれ故郷の空間的配置について質問した。その空間的な記憶に関して、四種類のテストをおこなったところ、Ｅ・Ｐは、生まれ故郷について他の五人の健常者と同じかそれ以上の成績であった（**図５－22**）。

これとは対照的に、Ｅ・Ｐは現住地（健忘症になってから現住所へ移住してきた）近辺のことについては何の知識も持っていなかった。これらの観察結果から、内側側頭葉は空間地図を永久に貯蔵する場所ではない（訳注：「空間地図を貯蔵する」という意味は、「空間記憶の貯蔵場所である」と同

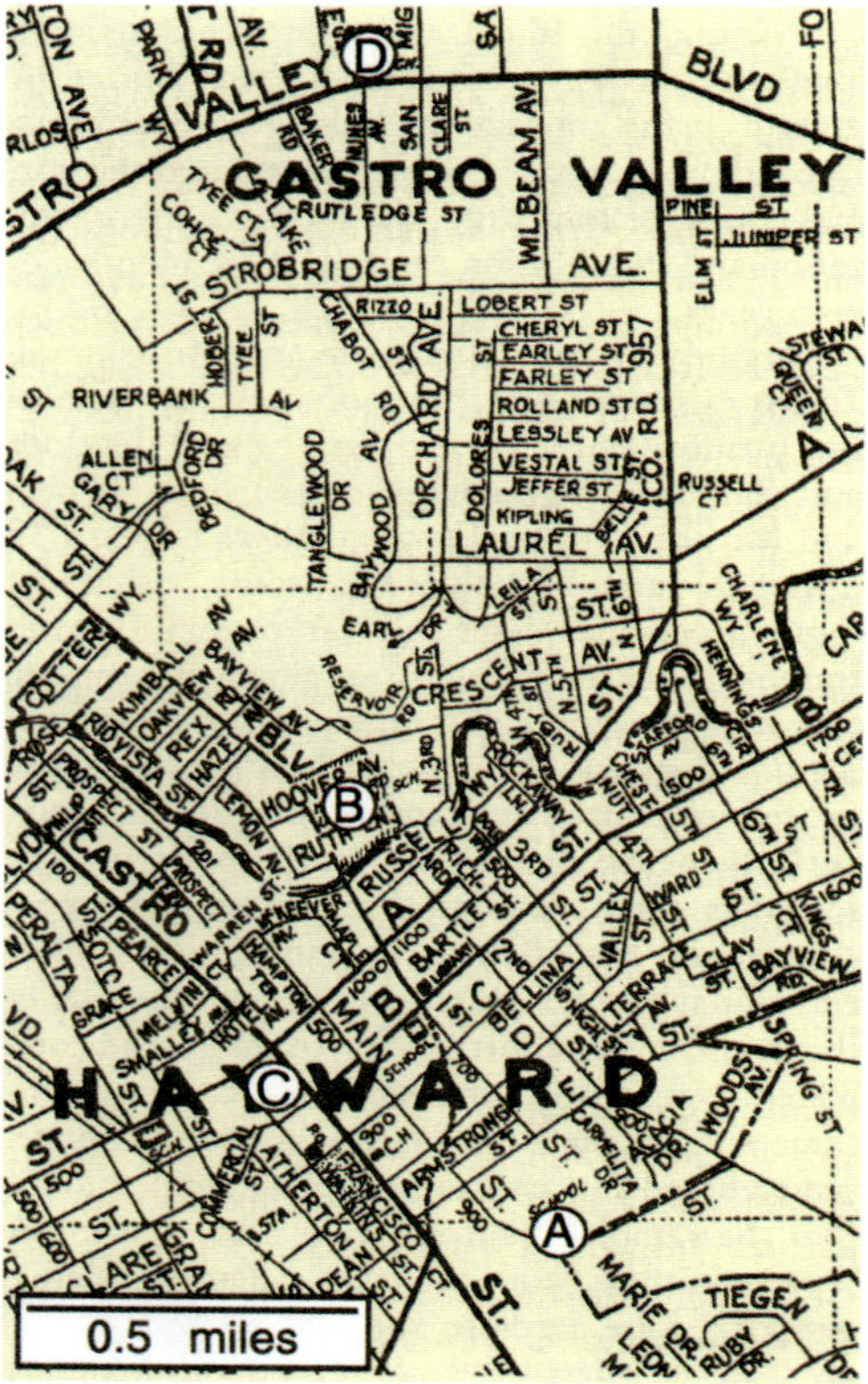

図 5-22　サンフランシスコ郊外、Hayward-Castro Valley 地区の 1940 年代の市街地図。ここは、健忘症患者 E. P. が育ったところである。彼は、ここから 50 年以上前に転出しているが、この街の建物の配置をよく覚えている。その記憶は、彼と同様にここで育って 50 年以上前に転出した他の人と同じかそれ以上に確かである。丸で囲んだ文字は記憶テストに用いた目印の建物 4 つを示す：Ⓐ Bret Harte School　Ⓑ Hayward Union High School　Ⓒ Hayward Theater　Ⓓ Castro Valley Grammar School

義である。内側側頭葉は空間記憶に関しても、長期記憶の貯蔵場所ではない）。内側側頭葉の海馬やその他の組織は、空間・非空間を問わず、長期陳述記憶の形成に不可欠であるが、遠い過去の記憶の想起には、空間・非空間を問わず、必要ではない。

眠りと長期記憶

ゆっくりとした記憶の安定化過程において、神経レベルでどのようなことが起こっているのかはまだよくわかっていない。第６章で述べるように、その初期の段階は海馬自体の内部で起こる。究極的には、長期記憶は、関連した皮質領域間の接続の成長により安定化されると考えられる。そして、学習・記憶するもの、あるいは、忘却過程によって、再編成と安定化の過程は、数日、数ヵ月、さらに数年かけておこなわれる。

最近の研究によって、この長期にわたる過程における神経変化のいくらかは、眠っている間に起こっているのではないかという仮説が持ちあがっている。MIT（マサチューセッツ工科大学）のダオユン・ジーとマシュー・ウィルソンは、ラットの海馬のCA1野の神経細胞群の発火の経時的変化を記録した。ラットが迷路を走っているときの発火パターンの傾向と、その後の徐波睡眠時の発火パターンの傾向が似ていることを彼らは発見した。覚醒時に経験したことが、睡眠中に生理的に再現されたということは、新皮質における再現が反映されたものと考えられる。このことから、学習訓練後、海馬と大脳新皮質は対話ともいうべき相互作用をしているのだ。この相互作用において、最近の記憶が長期に持続する安定なものになるように、海馬が皮質を誘導するのではないだろうか。

記憶の段階的安定化過程で徐波睡眠が重要であることが、ドイツ、リューベック大学のヤン・ボルンらによる研究でも明らかになった。たとえば、入眠して間もなく徐波睡眠と同じ周波数（〇・七五サイクル／秒）の弱い電流刺激を頭蓋骨の外からあたえて徐波睡眠を強化した被験者に、言葉のリストを覚えさせるというテストを実施したところ、一夜明けた後の記憶保持テストで、成績が向上したのだ。重要な点は、この徐波睡眠強化の効果は、夜の間に失われる記憶の量を減少させるものであり、記憶獲得の増強をおこなっているものではないという点である。

記憶の情報が失われる

東京大学の樋口誠逸《せいいち》と宮下保司は、皮質神経細胞集団において、陳述記憶が安定化する過程を直接研究できる可能性を示した。彼らは、236ページ（図5－4）に述べたのと同じ実験方法で、二匹のサルに一二対のカラー・パターンを覚えさせた（**図5－23**）。つまり、一二対のパターンのそれぞれにおいて、「正しい」パターンを、対のパターンを手がかりに選択するように学習させた。この学習の後、サルがこの課題をおこなっている間、下側頭皮質の単一神経細胞から電気

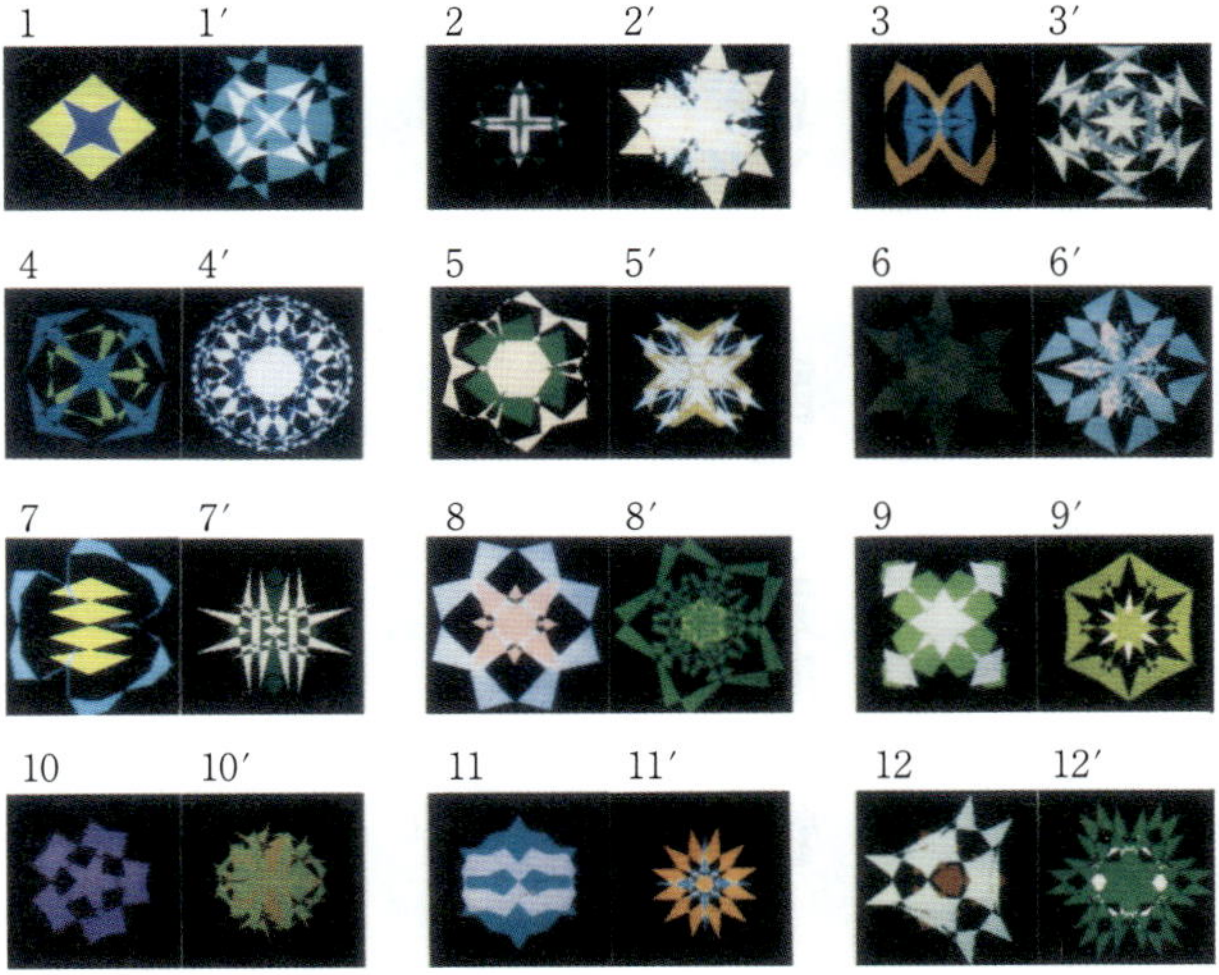

図 5-23　樋口誠逸と宮下保司によって開発されたペア連合課題。12 対のカラー・パターンがあり、陳述記憶をサルの皮質で直接的に研究できる。

信号を記録した。この実験により、パターン間の関係を「記憶」している神経細胞を見出すことができる。

つぎに、樋口と宮下は、片側の嗅内皮質と嗅周皮質（訳注：これらは、内側側頭葉の一部である。259ページの図5－12を参照のこと）を切除してから、同じ神経細胞の活動を記録した。すると、損傷をあたえた側の下側頭皮質の神経細胞は関係性の記憶を失っていた。これは、下側頭皮質の神経細胞は記憶回路の一部であること、そして、最近獲得した記憶を保持するためには、隣接する内側側頭葉（訳注：すなわち、嗅内皮質と嗅周皮質）から下側頭皮質への入力が必要であることを意味する。このアプローチは、内側側頭葉が他の皮質領域（訳注：ここでは、下側頭皮質）に影響を及ぼす過程を直接観察する方法となり得るのだ。さらに、この研究は記憶に関する長年の基本的な疑問に答える最初のヒントをあたえるものであった。

脳が損傷した後の健忘症における記憶喪失は、脳の中から記憶が本当に消え去ってしまったのか、それとも、記憶は残っているがその参照ができなくなっただけで、原理的には記憶回復が可能であるのか、という疑問である。もし、樋口と宮下が観察した下側頭皮質の神経応答が陳述記憶の表象を実際に反映するものであることが証明されたならば、健忘症における記憶喪失は、記憶の情報自体が貯蔵庫から失われていることになる。

エピソード記憶と意味記憶

対照的な意味記憶とエピソード記憶

これまで、物体、場所、匂いなど事実に関する知識の陳述記憶について論じてきた。一九七二年という早い時期に、心理学者のエンデル・タルヴィングは、陳述記憶のうち、世界に関する知識を組織化した記憶を表すために、「意味記憶」という用語を用いた。動物やヒトの被験者は、この種類の情報を想起するとき、特定の過去の出来事を思い出す必要がない。必要なのは、たとえば、この物体を見たことがある、この匂いを知っているといったことのみである。この意味記憶はエピソード記憶と対照的なものである。タルヴィングが述べているように、エピソード記憶は自己の人生のある時点における出来事の記憶である。

エピソード記憶は意味記憶と異なり、その出来事が起こった時間と場所を特定するための空間的・時間的目印を記憶する。エピソード記憶では、たとえば、夕食に行ったとき、特定の日に、ある友人といっしょに、どこのレストランへ出かけた、ということが含まれる。エピソード記憶と意味記憶は共に陳述記憶に属し、意識的にその記憶内容を想起することができ、貯蔵された情報にアクセスしていることを自覚できる。

エピソード記憶（特定の時間と場所の記憶）と意味記憶（ある事実の記憶）の区別は有用である。意味記憶は、単純に経験の結果を、内側側頭葉の支援のもと、皮質の記憶貯蔵部位に集積していると考えられている。これに対し、エピソード記憶では、過去の経験がいつ、どこで起こったかを貯蔵するために、貯蔵場所の皮質部位が、内側側頭葉のみならず前頭葉とも協働する必要があると考えられている。

前頭葉が記憶をつなぐ

エピソード記憶における前頭葉の役割は、エピソード記憶の特性をもっと詳しく考慮すると判明する。エピソード記憶の本質は、ときに、「典拠記憶（source memory）」とか「想起（recollection）」とか呼ばれること、すなわち、情報がいつ、どこで獲得されたかを想起することと関係している。典拠記憶の喪失は前頭葉の損傷の結果生じる。その根拠は、つぎの二つである。一番目の根拠は、典拠記憶のエラーは幼少の子供、あるいは年配者によく起こるということである。前頭葉は発達が遅く、また、加齢とともに退化することが知られているので、上記の事実は典拠記憶に前頭葉が重要であることを示している。二番目の根拠は、前頭葉を損傷した患者は、自分が知っていることをいつ、どこで知ったかを間違えることが多いということである。ある患者は、「クレオ」がピノキオ童話の金魚の名前であるということを最近学んで記憶しているが、そのことを子供の頃に知ったとか、最近友達から聞いたなどと主張した。典拠記憶の形成は、過去の個々のエピソードの想起の中心をなすものである。

前頭葉は、典拠記憶の保持、エピソード記憶の一貫性の保持に必須であるのだ。過去の出来事の内容と典拠記憶との接続を失うと、ピノキオ童話の金魚の名前をどこで学んだのか忘れてしまうように、別の典拠記憶と結びつけられたり、別の典拠記憶の内容と結びつけられてしまう。このような典拠情報の記憶に不可欠な前頭葉の役割は、陳述記憶のいくつかの弱点に関する生物学的基盤をなしている。健常者の間でも陳述記憶の効率に差異が見られるが、これはもしかすると、前頭葉神経の差異を反映しているのかもしれない。

前頭葉が想起を促す

エピソード記憶に関する前頭葉のかかわりは人間以外の動物の記憶・学習について興味深い示唆をあたえている。サル、ラットやその他動物は物事を鮮明に覚え、想起することができる。たとえば、赤い方を選べば報酬のエサがもらえる、といった「事実」を記憶することができる。しかし、動物たちが、たとえば赤い方を選ぶときに、過去どうであったかを想起するようなエピソード記憶の保持能力を持っているかどうかはわからない。この疑問を解決するような実験を考えるのはむずかしい。したがって、動物が人間と同じように、過去の出来事を意識的に想起して、過去の記憶を表現しているかはわかっていない。ひとつの可能性としては、ラット、サルなどの動物は今利用できる情報のみを基に記憶を表現しているだけなのかもしれない。このようなヒトとそれ以外の動物での違いは、脳の構造の違いに由来すると考えられる。ヒトとヒト以外の動物との著しい違いは、ヒトの方が、前頭葉を含む皮質のサイズが大きく複雑であるということだ。

ある部屋で子供がおもちゃの飛行機を使って遊んでいる、という出来事を覚えておくという課題を考えてみよう。前頭葉はトップダウン式に、感覚皮質の神経活動を関連する感覚情報の方に向けさせる。前頭葉はすべての感覚皮質と接続しているので、前頭葉が指令を出すと、ある出来事のどこが特徴的なのかを決めることになる。南カリフォルニア大学のアントニオ・ダマジオは、想起の大部分はこのような方式でおこなわれていると主張した。それは、イメージや概念のある特質を想起する上で、上部中枢からの「トップダウン」と皮質からの情報のフィードバックがはたらいているというものである。

次章では、長期陳述記憶を貯蔵すると考えられている内側側頭葉の内部の分子レベルおよびシナプスレベルの機構について述べる。

〈ま行〉

〈や行〉

〈ら行〉

〈な行〉

〈は行〉

〈た行〉

〈さ行〉

さくいん

〈欧文〉

〈あ行〉

著者略歴

Larry R. Squire（ラリー・R・スクワイア）：カリフォルニア大学医学部サンディエゴ校教授。専攻は精神医学・神経科学・心理学。米国科学アカデミー会員。米国心理学協会の科学貢献賞はじめ多数の受賞。

Eric R. Kandel（エリック・R・カンデル）：コロンビア大学神経生物学行動センターを創設し現在も同大教授。ハワード・ヒューズ医学研究所上級研究員、米国科学アカデミー会員。ノーベル生理学・医学賞はじめ多数の受賞。

監修者・訳者略歴（五十音順）

伊藤悦朗（いとう・えつろう）：一九六二年生まれ。早稲田大学人間総合研究センター助手、米国国立衛生研究所研究員、北海道大学大学院理学研究科助教授を経て、徳島文理大学香川薬学部教授。

桐野　豊（きりの・ゆたか）：一九四四年愛媛県西条市生まれ。東京大学薬学部卒。九州大学教授、東京大学教授、東京大学薬学部長、東京大学理事・副学長を経て、徳島文理大学学長・香川薬学部教授。

小西史朗（こにし・しろう）：一九四四年石川県金沢市生まれ。富山大学薬学部卒。東京医科歯科大学医学部講師、早稲田大学教授などを経て、徳島文理大学香川薬学部教授、神経科学研究所所長。

宋　時栄（ソン・シーヨン）：一九五二年宮城県仙台市生まれ。東京医科歯科大学医学部卒。三菱化学生命科学研究所を経て、徳島文理大学香川薬学部教授。

『記憶のしくみ　下』もくじ

下巻では、意識した記憶、短期記憶と長期記憶、学習と分子機構の関係から記憶の本質に迫ります。

N.D.C.491.37　295p　18cm

ブルーバックス　B-1842

記憶《きおく》のしくみ　上《じょう》
脳の認知と記憶システム

2013年11月20日　第1刷発行
2023年3月6日　第6刷発行

著者　ラリー・R・スクワイア
エリック・R・カンデル

監修　小西史朗《こにししろう》
桐野《きりの》　豊《ゆたか》

発行者　鈴木章一
発行所　株式会社講談社
〒112-8001 東京都文京区音羽2-12-21
電話　出版　03-5395-3524
販売　03-5395-4415
業務　03-5395-3615
印刷所　（本文印刷）株式会社ＫＰＳプロダクツ
（カバー表紙印刷）信毎書籍印刷株式会社
本文データ制作　株式会社さくら工芸社
製本所　株式会社国宝社

定価はカバーに表示してあります。

Printed in Japan
落丁本・乱丁本は購入書店名を明記のうえ、小社業務宛にお送りください。送料小社負担にてお取替えします。なお、この本についてのお問い合わせは、ブルーバックス宛にお願いいたします。

本書のコピー、スキャン、デジタル化等の無断複製は著作権法上での例外を除き禁じられています。本書を代行業者等の第三者に依頼してスキャンやデジタル化することはたとえ個人や家庭内の利用でも著作権法違反です。

Ⓡ〈日本複製権センター委託出版物〉複写を希望される場合は、日本複製権センター（電話03-6809-1281）にご連絡ください。


ISBN978-4-06-257842-4

発刊のことば

科学をあなたのポケットに

二十世紀最大の特色は、それが科学時代であるということです。科学は日に日に進歩を続け、止まるところを知りません。ひと昔前の夢物語もどんどん現実化しており、今やわれわれの生活のすべてが、科学によってゆり動かされているといっても過言ではないでしょう。

そのような背景を考えれば、学者や学生はもちろん、産業人も、セールスマンも、ジャーナリストも、家庭の主婦も、みんなが科学を知らなければ、時代の流れに逆らうことになるでしょう。

ブルーバックス発刊の意義と必然性はそこにあります。このシリーズは、読む人に科学的に物を考える習慣と、科学的に物を見る目を養っていただくことを最大の目標にしています。そのためには、単に原理や法則の解説に終始するのではなくて、政治や経済など、社会科学や人文科学にも関連させて、広い視野から問題を追究していきます。科学はむずかしいという先入観を改める表現と構成、それも類書にないブルーバックスの特色であると信じます。

一九六三年九月

野間省一

ブルーバックス　医学・薬学・心理学関係書 (I)

921 自分がわかる心理テスト　桂 戴作＝監修 芦原 睦
1021 人はなぜ笑うのか　志水 彰／角辻 豊／中村 真
1063 自分がわかる心理テストPART2　芦原 睦＝監修
1117 リハビリテーション　上田 敏
1176 考える血管　児玉龍彦／浜窪隆雄
1184 脳内不安物質　貝谷久宣
1223 姿勢のふしぎ　成瀬悟策
1258 男が知りたい女のからだ　河野美香
1315 記憶力を強くする　池谷裕二
1323 マンガ　心理学入門　N・C・ベンソン　清水佳苗／大前泰彦＝訳
1391 ミトコンドリア・ミステリー　林 純一
1418 「食べもの神話」の落とし穴　髙橋久仁子
1427 筋肉はふしぎ　杉 晴夫
1435 アミノ酸の科学　櫻庭雅文
1439 味のなんでも小事典　日本味と匂学会＝編
1472 DNA(上)　ジェームス・D・ワトソン／アンドリュー・ベリー　青木 薫＝訳
1473 DNA(下)　ジェームス・D・ワトソン／アンドリュー・ベリー　青木 薫＝訳
1500 脳から見たリハビリ治療　久保田競／宮井一郎＝編著
1504 プリオン説はほんとうか?　福岡伸一
1531 皮膚感覚の不思議　山口 創
1551 現代免疫物語　岸本忠三／中嶋 彰

1626 進化から見た病気　栃内 新
1633 新・現代免疫物語「抗体医薬」と「自然免疫」の驚異　岸本忠三／中嶋 彰
1647 インフルエンザ　パンデミック　河岡義裕／堀本研子
1662 老化はなぜ進むのか　近藤祥司
1695 ジムに通う前に読む本　桜井静香
1701 光と色彩の科学　齋藤勝裕
1724 ウソを見破る統計学　神永正博
1727 iPS細胞とはなにか　朝日新聞大阪本社科学医療グループ
1730 たんぱく質入門　武村政春
1732 人はなぜだまされるのか　石川幹人
1761 声のなんでも小事典　和田美代子　米山文明＝監修
1771 呼吸の極意　永田 晟
1789 食欲の科学　櫻井 武
1790 脳からみた認知症　伊古田俊夫
1792 二重らせん　ジェームス・D・ワトソン　江上不二夫／中村桂子＝訳
1800 ゲノムが語る生命像　本庶 佑
1801 新しいウイルス入門　武村政春
1807 ジムに通う人の栄養学　岡村浩嗣
1811 栄養学を拓いた巨人たち　杉 晴夫
1812 からだの中の外界　腸のふしぎ　上野川修一
1814 牛乳とタマゴの科学　酒井仙吉

ブルーバックス　医学・薬学・心理学関係書（Ⅱ）

1820 リンパの科学　加藤征治
1830 単純な脳、複雑な「私」　池谷裕二
1831 新薬に挑んだ日本人科学者たち　塚﨑朝子
1842 記憶のしくみ（上）　ラリー・R・スクワイア／エリック・R・カンデル　小西史朗／桐野　豊＝監修
1843 記憶のしくみ（下）　ラリー・R・スクワイア／エリック・R・カンデル　小西史朗／桐野　豊＝監修
1853 図解　内臓の進化　岩堀修明
1859 放射能と人体　落合栄一郎
1874 もの忘れの脳科学　苧阪満里子
1889 社会脳からみた認知症　伊古田俊夫
1896 新しい免疫入門　審良静男／黒崎知博
1923 コミュ障　動物性を失った人類　正高信男
1929 心臓の力　柿沼由彦
1931 薬学教室へようこそ　二井將光＝編著
1943 神経とシナプスの科学　杉　晴夫
1945 芸術脳の科学　塚田　稔
1952 意識と無意識のあいだ　マイケル・コーバリス　鍛原多惠子＝訳
1953 自分では気づかない、ココロの盲点　完全版　池谷裕二
1954 発達障害の素顔　山口真美
1955 現代免疫物語ｂｅｙｏｎｄ　岸本忠三／中嶋　彰

1956 コーヒーの科学　旦部幸博
1964 脳からみた自閉症　大隅典子
1968 脳・心・人工知能　甘利俊一
1976 不妊治療を考えたら読む本　浅田義正／河合　蘭
1978 カラー図解　はじめての生理学　上　動物機能編　田中（貴邑）冨久子
1979 カラー図解　はじめての生理学　下　植物機能編　田中（貴邑）冨久子
1988 40歳からの「認知症予防」入門　伊古田俊夫
1994 つながる脳科学　理化学研究所・脳科学総合研究センター＝編
1996 体の中の異物「毒」の科学　小城勝相
1997 欧米人とはこんなに違った日本人の「体質」　奥田昌子
2007 痛覚のふしぎ　伊藤誠二
2013 カラー図解　新しい人体の教科書（上）　山科正平
2024 カラー図解　新しい人体の教科書（下）　山科正平
2025 アルツハイマー病は「脳の糖尿病」　鬼頭昭三／新郷明子
2026 睡眠の科学　改訂新版　櫻井　武
2029 生命を支えるＡＴＰエネルギー　二井將光
2034 ＤＮＡの98％は謎　小林武彦
2050 世界を救った日本の薬　塚﨑朝子